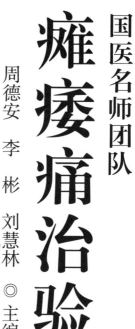

国医名师团队

瘫痿痛治验

周德安 李 彬 刘慧林 ◎主编

北京科学技术出版社

图书在版编目（CIP）数据

国医名师团队瘫痿痛治验／周德安，李彬，刘慧林

主编．--北京：北京科学技术出版社，2024．-- ISBN

978-7-5714-4214-9

Ⅰ．R24

中国国家版本馆 CIP 数据核字第 20244BY007 号

策划编辑：侍　伟
责任编辑：杨朝晖　吴　丹
文字编辑：庞璐璐
责任校对：贾　荣
责任印制：李　茗
出 版 人：曾庆宇
出版发行：北京科学技术出版社
社　　址：北京西直门南大街 16 号
邮政编码：100035
电　　话：0086 - 10 - 66135495（总编室）　0086 - 10 - 66113227（发行部）
网　　址：www.bkydw.cn
印　　刷：北京顶佳世纪印刷有限公司
开　　本：710 mm×1 000 mm　1/16
字　　数：383 千字
印　　张：22.25
版　　次：2024 年 11 月第 1 版
印　　次：2024 年 11 月第 1 次印刷
ISBN 978 - 7 - 5714 - 4214 - 9

定　　价：128.00 元

编　委　会

主　编：周德安　李　彬　刘慧林

副主编：郭　静　夏淑文　游　伟　肖文迅

编　委：钱　洁　薛立文　洪永波　胡俊霞

　　　　谢新才　赵　因　孙敬青　张　帆

　　　　张见伟

序　言

　　本书的瘫、痿类疾病是指现代医学的中枢神经系统、周围神经系统、肌肉等的病变导致的以肢体瘫痪、肌肉萎缩、肌力减退为主要表现的疾病，痛证是指一切以疼痛为核心症状的疾病。这些疾病均属于临床常见病、多发病、疑难病，严重影响了人们的健康水平。

　　首都医科大学附属北京中医医院针灸/康复/神经内科成立于 1956 年，成立之初汇集了一批擅治瘫、痿、痛类疾病的针灸大家，如有"南陆北王"之称的金针王乐亭、创立"针灸三通法"的首届国医大师贺普仁、擅治三叉神经痛的夏寿人、对循经感传研究有开创性贡献的于书庄、创立察经辨治的王居易等。经过几代人的努力，该科室现已发展成为国家临床重点专科、国家中医药中医针灸重点专科、国家中医优势专科、国家中医药管理局重点学科建设单位。

　　科室现有医生 45 名，他们传承名老中医针灸治疗瘫、痿、痛类疾病的经验，结合现代医学进展进行创新，形成了一系列治疗瘫、痿、痛类疾病的技术："中风十三治""贺氏针灸三通法治疗中风病技术"，"补中益气理论"指导下的治痿技术、王乐亭"治痿首重督脉"观念指导下的治痿技术，"调气安神理论"指导下的毫针治痛技术、"逐邪理论"指导下的放血治痛技术、"宣阳通络理论"指导下的火针治痛技术等。这些技术融入了中医临证思维的精华，提高了临床疗效，取得了良好的社会效益。

　　为了满足临床治疗和教学需求，促进与国内针灸同道之间的交流，笔者组织学术传承团队编写了本书。团队精心挑选了 70 个典型病例，这些病例均源自团队专家们的临床实践。希望本书能帮助到有志应用针灸及针药结合治疗瘫、痿、痛类疾病的医生们。

　　本书在编写过程中得到了团队众多专家的支持，在此一并感谢。同时，感谢北京科学技术出版社的诸位编辑，正是有了他们的帮助，本书才得以顺利地呈现于大家面前。

　　临床工作学无止境，本书内容难免会有疏漏，敬请广大读者多提宝贵意见！

2024 年 3 月

目　　录

第一章 瘫、痿

第一节　特发性面神经麻痹

一、概说

特发性面神经麻痹属中医学"面瘫"范畴，以口角向一侧歪斜、眼睑闭合不全为主症，是常见的脑神经单神经病变，主要由茎乳孔内面神经非特异性炎症所致。本病病因不明，可能与病毒感染、炎症反应等有关。中医学又称之为"口眼㖞斜""口㖞""口僻""吊线风"等。中医学认为本病病因为人体正气不足，脉络空虚，外邪乘虚而入，侵袭阳明和少阳经经筋，导致经气阻滞，脉络失养，筋肌纵缓不收。本病临床可分风寒袭络和风热中络两型，且两型均与风有关，体现了"风为百病之长""高巅之上，惟风可到"之意。

二、辨证施治

（一）风寒袭络

1. 病因病机

素体阳气不足，卫外不固，或劳汗当风、睡卧当风，风邪乘虚而入。

2. 主要症状

起病突然，一侧面部板滞拘紧，眼睑闭合不严，额纹消失，口角歪向健侧，鼻唇沟变浅，不能示齿，鼓腮漏气，漱口流水，咀嚼时食物易堆积于患侧内颊部，个别出现肌肉、关节酸痛或恶风寒。舌质淡红，苔薄白，脉浮紧。

3. 证候分析

素体阳气不足，卫外功能减弱，加之劳累后汗出，致脉络更加空虚，此时风寒之邪乘虚而入，导致一侧面部气血阻滞，脉络失养而发病。一侧面部受邪，自主功能丧失，被健侧牵拉时则会出现口角歪向健侧。舌质淡红、苔薄白是病浅的表现，脉浮紧为风寒袭络之象。

4. 治则

疏风散寒，通经活络。

5. 取穴

百会、神庭、大椎、风池、翳风、阳白、四白、太阳、下关、颧髎、颊车、地仓、合谷、外关、足三里。

6. 手法

平补平泻法。加灸大椎、翳风。

7. 穴解

先刺百会、神庭以安其神，后刺大椎、风池、外关疏风散邪，加灸大椎、翳风，再配足三里以助阳扶正，面部局部取穴，刺之以通经活络。"面口合谷收"，合谷可治面部诸疾，是治面瘫的重要腧穴之一。

（二）风热中络

1. 病因病机

素体气阴两虚，气虚则卫外不固，易受外邪侵袭，阴虚则易化热，或风热外侵，或风寒化热。

2. 主要症状

起病突然，自觉面部肌肉松弛无力，眼睑及面颊部肌肉下垂，睁眼举眉困难，不能示齿，口角明显歪向健侧，咀嚼时食物易堆积于患侧内颊部，或可出现恶风、微发热。舌红少苔或苔薄黄，脉浮数。

3. 证候分析

素体气阴两虚，卫外功能不足，或受风热之邪侵袭，或受风寒之邪侵袭而内体阴虚化热。寒则收引，热则弛缓，因此表现为患侧面部肌肉松弛下垂，口㖞明显。舌红少苔为素体阴虚之征，苔薄黄为风热之象，脉浮数为风热外袭所致。

4. 治则

益气养阴，散风清热。

5. 取穴

百会、神庭、翳风、足三里、阳白、四白、太阳、下关、颧髎、颊车、地仓、合谷、太冲、外关、孔最、太溪。

6. 手法

平补平泻法。太阳、下关、颧髎、地仓等局部穴位可放血。

7. 穴解

百会、神庭可镇静安神，意在"治病先治神"；面部的太阳、下关、颧髎、地仓等可清热散邪，通经活络；翳风可疏通局部气血；外关可清解少阳；足三里为多气多血的足阳明胃经的合穴，可扶正祛邪，行气活血；太溪育阴以清虚热；孔最乃手太阴肺经之郄穴，可养阴清热、散风凉血，又因郄穴善治急症、热证、血证等，故孔最为治疗气阴两虚型急性面瘫不可多得的腧穴；合谷、太冲合称四关穴，可镇静安神，疏风散邪，清热泻火，通经活络。

除上述两型外，临床还有风痰阻络型和久病血瘀型。这两种证型的病人发病前可出现病侧耳后、耳内、乳突区疼痛，或出现带状疱疹，此类病情较重，且痊愈后易留后遗症。

在治疗上，风痰阻络型应以祛风化痰、通经活络为主，可在局部用穴的基础上加中脘、内关、列缺、丰隆、公孙等穴健脾以化痰通络。久病血瘀型应以行气活血、通经活络为主，可于面部行刺络拔罐法，亦可远端选取手三里、足三里、合谷、太冲。"菀陈则除之"，此之谓也。局部疼痛者，可加灸法以温通经络，活血止痛；有带状疱疹者，可对症治疗，并在翳风处放血。

三、典型病例

史某，女，51 岁。初诊日期：2016 年 3 月 10 日。

主诉：右侧口眼㖞斜 1 天。

现病史：病人自觉夜卧受风着凉，晨起时感右侧面部不适，漱口时发现右侧口角漏水，咀嚼时食物堆积于右侧颊齿之间，继而出现右眼闭合不全、额纹消失、不能蹙额抬眉，遂至我科就诊。刻下症见：右侧口眼㖞斜，右眼闭合不全，伴右眼酸痛，视物模糊，迎风流泪，抬眉不能，吹口哨不能，示齿动作不能。此外病人还觉右侧颈部、枕部及耳根部疼痛。无饮水呛咳，无肢体活动不利，寐安，纳食佳，二便调。望神情自若，面色㿠白，舌质暗淡，苔白，脉浮紧。

中医诊断：面瘫（风寒袭络）。

西医诊断：特发性面神经麻痹。

治则：祛风散寒，通经活络。

取穴：大椎、风池、翳风、阳白、四白、太阳、下关、颧髎、颊车、地仓、合谷、外关、足三里。

手法：面部穴位浅刺，轻手法。肢体穴位施平补平泻法。

诊疗经过：治疗 1 周后（隔日针 1 次），口眼㖞斜症状有不同程度的减轻，患侧食物堆积感好转，颈部僵硬感、右侧枕部及耳根部疼痛感也明显减轻。治疗 2 周后，口眼㖞斜症状持续减轻，右眼用力可勉强闭合，出现 2 条浅额纹，患侧食物堆积感仅偶尔出现，右侧枕部及耳根部疼痛明显减轻，压痛还存在，右侧口眼㖞斜虽已明显好转，但仍有僵硬感。为进一步提高疗效，在针刺的基础上加施局部闪罐，以促进气血运行，疏通经络。治疗 3 周后，病人右眼可基本闭合，右侧可抬眉，但仍有部分额纹尚未显现，吹口哨及示齿动作基本正常，口角仍轻微向左侧偏斜，右侧枕部及耳根部疼痛消失，但受凉后仍有僵硬感。治疗 4 周后，病人右侧面瘫基本恢复。为巩固疗效，又治疗 1 周。治疗 5 周后，病人痊愈。

> **按语**：面瘫是临床常见病、多发病。本例面瘫病人有右侧枕部及耳根部疼痛，发病当日即来诊，为面瘫急性期病情较重者。按基本治疗原则，第一阶段（患病10日之内）面部取穴较少，针刺较浅，手法较轻，并且加入大椎、风池、翳风、合谷、外关等疏风散寒的穴位。针刺治疗4~5次后，病人症状虽有明显减轻，但仍觉右侧面部有僵硬不适感，因此在右侧面部针刺结束时，又予以闪罐治疗，以促进气血运行，通经活络。第二阶段（治疗3周后）病人已基本痊愈。第三阶段（治疗1个月后）属于巩固治疗。本例病人虽病情较重，但因治疗及时，方法适宜，疗效显著。

第二节　面神经损伤

一、概说

颅脑创伤和医源性损伤是导致面神经损伤的主要因素。面神经损伤引起的面瘫等临床表现对病人的生活、工作带来诸多不良影响。面神经可分为脑桥内段、颅内段、内耳道段、颞骨内面神经管段和颅外段，不同部位损伤引起的临床症状不同。面神经损伤属于中医学"面瘫""口㖞""口僻"范畴。

二、辨证施治

1. 病因病机

外伤筋脉，气血运行不畅，致经气阻滞，脉络失养，筋肌纵缓不收。

2. 主要症状

急性起病或亚急性起病，突感一侧面部板滞拘紧，眼睑闭合不严，额纹消失，口角歪向健侧，鼻唇沟变浅，不能示齿，鼓腮漏气，漱口流水，咀嚼时食物易堆积在患侧内颊部。舌质暗红，或有瘀斑瘀点，苔薄白，脉细涩。

3. 证候分析

颅脑创伤和医源性损伤之后，一侧面部筋脉损伤，气血运行不畅，致经气阻滞，脉络失养，筋肌纵缓不收，自主功能丧失，被健侧牵拉时则出现上述症状。舌质暗红或有瘀斑瘀点、苔薄白、脉细涩为筋脉受损、瘀血阻滞之象。

4. 治则

祛瘀生新，通经活络。

5. 取穴

百会、神庭、风池、完骨、翳风、牵正、阳白、四白、太阳、下关、颧髎、颊车、地仓、迎香、口禾髎、夹承浆、合谷、足三里、太冲。

6. 手法

以贺氏针灸三通法（包括微通法、强通法、温通法）治疗。微通法：以毫针取上述穴位施平补平泻法，留针 20 分钟。注意双侧风池的针刺方向为朝鼻尖，避免针刺到延髓。强通法：完骨、翳风放血治疗，隔日 1 次。温通法：火针点刺头面部穴位，每周 2 次。

7. 穴解

先刺百会、神庭以安其神；再刺风池、完骨、翳风、牵正、阳白、四白、太阳、下关、颧髎、颊车、地仓、迎香、口禾髎、夹承浆等局部穴位疏通局部气血；再配足三里以鼓舞正气，扶正祛邪。颊车、地仓善治口眼㖞斜，《百症赋》曰："颊车、地仓，正口㖞于片时。""面口合谷收"，合谷可治面部诸疾，是治疗面瘫的重要穴位之一。太冲善治面瘫，《百症赋》曰："太冲泻唇㖞以速愈。"

三、典型病例

病例 1

张某，男，52 岁。初诊日期：2015 年 3 月 10 日。

主诉：右侧口眼㖞斜 2 个月余。

现病史：病人 2014 年底，因头晕（血压正常）、听力下降，到某三甲医院就诊，头颅磁共振提示听神经瘤，故住院行手术切除。术后发现右侧面纹消失，口角明显向左歪，自行调养，未进行治疗。2 个月后症状无明显改善，遂来就诊。刻下症见：右侧面纹完全消失，右侧额纹消失，右眼闭合不全，口角左歪明显，不能鼓腮，右侧面部浅感觉明显下降；眠好，纳可，二便调。舌红苔白，脉细弦。面部肌电图提示右侧额神经、颧神经、颞神经传导速度明显下降，左右比低于 50%。

中医诊断：面瘫（外伤筋脉，瘀血阻络）。

西医诊断：面神经损伤（听神经瘤术后）。

治则：养血活血，通经活络。

取穴：翳风、率谷、阳白、四白、迎香、睛明、地仓、颊车、颧髎、夹承浆、牵正、曲池、合谷、内关、三阴交、足三里。

手法：施平补平泻法，阳白透四白，迎香透睛明，地仓透颊车，酌情隔日配合面部穴位细火针点刺。

诊疗经过：治疗4周后，病人右侧面瘫有所改善，额纹、鼻唇沟已显现，闭眼有力，但口角仍向左歪，至行手术的医院复查，医生建议行面神经吻合术。面神经吻合术术后10天，病人又来就诊，就诊时可见右侧面纹较前深，口角㖞斜好转。继续依前法治疗，配合中药活血通络。治疗3个月后，面纹基本对称，右眼已能闭合，口角基本对称，达到病人的预期。

病例2

姚某某，女，58岁。初诊日期：2016年9月20日。

主诉：左侧口眼㖞斜20余天。

现病史：病人于2016年8月底行面神经微血管减压术，术后3天即发现左口角㖞斜，左额纹消失，接受维生素B_1、维生素B_{12}肌内注射治疗，后回家继续观察。观察20天后，症状无改善，故来就诊。刻下症见：左眼闭合不全，露睛1 mm，左额纹消失，不能蹙额抬眉，左侧鼻唇沟略浅，口眼向右歪斜，示齿时露齿1颗，鼓腮时左侧漏气无力；无面肌痉挛，无耳后疼痛，无饮水呛咳，肢体活动自如；睡眠不实，易醒，纳可，二便调。舌质淡暗，苔白，脉沉细。

中医诊断：面瘫（气虚血瘀）。

西医诊断：面神经损伤（面肌痉挛术后）。

治则：益气养血，通经活络。

取穴：百会、神庭、翳风、阳白、四白、迎香、颧髎、颊车、地仓、合谷、内关、足三里、气海。

手法：头面部穴位施平补平泻法，内关、足三里、气海施补法。

诊疗经过：治疗2周后（隔日针1次），口眼㖞斜症状好转，鼓腮有力，左额纹出现，左眼可闭合，面纹未完全对称，继续针灸治疗。共针20次，病人完全康复。

按语：病例1和病例2均属于术后面神经损伤。术后面神经损伤的程度和预后与年龄、肿瘤性质、发病病程、肿瘤位置及大小、术前有无基础疾病、手术方式有关。因部分术后面神经损伤出现的面瘫可自行恢复，故有些病人因此错过了治疗时机，导致预后不良。针刺可以改善面神经的运动功能和组织形态，进而促进恢复，因此早发现、早行针刺干预，可改善病人预后，提高病人生活质量。

面神经损伤属于中医学"面瘫""口㖞""口僻"范畴，病例1和病例2病人皆因脉络损伤，气血运行不畅，经脉失养，致肌肉迟缓不收，而出现口角向一侧歪斜、不能纵鼻、眼睛闭合不全等症状。术后气血不足，血瘀阻络，治宜以益气养血、活血通络为主。针刺以整体配穴与局部取穴相结合为取穴原则，可选用面部透刺、火针点刺等多种手法。

病例3

于某，女，54岁。初诊日期：2020年9月4日。

主诉：右侧面部肿胀伴口眼㖞斜2个月。

现病史：病人于2020年7月5日在当地医院行面部整形手术，术后第2天出现严重面部肿胀，术后第3天病人自觉右侧面部口眼㖞斜，右侧口角下垂，右侧抬眉无力，且出现双侧面颊部针刺样疼痛，张口不能，故再次就诊于该医院。医生考虑此为术后正常并发症，建议病人观察治疗。2020年7月17日病人面部肿胀较前减轻，但面部口眼㖞斜症状并无缓解，且出现双侧面颊部麻木，遂就诊于山东某医院。医院诊断为"面神经麻痹、三叉神经麻痹"，予甲钴胺片0.5 g口服每日1次、红花黄色素氯化钠注射液100 ml肌内注射每日1次。经治疗，病人症状未见好转，增加口服激素治疗（2020年8月10日停用）。2020年7月23日该医院医生又予鼠神经生长因子20 μg肌内注射每日1次、胰激肽原酶肠溶片240 U口服每日3次，病人症状仍未见好转。2020年8月初，病人又就诊于上海某医院，医生考虑为"面神经损伤"，建议行肌电图检查。2020年8月10日病人于上海另一医院行肌电图检查，肌电图提示右侧面神经颞支完全损伤，颊支部分损伤，颧支轻度损伤，右侧耳大神经损伤；应用激素冲击治疗14天后右侧面颊部口角㖞斜较前好转，医生建议行神经修复术，病人拒绝。现病人为求针刺治疗入住我院。入院症见：右侧面颊部轻度水肿，右侧口眼㖞斜，双侧面颊部有麻木感，时有针刺样疼痛，右侧眼睑闭合无力，右侧口角流涎，双侧耳后疼痛，进食后右腮存食，张口受限，双耳耳鸣；无肢体活动不利，无头晕头痛，无言语不利，无饮水呛咳，无吞咽困难；口干口苦，纳可，二便调。因面部美容手术失败而导致失眠，急躁焦虑，情绪低落。舌质暗红，苔薄白，脉沉弦。

中医诊断： ①口僻/面瘫（外伤筋脉，瘀血阻络）；②郁病（肝郁气滞，心神不宁）。

西医诊断： ①面神经损伤；②焦虑抑郁状态。

治则： 活血化瘀通络为主，兼安神定志，疏肝解郁。

取穴： 神庭、百会、风池、完骨、翳风、阳白、攒竹、四白、太阳、下关、颧髎、迎香、地仓、颊车、合谷、三阴交、蠡沟、阳陵泉、太冲。双侧取穴。

手法： 以贺氏针灸三通法治疗。微通法：以毫针取上述穴位施平补平泻法，留针 20 分钟。注意双侧风池针刺方向为朝鼻尖，避免针刺到延髓。强通法：完骨、翳风放血治疗，隔日 1 次。温通法：火针点刺头面部穴位，每周 2 次。

中药处方：

川 芎 10 g	香 附 10 g	白 芍 20 g	大 枣 10 g
延胡索 10 g	当 归 12 g	炒白术 10 g	茯 苓 10 g
僵 蚕 10 g	全 蝎 5 g	丹 参 10 g	丝瓜络 10 g
郁 金 15 g	柴 胡 10 g	合欢花 15 g	炙甘草 10 g

7 剂，水煎服，每日 2 次。

诊疗经过： 每周针刺治疗 5 次，42 天共针刺治疗 30 次。针刺治疗 15 次后，病人面部疼痛、口眼㖞斜症状均有不同程度的减轻，急躁焦虑、情绪低落、口干口苦、失眠症状明显改善。针刺治疗 30 次后，病人患侧口眼㖞斜症状继续减轻，轻度耸鼻时鼻唇沟明显，笑可露齿。双侧面颊部麻木感、针刺样疼痛以及双侧耳后疼痛极大缓解，偶有患侧食物堆积感。

> **按语：** 贺氏针灸三通法是国医大师贺普仁教授在丰富的临床经验的基础上，结合中医基础理论创立的针灸方法。贺普仁教授认为气滞是疾病发展过程中必然存在的病机，气滞则病，气通则调，调则病愈。针灸治病的机制就是调理气机，气机通畅，疾病可愈。贺普仁教授对传统的毫针、火针、灸法、拔罐、放血等疗法做了大量的发掘和整理工作，将针灸诸多疗法概括为以毫针针刺为主的微通法、以火针艾灸为主的温通

法和以三棱针放血为主的强通法。三种方法有机结合，对症使用，称为"法用三通"。毫针针刺可通经络、调气血，该治疗方法被广泛应用于临床，适用于内伤外感、虚实寒热；火针针刺可通过刺激穴位，增加人体阳气，激发经气，调节脏腑功能，使经络通、气血畅，用于祛寒除湿、清热解毒、消癥散结、祛腐排脓、生肌敛疮、益肾壮阳、温中和胃、升阳举陷、宣肺定喘、止痒除麻、止痛、定抽、息风等；放血疗法主要通过三棱针挑破皮肤，强迫恶血外出，"治血调气"，主要用于清热泻火、止痛、消肿、镇吐、止泻、救急危症等。

神庭、百会可宁神定志；风池可通络搜风，益气升阳；完骨与翳风深层为茎乳孔，即面神经发出之处，在此二穴处刺络放血可祛邪扶正，祛瘀生新；阳白为手阳明大肠经、足阳明胃经、手少阳三焦经、足少阳胆经、阳维脉的交会穴，针刺阳白有利于改善额纹消失的症状；攒竹为足太阳膀胱经之穴，膀胱经从巅顶入络于脑，可通脑府，导神气，激发人体阳气，使气至病所；四白下布眶下神经及面神经颧支，主治眼不能闭、口不能合；太阳可祛风通络，畅通头面气血；下关为足阳明胃经、足少阳胆经的交会穴，局部有面神经颧支及耳颞神经分支等分布，针刺下关可调气血并缓经筋之急；颧髎为手少阳三焦经、手太阳小肠经的交会穴，下有面神经及眶下神经，针刺颧髎可激发、疏导两经之经气，调和气血，治疗眼睑闭合不全和眼角下垂；迎香正当鼻唇沟中，为手足阳明之会，主治面瘫所致的面纹变浅；地仓为手阳明大肠经、足阳明胃经及阳跷脉的交会穴，颊车是足阳明胃经经气聚集与激发之处，《针灸大成》曰："口眼㖞斜最可嗟，地仓妙穴连颊车。""面口合谷收"，合谷可活血通络行气，调整阳明经气；三阴交活血化瘀；蠡沟、阳陵泉、太冲疏肝理气。每周2次的火针点刺可使火之温煦之力直达病所，温阳活血，通畅经络，濡养面部空虚络脉。另外，双侧取穴可激发正气，调节气机，恢复面部阴阳平衡。

本例针药结合，疗效确切。中药以活血化瘀通络为主，兼安神定志、疏肝解郁，处方为逍遥散合牵正散加减。方中郁金、香附、白芍、柴胡、合欢花疏肝解郁，炒白术、茯苓、大枣、炙甘草健脾扶正，郁金、香附、当归、僵蚕、全蝎、丹参、丝瓜络、川芎活血化瘀通络，延胡索活血止痛；合欢花、茯苓兼有安神之功。

第三节　糖尿病性胃轻瘫

一、概说

糖尿病性胃轻瘫是在糖尿病的基础上以胃排空延迟为特点的临床症候群，以腹胀、早饱、食后饱胀感、恶心及呕吐、上腹痛等为主要临床表现，是糖尿病常见的消化道并发症。西医学认为本病主要由胃肠道平滑肌功能障碍、高血糖、神经血管病变或胃肠激素水平异常等导致。

中医学将糖尿病胃轻瘫归属于"痞满""呕吐"等范畴，古人虽未提出明确的病名，但对该病的相关论述并不少见，如《脾胃论》记载有"呕吐哕皆属脾胃虚弱，或寒热所侵，或饮食所伤"，《杂病源流犀烛·肿胀》记载有"痞满，脾病也。本由脾气虚，及气郁不能运行，心下痞塞胀满"。本病的基本病机为气机失调，脾胃升降失常。

二、辨证施治

（一）肝胃不和

1. 病因病机

抑郁恼怒，情志不遂，肝气郁滞，失于疏泄，横逆乘脾犯胃，脾胃升降失常，或忧思伤脾，脾气受损，运化不利，胃腑失和，气机不畅，发为痞满。

2. 主要症状

胸脘痞满，胁腹作胀，郁郁寡欢或心烦易怒，时作太息，嗳气，纳差。舌质淡红，苔薄白，脉弦。

3. 证候分析

肝气郁滞，横逆扰胃，故见郁郁寡欢、心烦易怒、胁腹胀满、纳差；气机升降失常，气逆于上，故见时作太息、嗳气等。弦脉为气机郁滞之象。

4. 治则

疏肝理气，和胃消痞。

5. 取穴

内关、中脘、足三里、太冲、合谷、膻中、气海、丰隆。

6. 手法

太冲施泻法，中脘、足三里、气海施补法，余穴施平补平泻法。

7. 穴解

内关为手厥阴心包经之络穴，是手厥阴心包经与手少阳三焦经的汇通之处，具有调畅三焦气机、宽胸理气的作用；中脘为胃之募穴，又为八会穴之腑会，具有健脾和胃、消食导滞的功效；足三里为足阳明胃经之合穴，丰隆为足阳明胃经之络穴，此二穴是调理胃肠疾病的常用穴位；太冲为足厥阴肝经之原穴，是脏腑原气经过和留止的部位，合谷是手阳明大肠经之原穴，二穴一阴一阳，调气理血，共奏理气降逆之功；膻中为八会穴之气会，气海为气之海，二穴均为调气常用穴。

（二）痰湿内蕴

1. 病因病机

素体湿盛，或饮食不节，嗜食肥甘厚味，痰湿内生并阻遏中焦，致脾胃运化失司。

2. 主要症状

脘腹痞塞不舒，胸膈满闷，头晕目眩，身重肢倦，恶心呕吐，不思饮食，口淡不渴，小便不利。舌体大、边有齿痕，苔白厚腻，脉濡弱或滑。

3. 证候分析

痰湿之邪阻滞中焦气机，可见脘腹痞塞不舒；清阳不升，浊阴不降，则见胸膈满闷、头晕目眩、呕恶纳呆等；湿性重浊，阻碍津液、气机运行，故见身重困倦、口淡不渴、小便不利。舌苔白厚腻、脉濡弱或滑均为痰湿内阻之象。若出现口苦、口干、舌淡黄或黄腻、脉数，则为痰湿蕴积日久、从阳化热之象。

4. 治则

除湿化痰，理气宽中。

5. 取穴

肺俞、脾俞、肾俞、中脘、阴陵泉、丰隆。如有热象，则加内庭。

6. 手法

肺俞、脾俞、肾俞、中脘施补法，阴陵泉、丰隆施泻法。肺俞、脾俞、肾俞也可以闪罐。

7. 穴解

肺、脾、肾是水液代谢的重要脏器，分属于上、中、下三焦，肺俞、脾俞、肾俞是脏腑之气输注于后背的腧穴，属足太阳膀胱经。针刺或闪罐可激发上、中、下三焦脏腑经气，调节水液和饮食代谢，并能行气化湿；中脘属任脉，为胃之募穴，是调理脾胃气机的常用腧穴，《循经考穴编》言此穴"一切脾胃之疾，无所不疗"，阴陵泉为足太阴脾经之合穴，《难经·六十八难》言"合主逆气而泄"，两穴配伍具有降逆止呕、理气健脾之效；丰隆为治疗本病的要穴，是足阳明胃经之络穴，具有沟通脾胃两经气血的功效，《玉龙歌》言"痰多宜向丰隆寻"。诸穴相配，具有健脾化痰、运胃除湿之功。内庭为足阳明胃经之荥穴，同时也为足阳明胃经的水穴，具有清热泻火的功效。

（三）脾胃虚弱

1. 病因病机

先天禀赋不足，素体脾胃气虚，中焦升降无力，脾不升清，胃不降浊，受纳腐熟无权而成本病。

2. 主要症状

脘腹痞闷，喜温喜按，恶心欲吐，纳呆，身倦乏力，大便稀溏。舌淡苔白，脉沉细。

3. 证候分析

脾胃气虚，运化失司，气机升降失常，故见脘腹痞闷；脾胃为后天之源，虚则无气以温煦中焦，故症见喜温喜按，运化失常则可见纳呆便溏、神疲乏力等症。舌淡苔白、脉沉细均为脾胃虚弱之象。

4. 治则

补气健脾，升清降浊。

5. 取穴

中脘、足三里、脾俞、胃俞、气海。

6. 手法

每次选取 1~2 个穴位施灸，余穴施针刺补法。

7. 穴解

中脘为八会穴之腑会、胃之募穴，可调理胃肠之气机；脾胃为后天之本、气血生化之源，足三里、脾俞、胃俞三穴相合，可益气养血，强身健体；气海为任脉之穴，是人体元气生发之处，具有蒸腾、气化、温暖下元之效，此穴施灸可补脾暖土，增强升清降浊的功能。

（四）胃阴不足

1. 病因病机

素体阴虚，或久病伤阴，阴火上扰，浊气不降，从而壅滞中焦，影响脾胃运化而发为本病。

2. 主要症状

口干咽燥，食后饱胀或疼痛，饥不欲食，时有干呕、呃逆，或便秘纳差。舌红少津，苔薄黄，脉细数。

3. 证候分析

阴虚则易生火，火邪扰气，运化失司则可见脘腹痞闷、嘈杂，火性炎上，气机上逆，则见干呕、呃逆等症；胃阴亏虚，津液不濡，则见口燥咽干、大便秘结。舌红少津、苔薄黄、脉细数均为胃阴不足之象。

4. 治则

益胃生津，和胃降逆。

5. 取穴

足三里、三阴交、曲池、内庭、阴谷、太溪。

6. 手法

足三里、三阴交、太溪施补法，余穴施平补平泻法。

7. 穴解

足三里为足阳明胃经之合穴，是经脉之气由此深入汇合于脏腑的部位，"合主逆气而泄"，该穴具有行气和胃、降逆止呕之功；三阴交位于小腿内侧，是足太阴脾经、足厥阴肝经、足少阴肾经的交会之处，具有滋阴润燥、宁心安神的作用；曲池是手阳明大肠经之合穴，主治气机失调引起的干呕、呃逆；内庭是足阳明胃经之荥穴，"荥主身热"，本穴可以治疗阴虚导致的胃热；阴谷为足少阴肾经之合穴，太溪为足少阴肾经之原穴，两穴相合共奏滋阴降逆之功。

（五）瘀血阻滞

1. 病因病机

素体脾胃虚弱，运化失职，气机不畅，或中阳不足，气血运化失常，气滞日久影响血络通畅，可致血瘀胃络，瘀血停滞，阻碍脾胃升降气化。

2. 主要症状

食后腹胀不舒，有时胃脘疼痛如针刺，面色晦暗，大便时干时溏。舌质紫暗或有瘀斑，脉涩。

3. 证候分析

脾胃为气血生化之源，气机郁滞则血行不畅，瘀血停滞，经络不通，故见针刺样疼痛；气血不荣于面，故见面色晦暗；气机升降失常，气逆于上，故见食后腹胀等症。舌质紫暗或有瘀斑、脉涩等均为瘀血停滞之象。

4. 治则

活血化瘀，和胃止痛。

5. 取穴

血海、膈俞、脾俞、足三里、胃俞、阿是穴。

6. 手法

平补平泻法，得气为度。脾俞、胃俞及周围如有小血丝或肉眼可见的迂曲小静脉等阳性反应点可予放血。

7. 穴解

血海为足太阴脾经穴位，具有活血行气之功；膈俞为八会穴之血会，膈俞内应横膈，膈上有心，膈下有肝，心主血，肝藏血，故该穴具有调整血脉的作用；脾俞、胃俞为脾胃之气输注于背部的腧穴，具有健运脾胃之功；足三里为足阳明胃经之合穴，可降逆和胃，理气消满。背部阿是穴局部放血可以起到"强通"的作用，以活血行气，恢复脾胃的升降气化。

三、典型病例

邢某，女，63岁。初诊日期：2018年4月9日。

主诉：上腹部胀满不适1年余。

现病史：病人 10 年前患糖尿病，口服盐酸二甲双胍片后血糖控制平稳，糖化血红蛋白维持在 6% 左右。三年前开始照顾脑梗死偏瘫卧床的老伴，自觉劳累后出现血糖控制不佳，空腹血糖 10 mmol/L，糖化血红蛋白 8%~9%，乏力明显。一年多以前出现腹胀，劳累和进餐后加重，自觉胃内食物消化不佳，体重下降 4 kg，疲乏、懒言明显，遂前往某三甲医院就诊。检查提示胃排空延迟，考虑糖尿病性胃轻瘫。在调节饮食和降血糖治疗的基础上，给予促胃肠动力药，治疗后稍有好转，但劳累后仍加重。刻下症见：纳呆，进餐后腹胀明显，偶有上腹痛，大便不爽、量少，面色萎黄，懒言乏力。舌淡红胖大，苔薄白，脉细弱。

中医诊断：痞满（脾胃虚弱）。

西医诊断：糖尿病性胃轻瘫。

治则：健脾益气，消胀除满。

取穴：中脘、足三里、脾俞、胃俞、气海。

手法：每次选择 2~3 个穴位施灸法，余穴毫针针刺，施捻转补法。

诊疗经过：于脾俞、胃俞穴位附近按压，在病人觉得舒服处施以悬灸，每次 30 分钟左右，以自觉热量向深部穿透、胃肠蠕动加速为最佳。然后再施行针刺。治疗 6 次（2 周）后，病人自觉乏力明显好转，腹胀缓解，未再出现上腹痛。又治疗 12 次（4 周）后，病人食欲明显好转，偶有腹胀，大便正常，1 日 1 行，乏力也明显好转。又治疗 6 次后恢复如常。叮嘱病人调整饮食，适度运动，避免劳累，控制好血糖。

> **按语**：糖尿病胃肠病属于糖尿病的常见并发症之一，包括糖尿病性胃轻瘫、糖尿病食管综合征、糖尿病性腹泻、糖尿病性便秘，甚或糖尿病性大便失禁，可影响包括食管在内的消化道的各个部分。中医根据症状诊断为"痞满""泄泻""便秘"等。《美国胃肠病学杂志》刊发的《胃轻瘫临床管理指南》中指出糖尿病性胃轻瘫的诊断应在糖尿病的基础上，同时符合以下 3 个标准方能成立：①具有胃轻瘫的症状；②除外幽门部器质性病变导致的出口梗阻；③确定胃排空延迟。
>
> 此病人做过胃排空的相关检查，明确存在胃排空延迟的情况，西医诊断糖尿病性胃轻瘫成立。该病在中医属于"痞满"，以病人自觉痞塞不通、胸膈满闷不舒、外无胀急之形、触之濡软、按之不痛为临床特点，病机是中焦气机壅滞，升降失常。根据病人舌脉症辨证属脾胃虚弱，与

劳累耗气伤神有关。脾俞、胃俞按压后自觉舒服也属虚证之象。治疗选用灸法可健脾益气，穿透的热力可恢复胃肠脏腑功能，同时取气海及胃之募穴中脘、足阳明胃经之合穴足三里、三阴经之交会穴三阴交，可取得良好疗效。

此例病人的痞满在一定程度上由血糖控制欠佳所致，因此积极控制血糖也很关键。另外，针对此类病人施灸时要注意伴有糖尿病周围神经病变的可能，尽量避开肢体远端的穴位，以免意外烫伤。

第四节　脑梗死后遗症

一、概说

脑梗死后遗症指病人在罹患脑梗死 6 个月后，仍遗留肢体活动障碍、言语障碍、口角㖞斜、偏身麻木、吞咽困难及血管性痴呆等症状。后遗症期疾病的恢复速度较急性期、恢复期明显减慢。脑梗死中医学称"中风"，是以猝然昏仆、不省人事为主症，伴口角㖞斜，语言不利，半身不遂，或不经昏仆而仅以口㖞、半身不遂为主症的病证。脑梗死因起病急剧、症状多端、变化迅速，犹如风之善行而数变，故名中风，又称卒中。

二、辨证施治

（一）气虚血瘀

1. 病因病机

气虚血行不畅，阴血滞涩，瘀阻脉络、脑窍。气虚为本，血瘀为标。

2. 主要症状

肢体力弱，偏身麻木，手足肿胀，面色淡白，气短乏力，心悸自汗。舌质暗，苔白，脉细涩。

3. 证候分析

气主动，主煦之，气虚则肢体力弱、面色淡白、气短乏力；气主化津，气虚不能化津则手足肿胀；气虚运血无力，血行缓慢，致瘀阻络脉，则偏身麻木；气主摄津，气虚不能摄津，则心悸自汗。舌质暗、苔白、脉细涩为气虚血瘀之象。

4. 治则

益气活血，通络。

5. 取穴

百会、神庭、水沟、极泉、尺泽、内关、足三里、委中、三阴交。

6. 手法

平补平泻法。

7. 穴解

脑为元神之府，督脉入络脑，百会、神庭、水沟三穴均为督脉穴位，可醒脑开窍，调神导气；心主血脉、主藏神，内关为手厥阴心包经之络穴，可调理心神，疏通气血；足三里为足阳明胃经之补气要穴；三阴交为足太阴脾经、足厥阴肝经、足少阴肾经之交会穴，可补脾，兼补肝肾，独有气血双补之功；极泉、尺泽、委中为循经所取之穴，可疏通肢体经络。

（二）痰瘀互结

1. 病因病机

久病脾胃失运，痰湿阻滞，血行不畅，痰湿血瘀交阻。

2. 主要症状

半身不遂，语言謇涩，头晕目眩，痰多而黏。舌质暗淡，舌苔薄白或白腻，脉弦滑。

3. 证候分析

素体久病，运化失常，或脾虚失运，津液凝聚成痰，气滞则血行瘀滞，痰湿血瘀互结，经脉失养，则半身不遂；气血不能上荣清窍，则语言謇涩、头晕目眩。舌质暗淡、舌苔薄白或白腻、脉弦滑为痰瘀互结之象。

4. 治则

健脾化痰，活血通络。

5. 取穴

百会、神庭、曲池、合谷、内关、阳陵泉、足三里。

6. 手法

平补平泻法。

7. 穴解

百会、神庭可调神；曲池为手阳明大肠经之合穴，可宣行气血，凡气血阻滞之病，皆能畅而调之；合谷为手阳明大肠经之原穴，可开关通窍，疏通经气；内关为手厥阴心包经之络穴，别走三焦，主治气道壅塞，血滞不行；阳陵泉为足少阳胆经之合穴、筋之会，有舒筋利节之效；胃为后天之本、五脏六腑之海，足三里为足阳明胃经之合穴，可补脏腑之虚损，调气运血，通达经脉，中兴胃肠以润宗筋。诸穴配伍，共奏疏通经脉、调和气血之功。

（三）肝肾亏虚

1. 病因病机

肝肾不足，阴精耗损或阳气不足，经脉失养。

2. 主要症状

半身不遂，眩晕耳鸣，手足心热，咽干口燥，腰腿酸软，倦怠乏力，夜尿频多。舌质淡暗，苔薄白，脉沉细。

3. 证候分析

年迈力衰，肾元不固，或久病耗损，气血亏虚，经脉失养，则半身不遂；气血不能上荣清窍，则眩晕耳鸣；阴虚肝风动越，心火亢盛，则手足心热、咽干口燥；腰为肾之府，肾司二便，肾元不固，则腰腿酸软、夜尿频多。舌质淡暗、苔薄白、脉沉细为肝肾不足之象。

4. 治则

补益肝肾，濡养经脉。

5. 取穴

百会、神庭、曲池、内关、合谷、关元、足三里、阳陵泉、三阴交、太溪、太冲。

6. 手法

补法。

7. 穴解

关元属任脉，为足三阴经、任脉之会，可培元固本，补益肝肾；太溪、太冲分别为足少阴肾经、足厥阴肝经之原穴，"五脏有疾，当取之十二原"，针刺二穴可补肝益肾，濡养气血；余穴解同前两证型。

三、典型病例

病例 1

张某，男，58 岁。初诊日期：2018 年 3 月 10 日。

主诉： 右侧肢体活动不利伴言语欠清 2 年。

现病史： 病人 2 年前无明显诱因患脑梗死，经治疗，目前遗有右侧肢体活动不利，右上肢可见肌肉收缩，右下肢可抬离床面，可拄杖缓慢行走，右肩疼痛，言语欠清，神情淡漠，面色㿠白，时有咳嗽咳痰，气短乏力，日间思睡，夜寐欠安。右上肢肌力 1 级，右下肢肌力 4 - 级。舌质暗淡，苔白，脉弦细。

中医诊断： 中风（气虚血瘀）。

西医诊断： 脑梗死后遗症。

治则： 益气活血，通经活络。

取穴： 百会、神庭、四神聪、风池、廉泉、肩髃、曲池、内关、通里、合谷、足三里、阳陵泉、三阴交、照海、太冲。

手法：平补平泻法。

诊疗经过：治疗1个月后（每周治疗5次），右肩疼痛有所减轻，睡眠好转，气短乏力好转。病人右侧肌力较差，时有肢体僵硬疼痛，为提高肌力，减轻患肩疼痛，在针刺的基础上加痛点放血拔罐以促进气血运行，疏通经络，加温针灸肩髃以疏解关节，温通止痛。针刺治疗2个月后，病人肩部疼痛明显缓解，仅被动活动时偶感疼痛，右上肢可于床面水平移动，右下肢行走时拖地感减轻。半年后复查，病人肢体情况稳定。

> **按语**：本病例病人现处于脑梗死后遗症期，此时期病证虚实夹杂，本虚标实，故针刺手法以平补平泻为主。百会、神庭、四神聪为周德安教授治神基础方的核心穴位，不仅能安神助眠，还可通络开窍，加风池以疏通脑部气血；廉泉、通里、照海为治疗中风语言謇涩的常用穴，可通舌窍，利咽喉；曲池、内关、合谷、足三里、阳陵泉、三阴交为王乐亭的"手足十二针"（双侧取穴），是治疗气虚血瘀型中风的首选方，配合太冲以开四关，通调周身气血，加肩髃以利上肢关节活动，温通止痛。

病例2

王某，女，72岁。初诊日期：2018年6月15日。

主诉：左侧肢体活动不利5年，加重半年。

现病史：病人5年前突发脑梗死，左侧肢体活动不利，在某医院住院治疗后好转，同年再次发生脑梗死，左侧半身不遂加重，上、下肢不能抬起，生活不能完全自理，经中西医结合治疗半年，可以拄拐行走，进行简单的日常活动。2017年12月病人出现头晕、心悸，左侧肢体瘫痪加重，不能活动，住院治疗3周后回家服药观察。近日病人自觉患侧疼痛难忍，活动困难，故来就诊。刻下症见：左侧肢体不能活动，上肢疼痛，伸展困难，下肢可做轻度抬起、弯曲动作，但无力，有挛缩感，足内翻，体稍胖，自觉头晕，腹胀，便溏，言语正常，反应慢，查体尚配合。瞳孔对光反射灵敏，伸舌左偏，左上肢肩、肘、腕、指肌力分别为1级、1级、2级、1级，左下肢肌力3级，肌张力高，腱反射活跃，左巴宾斯基征阳性。舌质红，苔白厚，脉弦滑。

中医诊断：中风（痰瘀互结）。

西医诊断：脑梗死后遗症。

治则：清热化痰，活血通络。

取穴：百会、四神聪、风池、中脘、关元、天枢、肩髃、曲池、内关、合谷、足三里、阴陵泉、三阴交、太冲。

手法：平补平泻法，留针 20 分钟。火针针刺阳经经穴。毫针每日 1 次，每周 5 次。火针每周 2 次。

中药处方：

天　麻10 g	代赭石30 g（先煎）	胆南星10 g	远　志12 g
茯　苓15 g	炒苍术10 g	石菖蒲15 g	郁　金10 g
丹　参10 g	僵　蚕10 g	地　龙15 g	全　蝎6 g
川　芎10 g	当　归10 g	伸筋草10 g	川牛膝10 g

7 剂，水煎温服，每日 2 次。

诊疗经过：针刺 10 次后，病人头晕、腹胀、便溏明显好转，左侧肢体疼痛减轻，力量增加，肌张力降低。继续针刺治疗 30 次，辅助肢体康复训练后，病人可以伸展下肢，搀扶可站立，上肢肘部可自主上抬。继续针刺治疗 5 个月，可以小步行走。

> **按语**：脑梗死后遗症期会出现不同程度的肢体功能障碍，如肢体痿废或关节僵直痉挛，导致肢体残疾，进而影响生活。因此，在脑梗死早期要注意病人的瘫痪程度、肌张力情况，尽早进行正确的治疗和康复锻炼，缩短软瘫、硬瘫的时间。针灸治疗脑梗死后遗症，在通经活络的同时要注意平衡阴阳、协调脏腑虚实，以达到气血调达的状态，尽早恢复肢体运动功能。

病例 3

陈某，男，65 岁。初诊日期：2018 年 9 月 10 日。

主诉：右侧肢体活动不利伴轻度饮水呛咳 1 年。

现病史：病人 1 年前无明显诱因突发右侧肢体活动不利，伴饮水呛咳，来院就诊，被诊断为脑梗死，经对症治疗，右侧肢体活动不利情况好转，仍有饮水呛咳，为求进一步治疗前来就诊。现症见：右侧肢体活动不利，轻度饮水呛咳，伴易疲乏，气短，怕风怕冷，纳可，便溏，时有头晕，夜寐多梦，易心烦急躁。舌质淡，苔白，脉沉细弦。

中医诊断：中风（气虚血瘀，兼风阳上扰）。

西医诊断：脑梗死后遗症。

治则：益气活血，平肝潜阳。

取穴：中脘、气海、天枢、足三里、三阴交、曲池、阳陵泉、太冲、合谷、百会、神庭、风池。

手法：中脘、气海、足三里施补法，余穴施平补平泻法。

诊疗经过：治疗1周（针刺5次）后病人自觉右上肢活动不利较前略改善，可抬与肩平，但仍觉右侧肢体僵紧，疲乏无力。治疗2周（针刺10次）后全身疲乏无力减轻，怕风怕冷减轻，大便较前成形，右上肢较前略有力，右下肢仍无力。

> **按语**：本例病人属脑梗死后遗症，现遗留右侧肢体活动不利伴轻度饮水呛咳。易疲乏、气短、舌淡苔白、脉沉细属元气亏虚之象；元气亏虚，推动血行无力，气虚血瘀，瘀血阻络，则右侧肢体活动不利；血行不畅，阻于舌下，则饮水呛咳；气虚血瘀，清阳不升，浊阴不降，则头晕、便干；久病不愈，气失条达，郁而化火，则易烦急。综上所述，本例病机属气虚血瘀，兼风阳上扰，治宜益气活血，平肝潜阳。针刺中脘、气海、天枢、足三里、三阴交等可益气活血，化瘀通络；针刺曲池、合谷可行气活血，通经活络；针刺阳陵泉、太冲、合谷、百会、神庭、风池可平肝潜阳，解郁清热。诸穴合用共奏益气活血、理气解郁、平肝清热之功。

第五节　脑出血后遗症

一、概说

脑出血后遗症指病人在患脑出血 6 个月后仍遗留不同程度的肢体活动障碍、言语障碍、口角㖞斜、偏身麻木、吞咽困难等神经功能缺损症状。脑出血中医学称"中风"，是以猝然昏仆、不省人事为主症，伴口角㖞斜，语言不利，半身不遂，或不经昏仆而仅以口㖞、半身不遂为主症的病证。脑出血因起病急剧、症状多端、变化迅速，犹如风之善行而数变，故名中风，又称卒中。

二、辨证施治

(一) 气虚血瘀

1. 病因病机

气虚血行不畅，瘀血内停，阻滞脉络。气虚为本，血瘀为标。

2. 主要症状

半身不遂，口眼㖞斜，语言不利，神疲乏力，面色黯淡无华。舌质暗或有瘀斑，苔薄白，脉细涩无力。

3. 证候分析

气为血之帅，血为气之母，气虚不能摄血，血溢脉外，离经之血则为瘀血。瘀血滞留脑中，继而闭阻经脉，可导致诸多症状：瘀血阻滞目系，则视物不清；瘀血阻滞经络，则肢体偏瘫；瘀血阻滞舌窍，则言语不利。病后正气大虚，气虚则血行无力而瘀滞，血瘀则经脉不通，痹阻脉络及清窍，故见半身不遂、语言不利、口眼㖞斜。舌质暗或有瘀斑、苔薄白、脉细涩无力均为气虚血瘀之象。

4. 治则

益气活络，通经。

5. 取穴

百会、神庭、水沟、极泉、尺泽、内关、足三里、委中、三阴交。

6. 手法

平补平泻法。

7. 穴解

脑为元神之府，督脉入络脑，百会、神庭、水沟三穴均为督脉穴位，可醒脑开窍，调神导气；心主血脉，主藏神，内关为手厥阴心包经之络穴，可调理心神，疏通气血；足三里为足阳明胃经之补气要穴；三阴交为足太阴脾经、足厥阴肝经、足少阴肾经之交会穴，补脾，兼补肝肾，独有气血双补之功；极泉、尺泽、委中为循经所取之穴，可疏通肢体经络。

（二）气阴两虚

1. 病因病机

脾肾虚弱，气阴亏虚，经脉失养；或劳欲过度、饮食不节、情志不遂，耗气伤阴，经脉失养。

2. 主要症状

半身不遂，语言謇涩，气短乏力，头晕目眩，口干喜睡，肢体僵硬。舌质红，苔薄白，脉细或细数。

3. 证候分析

气阴不足，筋脉失养，则半身不遂；气血不能上荣清窍，则语言謇涩、头晕目眩；脾肺气虚，则气短乏力、喜睡；阴伤津少不能上达于口，则口干口渴。舌质红、苔薄白、脉细或细数为气阴不足之象。

4. 治则

益气养阴，通络。

5. 取穴

百会、神庭、气海、手三里、足三里、合谷、太渊、三阴交、太溪、委中。

6. 手法

平补平泻法。

7. 穴解

百会、神庭为督脉穴位，可调节元神，使脑髓通达，统摄气血；气海为任脉穴位，是补充人体元气的要穴，可调节一身气血，使气血充盛，起补气固阴的作用；手三里、足三里为常用同名经对穴，可补益气血，活血通络；合谷为手阳明大肠经之原穴，阳明经多气多血，针刺合谷可调节气血；肺主气，太渊是手太阴肺经之原穴，五行属土，为肺元气所发之处，是大补中气的穴位；三阴交为足三阴经交会穴，可滋补肝肾之阴；太溪为足少阴肾经之原穴，与太渊一上一下，一补气一补阴；委中为足太阳膀胱经之下合穴，又是合穴，可以调节气血。

（三）痰瘀滞络

1. 病因病机

久病脾胃失运，痰湿阻滞，血行不畅，痰湿血瘀交阻。

2. 主要症状

半身不遂，语言謇涩，头晕目眩，痰多而黏。舌质暗淡，舌苔白腻或黄腻，脉弦滑。

3. 证候分析

素体久病，运化失常，或脾虚失运，津液凝聚成痰，气滞则血行瘀滞，痰湿血瘀互结，经脉失养，则半身不遂；气血不能上荣清窍，则语言謇涩、头晕目眩。舌质暗淡、舌苔白腻或黄腻、脉弦滑为痰瘀滞络之象。

4. 治则

健脾化痰，活血通络。

5. 取穴

百会、神庭、曲池、内关、阳陵泉、足三里、丰隆、三阴交。

6. 手法

平补平泻法。

7. 穴解

百会、神庭可调神；曲池为手阳明大肠经之合穴，可宣行气血，凡气血阻滞之病，皆能畅而调之；内关为手厥阴心包经之络穴，别走三焦，可以通气，主治气道壅塞，血滞不行；阳陵泉为足少阳胆经之合穴、筋之会，有舒筋利节之效；胃为后天之本、五脏六腑之海，足三里为足阳明胃经之合穴，可补脏腑之虚损，调气运血，通达经脉，中兴胃肠以润宗筋；丰隆为胃之络穴，亦为化痰要穴；三阴交为脾经要穴，亦为足三阴经交会之处，可健脾胃，补阴血。诸穴配伍，共奏疏通经脉、调和气血之功。

三、典型病例

张某，男，67 岁。初诊日期：2020 年 4 月 10 日。

主诉：右侧肢体活动不利伴言语不利近 3 年。

现病史：病人 3 年前无明显诱因患脑出血，经治疗，目前遗有右侧肢体活动不利，右上肢拘急挛缩疼痛，右下肢僵直，屈曲困难，行走时拖地，伴言语欠清，乏力，右肩肘疼痛，右髋膝疼痛，双足跟隐痛，面色少华，口干，夜间潮热，日间思睡，夜寐欠安，纳可，二便调。舌质暗红，苔白少津，部分剥脱，脉沉细。

中医诊断：中风（气阴两虚）。

西医诊断：脑出血后遗症。

治则：益气养阴，通络。

取穴：百会、神庭、四神聪、气海、手三里、太渊、合谷、足三里、三阴交、委中、太溪。

手法：平补平泻法。

诊疗经过：治疗1个月后（每周治疗5次），病人活动时右上肢僵硬稍好转，下肢拖地感好转。因病人时有肢体僵硬疼痛，故调整部分治疗方案，在原针灸方的基础上加用火针点刺肩关节、膝关节局部痛点（阿是穴），并加用透刺法，取肩髃透极泉、阳陵泉透阴陵泉、悬钟透三阴交以通调局部气血。治疗3个月后，病人右上肢肌肉痉挛减轻，各关节疼痛减轻，右下肢行走时拖地感进一步减轻。半年后复查，病人肢体情况尚可，无明显疼痛。

按语：脑出血病机为气血逆乱，血溢于脑外，临床表现为突然昏仆、半身不遂、肢体麻木、口舌㖞斜等。本例病人处于脑出血后遗症期，年老久病，气阴两虚。针刺治疗1个月后症状虽有减轻，但痉挛疼痛缓解欠佳，因此在针刺的基础上加用火针点刺疼痛关节阿是穴，以达激发经气、温阳止痛之效。透刺法是治疗顽疾久病的有效手段，本病例选取了王乐亭十二透刺方中的三组穴，以加强气血运行，通经活络。

第六节　颅内静脉窦及脑静脉血栓形成

一、概说

颅内静脉窦及脑静脉血栓形成因临床表现不同，分属于中医学不同疾病的范畴。以癫痫为主要表现者，归属中医学"痫证"范畴；仅有头痛及轻微头晕表现者，归属中医学"头痛"范畴；部分因继发颅内出血或有新发病灶，突发肢体偏瘫者，归属中医学"中风"范畴。本病是一组由多种病因导致的脑静脉系统血管病，包括血液高凝状态、血流动力学异常、感染或肿瘤浸润等因素导致血凝异常而引发的疾病。其主要临床表现为头痛等高颅压症状、偏瘫等卒中样症状、癫痫及精神异常等脑病样症状。本节仅阐述以偏瘫为主要症状者。中医学认为本病的发生与情志失调、劳倦过度、饮食不节或外邪侵袭、产后体虚等引起的脏腑、阴阳、气血失调有关。临床上本病可分为风痰瘀阻、阴虚风动、气虚络瘀等证型。

二、辨证施治

（一）风痰瘀阻

1. 病因病机

素体脉络空虚，复因饮食起居不当、情志刺激或感受外邪，风痰乘虚入中，气血运行不利，阻滞脉络。

2. 主要症状

突发手足麻木，目睛不正，甚则半身不遂，伴面红目赤，急躁易怒，头目涨痛，心烦不寐。舌质暗，苔滑腻，脉弦滑。

3. 证候分析

素体脉络空虚，加之饮食不节，如嗜食肥甘厚味、辛香炙煿之品，则脾胃功能失调。脾失健运，聚湿生痰，风痰窜犯络脉，经络瘀阻，故见手足麻木、目睛不正、半身不遂；五志过极，心火暴甚，可引动内风，肝失条达，肝阳上亢，则见面红目赤、头目涨痛、急躁易怒；肝阳化火，扰动心神，则心烦不寐。舌质暗、苔滑腻、脉弦滑为风痰瘀阻之象。

4. 治则

祛风化痰，化瘀通络。

5. 取穴

百会、神庭、攒竹、阳白、风池、中脘、丰隆、手三里、合谷、足三里、内关、太冲、血海、三阴交。

6. 手法

风池、中脘、丰隆施泻法，余穴施平补平泻法。

7. 穴解

百会位于督脉之巅，为诸阳之会，具有益气升阳之功，与神庭、攒竹相伍，又有镇静安神之效；攒竹、阳白为目之邻近穴，有疏通局部气血、通经活络之功；风池为祛风要穴，可起到息风、醒脑、开窍的作用；中脘为胃之募穴、八会穴之腑会，可助脾胃运化；丰隆为足阳明胃经之络穴，为化痰要穴，与中脘相配，有化痰祛浊之功；手三里、合谷为手阳明大肠经之穴，足三里为足阳明胃经之穴，阳明经为多气多血之经，诸穴相伍，有行血、通经、活络之功；内关解郁宽中；太冲为足厥阴肝经之原穴，肝开窍于目，针太冲既可明目，又可行气活血，从而加强目睛不正的治疗效果；血海、三阴交为足太阴脾经之穴，脾胃为后天之本，二穴相伍，有益气、活血、通络之效。

(二) 阴虚风动

1. 病因病机

素体阴亏血虚, 阴虚阳亢, 或劳欲过度, 耗气伤阴, 致肝肾阴虚, 或将息失宜, 阳亢化风, 致使气血上逆, 经络失养。

2. 主要症状

半身不遂, 手指蠕动, 目珠偏斜, 伴头晕, 耳鸣, 腰膝酸软。舌质红, 少苔, 脉弦细或细数。

3. 证候分析

病人平素为阴虚体质或因烦劳过度、房事不节使肝肾阴亏, 肝肾之阴下虚, 则肝阳易于上亢。阳亢化风, 气血上菀, 经络清窍失养, 故见半身不遂; 阴虚风动故见手指蠕动; 肝开窍于目, 肝风上扰, 故见目珠偏斜; 足厥阴肝经上至巅顶, 肝风内动则易上扰清窍, 故见头晕; 肾开窍于耳, 肾阴亏损故见耳鸣; 腰为肾之府, 肾虚精亏, 故见腰膝酸软。舌质红、少苔、脉弦细或细数皆为阴虚风动之象。

4. 治则

滋阴潜阳, 息风通络。

5. 取穴

百会、风池、太阳、肩髃、手三里、合谷、足三里、内关、太冲、太溪、血海、三阴交。

6. 手法

血海、太溪施补法, 余穴施平补平泻法。

7. 穴解

百会居巅顶, 联系脑部, 是调节大脑功能的要穴; 风池为足少阳胆经之穴, 是平肝息风之要穴; 太阳为经外奇穴, 有平肝潜阳、纠偏正目之功; 肩髃、手三里、合谷为手阳明大肠经之穴，足三里为足阳明胃经之穴，阳明经为多气多血之经，诸穴相伍，有行血、通经、活络之功；内关解郁宽中；太冲为足厥阴肝经之原穴，肝开窍于目，针太冲既可明目，又可行气活血，从而加强目珠偏斜的治疗效果；太溪为足少阴肾经之原穴，有滋补肾阴之功；血海为足太阴脾经要穴，可养血滋阴，与三阴交合用，共奏养血、滋阴、通络之功。

（三）气虚络瘀

1. 病因病机

产后或劳累虚损，气血不足，脉络空虚，尤其在气候突变之际，风邪乘虚而入，气血痹阻。

2. 主要症状

肢体偏枯不用，肢软无力，面色萎黄，少气懒言，语声低微，纳少，便溏。舌质紫暗或暗淡，有瘀斑，苔薄白，脉细涩或细弱。

3. 证候分析

产后气虚或烦劳过度，正气不足，或内伤积损，气血不足，均可导致脉络空虚。气为血之帅，气行则血行。气虚无力推动血行，血瘀阻络，经脉失养，则偏枯不用；气虚则肢体痿软无力，少气懒言；脾气虚，失其健运，则纳少、便溏；脾五色属黄，脾胃虚弱，则面色萎黄。舌质紫暗、有瘀斑为血瘀之象；舌质暗淡、脉细弱为气虚之象。

4. 治则

益气活血，化瘀通络。

5. 取穴

百会、神庭、攒竹、中脘、气海、肩髃、曲池、手三里、合谷、伏兔、足三里、血海、阳陵泉、内关、太冲、三阴交、公孙。

6. 手法

中脘、气海、手三里、足三里、三阴交施补法，余穴施平补平泻法。

7. 穴解

百会益气升阳，与神庭、攒竹相伍，又有镇静安神之效，为周德安教授常用治神方中的要穴；中脘为胃之募穴、八会穴之腑会，可调理脾胃运化功能，补后天之本；气海为任脉穴位，为"四海"之一、补气要穴，可补先天之本，与中脘相配，先天、后天同补，以增强补气之功，推动血行；肩髃、曲池、手三里、合谷为手阳明大肠经穴位，伏兔、足三里为足阳明胃经穴位，阳明经为多气多血之经，手、足阳明经穴同取，有行血通经活络之功；血海属足太阴脾经，具有补血活血的功效；阳陵泉为足少阳胆经穴位，为八会穴之筋会，针刺阳陵泉可舒筋通络，以调半身之不用；内关解郁宽中；太冲为足厥阴肝经之原穴，与合谷相配，可开四关以行气活血；三阴交为足太阴脾经、足厥阴肝经、足少阴肾经三条阴经的交会穴，可通调三脏，活血通络；公孙为足太阴脾经之络穴，一络通两经，可同时调理脾、胃两经，以健脾。

三、典型病例

李某，女，23 岁。初诊日期：2012 年 8 月 11 日。

主诉：左侧肢体活动不利 1 个月余。

现病史：病人 1 个半月前无明显诱因出现头晕、头痛，随即出现左侧肢体活动不利。在某医院神经内科被诊断为"颅内静脉窦血栓形成，伴发脑梗死"，住院治疗 2 周，头痛症状缓解，但仍时有头晕，左侧肢体活动不利。病人为寻求非药物疗法来诊。刻下症见：左侧肢体活动不利，步行欠稳，左上肢可抬举，力量稍弱，左腕屈伸困难，左手痿软不用，偶有头晕、头痛和左上肢轻度麻木感，语少喜静，声音低微，面黄，少光泽，纳食不香，眠欠安，大便不成形。舌质暗淡，苔白腻，脉细涩。

中医诊断：中风（气虚络瘀）。

西医诊断：颅内静脉窦血栓形成，伴发脑梗死。

治则：益气活血，化瘀通络。

取穴：百会、神庭、风池、中脘、气海、肩髃、曲池、手三里、内关、合谷、十宣、伏兔、血海、足三里、阳陵泉、三阴交、公孙、太冲。

手法：中脘、气海、手三里、足三里、三阴交施补法，十宣放血，余穴施平补平泻法。

诊疗经过：针刺治疗 1 次后病人诉头晕、头痛减轻，睡眠亦有好转。针刺治疗 3 次后，左侧肢体麻木消失，左下肢力量增加，但左上肢仍感力弱，左手指仅可稍屈曲。针刺治疗 6 次后，左下肢力量恢复，步行正常，左上肢抬举、后伸较前灵活，左手指可屈曲、伸展，但对指力弱，可辅助右手完成简单动作。此后病人于某医院进行进一步治疗。

按语：本病所表现的偏瘫症状可遵从中风诊治。本病发病之初即出现头痛，后出现偏瘫者，可以认为其发病之初的病机以肝阳上亢为主，故在治疗时，除针刺合谷、太冲外，还应给予头部百会、四神聪或阿是穴放血治疗以平肝潜阳；如出现目睛不正、视物双影，还应给予耳尖放血治疗。当随后出现半身不遂、肢体偏枯不用时，应治以息风通络为主，取穴要多，全身大穴都要取，且对于早期的软瘫，可予电针治疗，以兴奋神经，促进恢复，亦可给予十二井穴或十宣穴放血以加强对偏瘫手足的神经刺激。本病后期则多以气虚络瘀为主要病机，治疗时主要防止肌肉废用性萎缩，并对疾病进行二级预防。

本例病人早期并未接受中医针刺治疗，且治疗时未配合口服中药。其在发病 1 个半月后进行针刺治疗，病情有所恢复。但病人患手因瘫痪严重，在最后一次就诊时也只能发挥辅助的作用。本病病人以青年多见，致残率高，会对人的一生产生严重影响，因此应尽早进行中医治疗，对于血液有高凝倾向或血液动力学异常的人群要尽早干预，做好一级预防。

第七节　脊髓灰质炎（小儿麻痹症）

一、概说

脊髓灰质炎是由脊髓灰质炎病毒引起的严重危害儿童健康的急性传染病，主要侵犯脊髓前角运动神经元，俗称小儿麻痹症。本病病人多为 1～6 岁儿童，主要症状为发热，全身不适，严重时肢体疼痛，发生分布不规则、轻重不等的弛缓性瘫痪。本病按症状轻重及有无瘫痪可分为隐性感染型、顿挫型、无瘫痪型和瘫痪型。本节主要论述瘫痪型，瘫痪型按发病过程可分为前驱期、瘫痪前期、瘫痪期、恢复期和后遗症期。

1. 前驱期

本期主要症状为发热，食欲不振，多汗，烦躁和全身感觉过敏；亦可见恶心、呕吐、头痛、咽喉痛、便秘、弥漫性腹痛、鼻炎、咳嗽、咽有渗出物、腹泻等。持续 1～4 天，若病情不发展，即为顿挫型。

2. 瘫痪前期

多数病人由前驱期进入本期，少数病人于前驱期症状消失数天后再次发热进入本期，亦可无前驱期症状而从本期开始。本期主要症状为高热，头痛，颈背、四肢疼痛，活动或变换体位时加重，同时有多汗、皮肤发红、烦躁不安等兴奋症状和脑膜刺激征阳性等神经系统体征。如病情不再发展，3～5 天后热退，即为无瘫痪型；如病情继续发展，则出现瘫痪。

3. 瘫痪期

临床上无法将此期与瘫痪前期截然分开，一般于起病后 2～7 天或第二次发热后 1～2 天出现不对称性肌群无力或弛缓性瘫痪，随发热而加重，热退后瘫痪不再进展。多无感觉障碍，少见大小便功能障碍。

4. 恢复期

一般在瘫痪后 1~2 周进入本期，从肢体远端开始恢复，持续数周至数月，普通病人 8 个月内可完全恢复，严重者需 6~18 个月或更长时间。

5. 后遗症期

严重者受累肌肉出现萎缩，神经功能不能恢复，受累肢体畸形。

本病早期属于中医学"温病"范畴，后期则属于"痿证""痿躄"范畴。《素问·生气通天论》曰："因于湿，首如裹，湿热不攘，大筋緛短，小筋弛长，緛短为拘，弛长为痿。"外感六淫之邪，或四时不正之气侵袭人体，使营卫失调而发热，热伤津液气血，经络气滞不和，脉失濡养，导致痿废之证。

2000 年，"中国消灭脊髓灰质炎证实报告签字仪式"在卫生部举行，我国已成为无脊髓灰质炎国家。现临床已无此病，但 20 世纪 60 年代名医田稔民曾对此病进行了深入研究，下文是对田老临证经验的总结，希望可以帮助临床医师举一反三，拓展诊疗思路。

二、辨证施治

（一）前驱期及瘫痪前期

1. 病因病机

先天禀赋不足，腠理不密，风热挟湿侵袭经络筋脉；或饮食不节，过食辛辣、肥甘厚味及荤腥动风之品，损伤脾胃，脾失健运，湿浊内停，蕴久化热，灼伤经络筋脉；或居处潮湿，风邪侵袭，风湿之邪与内在湿热之邪相合，损伤经络筋脉。

2. 主要症状

疾病初起，发热汗出，头痛，咳嗽咽红，全身不适，纳呆食少，恶心呕吐，腹痛腹泻，舌质红，苔薄黄，脉濡数。疾病中期，或再度发热，肢体疼痛沉重，转侧不利，拒绝抚抱，烦躁不安，汗多，呕吐腹泻，舌质红，苔腻，脉濡细。

3. 证候分析

疾病初起，风热挟湿袭肺，肺失宣降，故见发热咳嗽、头痛汗出、全身不适、咽红等；热挟湿邪伤及脾胃，脾胃升降失调，故见恶心呕吐、纳呆食少、腹痛腹泻。舌质红、苔薄黄、脉数为热邪袭肺之象，脉濡为挟湿之征。

胃为水谷之海、气血生化之源，主濡润全身之宗筋，疾病中期湿热蕴结于胃，胃失和降，则呕吐腹泻；湿热阻滞阳明筋脉，宗筋弛纵，则转侧不利；湿热侵犯经络，气血运行不利，则肢体疼痛沉重；湿热熏蒸于里，则汗多；湿热蕴结，缠绵不去，正邪相争，故见再度发热；热扰神明，则烦躁不安。舌质红、苔腻、脉濡细为湿热蕴结之象。

4. 治则

解表清热，调理营卫。

5. 取穴

大椎、大杼、风门、风池、外关、合谷。

6. 手法

泻法。

7. 穴解

大椎为手三阳经、足三阳经、督脉之会，纯阳主表，凡外感之邪在表者，刺大椎皆能疏解；大杼为足太阳膀胱经穴位，又为督脉之别络，是手太阳小肠经、足太阳膀胱经的交会穴，善能调理逆气；风门为足太阳膀胱经穴位，为督脉、足太阳膀胱经的交会穴，不但能散风寒，还能清胸背之热；风池为足少阳胆经、阳维脉的交会穴，能祛风寒之邪，治外感头痛；外关为手少阳三焦经之络穴，有解表调气之用；合谷为手阳明大肠经之原穴，能清头面诸窍之热，与大椎合用，有以阳从阳，助大椎解表而调营卫之功。

（二）痿痪期

1. 病因病机

湿热浸淫过久，气血受阻，不能荣养筋脉，以致筋脉弛缓，痿而不用。

2. 主要症状

四肢痿痪（尤多见于下肢），痿痪逐渐加重，热退后即不再发展。舌质红，苔腻，脉濡细。

3. 证候分析

湿热浸淫筋脉，阻滞气血，致使筋脉弛缓不用，则肢体痿痪。舌质红、苔腻、脉濡细均为湿热蕴结之象。

4. 治则

调脾胃，通经络，强筋骨。

5. 取穴

中脘、天枢、脾俞、胃俞、足三里、三阴交、大杼、阳陵泉。

6. 手法

平补平泻法。

7. 穴解

中脘属任脉，为胃之募穴；天枢属足阳明胃经，为大肠之募穴，脾俞、胃俞均属足太阳膀胱经，背俞穴、募穴为气血聚集之所，四穴同参，取俞募配穴之义；足三里为足阳明胃经之要穴，三阴交为足太阴脾经、足厥阴肝经、足少阴肾经的交会穴，此二穴不仅具有调理脾胃之功，还有强壮身体之用，与中脘并用，健中州之功益著；大杼为骨之会，且系督脉之别络，阳陵泉为筋之会，两穴同伍，则强筋壮骨，通经活络。如是则中州和，水谷化，气血以生，输精于五脏，洒陈于六腑，营养周身，强壮筋骨，痿躄之症当能蠲除。

（三）恢复期及后遗症期

1. 病因病机

患病日久，湿热久羁，耗伤阴血，肝肾亏虚，津亏血少，筋骨失养。

2. 主要症状

病久肢体痿软不用，肌肉萎缩，形瘦骨立，腰膝酸软，皮肤欠温，关节纵缓不收，骨骼畸形。舌质淡，脉沉细。

3. 证候分析

病久不愈，耗伤精血，损及肝肾，肝主筋，肾主骨，肝肾两伤，筋骨失养则弛纵不收，骨枯则畸形变异；肌肉久失气血的濡养，则萎缩无力、皮肤欠温。舌质淡、脉沉细皆为精亏血少之象。

4. 治则

滋补肝肾，益气通络。

5. 取穴

上肢痿痹：肩髃、曲池、合谷、大椎、外关、中府、列缺。

下肢痿痹：足三里、三阴交、关元、中脘、肾俞、阳陵泉、环跳、委中、内庭、陷谷。

6. 手法

补法。

7. 穴解

上肢痿痹：肩髃为手阳明大肠经与阳跷脉的交会穴，曲池为手阳明大肠经之合穴，合谷乃手阳明大肠经之原穴，三穴参伍，不但能理气行血，还能升清降浊；大椎为手三阳经、足三阳经、督脉的交会穴，督一身之阳；外关为手少阳三焦经之络穴，能调三焦之气，且有通络作用；中府为肺之募穴，是气血聚集之所；列缺为手太阴肺经之络穴，属肺而络大肠，与中府合用，可与阳明经起表里作用。肺主气，为五脏六腑之华盖，气健始能输精于五脏，洒陈于六腑，使气通脉达，上肢痿痹可痊。

下肢痿痹：足三里为足阳明胃经之要穴，中脘为胃之募穴，三阴交为足三阴经的交会穴，三穴合用不仅有健脾益胃之功，还有强壮筋骨之用；关元为小肠之募穴，系足三阴经、任脉的交会穴，能益下元一切虚损；肾俞能壮阳气，而肾主骨，肾气足则骨壮，阳陵泉主筋，利关节，环跳为足少阳胆经、足太阳膀胱经的交会穴，委中为足太阳膀胱经之合穴，四穴同伍，能利筋骨，通经活络，而治腰腿疾病；内庭、陷谷合用则取"补其荥而通其俞"之意。如是则脾胃和，气血调，筋骨壮，痿痹之症自除。

本病由外感风热夹湿或暑湿、热毒之邪所致。初起邪从口鼻而入，侵犯肺胃，则发热咽痛、咳嗽及恶心呕吐等。其后病情发展与否，则与人体正气强弱、病邪轻重有关。若人体正气较盛，病邪较轻，正能胜邪，则病变即可由此而解，不再发展，数日痊愈。若正气不能驱邪外出，则湿热交蒸，缠绵不解，外着肌腠，内蒙清阳，导致发热、汗多、头痛、身痛、烦躁不安或神识昏蒙、似清似昧等症，最后，湿热浸淫筋脉，阻滞气血，致使筋脉弛缓不用，可引起肢体瘫痪，而热伤津气，筋脉失养，可逐渐导致正虚现象；若邪去正复，则痿废肢体可逐渐恢复，如迁延日久，气血耗伤，肝肾受损，筋脉枯萎，则肢体逐渐痿废变形。以上为本病的一般演变过程的病机变化。此外，如邪毒深重，留恋不解，还可产生其他多种证候，临床因病邪所在和虚实不同而表现不一；湿热阻遏气机，窍机不利，则吞咽困难，痰涎壅堵；邪陷心包，内动肝风，则躁扰不安，神昏谵语，四肢抽搐；邪陷正溃，肺气欲竭，则呼吸减弱，息促不宁；正气溃败，阳虚欲脱，则四肢厥冷，脉象微弱，皮肤青紫。出现以上证候时，病情均较危急，治疗不及时常可危及生命。

三、典型病例

病例1

梁某，女，5岁。初诊日期：1960年10月31日。

主诉：发热伴全身痿软、活动不能1月。

现病史：家长代述，患儿于1960年9月28日开始因发热而出现全身痿软，不能活动，不能起坐、翻身和吞咽，汗多，烦躁，胃不思纳，大便溏薄，在某传染病医院被确诊为小儿麻痹症，住院治疗33天，呼吸、吞咽已恢复，尚遗留全身性瘫痪，出院后即来就诊。刻下症见：精神不振，面带苦容，面色黄白，哭声低小，呼吸均匀，四肢瘫痪，痿软无力为主，触之作痛，两下肢及脚踝、脚趾完全不能活动，两肩部虽稍能动，但不能平举、握物，腰软不能坐，不能翻身，颈软，垂首不能竖直，腹胀满，大便已3日未能解下，小溲困难，需旁人按其腹部方能排出，食欲一般。舌苔薄白，脉滑而数。腹部触诊，按之有硬结。

中医诊断：痿证（温热伤阴，阳明燥结）。

西医诊断：脊髓灰质炎。

治则：滋阴通腑，舒经活络。

取穴：肩髃、曲池、合谷、天枢、髀关、足三里、梁丘、中极、解溪、内庭、肾俞、三阴交、关元。

手法：平补平泻法，留针20分钟。

诊疗经过：1960年11月2日，大便已解2次干球，小溲仍不太畅，尚需旁人按其腹部方能排出，两上肢动之已不痛，旁人托之能上举过头，已能翻身，但不能坐，两下肢尚不能动，触之仍痛，腹胀满，眠食、精神均见好转，哭声略大。舌苔薄白，脉滑数。取穴：肩髃、曲池、列缺、气冲、大肠俞、上髎、环跳、委中、昆仑、至阴、中脘、天枢、关元、曲骨。

1960年11月7日，二便已正常，两上肢已能自己上举，唯两手握力尚差，腰软仍不能坐，旁人扶其坐，则腿即痛，两腿已能翻动，颈部尚软，纳佳，哭声正常。取穴：大椎、大杼、身柱、至阳、悬枢、命门、肾俞、次髎、关元、水道、三阴交。

1960年11月18日，两臂抬举已好，两手握力增大，已能送食到口，能坐片刻，而两腿尚不能扶站，且有痛感，仰卧不能屈立，纳好，大便调，唯小溲淋漓，不能忍尿，尿带白色脓样物。取穴：关元、阴陵泉、曲池、合谷、外关、三焦俞、环跳、大肠俞、风市、阳陵泉、委中、昆仑、丘墟。

1961年2月4日，旁人扶患儿一只手，患儿即能迈步走，小溲已不淋漓，且能忍尿排整次小便，日夜8～9次。右手4～5指握力已大，两手握力已经一样，唯两脚腕及脚趾仍发凉，不能活动。取穴：曲池、合谷、中渚、后溪、关元、气海、犊鼻、足三里、解溪、大敦、四风。

1961年2月23日，两臂高举正常，两手握力一样，能端碗使筷进餐，扶之两腿能走，仰卧两腿屈伸自如，两脚已不发凉，唯脚腕及趾尚不会动，饮食、二便如常。取穴：支沟、合谷、腕骨、鹤顶、内膝眼、外膝眼、解溪、中封、丘墟、十宣、足三里。

1961 年 3 月 23 日，双下肢活动大见好转，能独立行走 2 ~ 3 步，而脚踝尚不能上下活动，但脚踝及脚趾活动力逐渐增大，饮食、大便如常，溲频。取穴：关元、中极、内膝眼、外膝眼、足三里、三阴交、中封、解溪、丘墟、昆仑、太溪。

1961 年 6 月 24 日，停针休息观察 1 周以来，双下肢走路、跑步均可，两脚踝上下活动幅度比前更大，饮食、二便如常。取穴：犊鼻、足三里、解溪、丘墟、中封、临泣、太冲、内庭。

1961 年 7 月 29 日，双下肢走路、跑步均已很好，脚踝活动正常，两侧同样，痿躄之症至此已痊愈。

后因大便稀溏、脉滑缓，辨证为伤食停滞，脾胃失和，治以和中健脾克消之法，针七次而愈，遂令停针长期观察。

1963 年 5 月，病人因近半年来有尿床症而来治疗，其两腿走、跑、跳及两臂抬举、伸屈等动作均无异常，且肌肉发育亦佳。

> **按语**：本例患儿迫切需解决的是热盛伤阴，阳明燥结导致的二便困难的问题，故立法以滋阴通腑、利二便为主，取三阴交、关元、中极、肾俞以利尿，取天枢、足三里以通大便。此法为《伤寒论》"急下以存阴"之意，不仅及时解除了患儿二便困难的痛苦，预防了二便不解可能导致的并病，同时还对缩短疗程、减少后遗症起到了重大作用。

病例 2

陈某，女，6 岁。初诊日期：1963 年 3 月 15 日。

主诉：发热伴全身痿软、活动不能 10 天。

现病史：家长代诉，患儿于 1963 年 3 月 5 日开始发热，最高体温38.3 ℃，时恶心呕吐，头晕，食欲不振，汗出，大便 4 日未解，溲黄，遂至某诊所诊治，被诊断为"停食受凉"，服西药治疗后热退。3 月 6 日即发现两腿发软、发麻，不能站立。3 月 14 日在某医院神经科被确诊为脊髓灰质炎。刻下症见：两腿痿软，不能独自站立，外侧发麻，仰卧不能高抬，俯卧不能勾起，针刺其脚心，趾不能动，脚踝亦不能扬起，旁人扶之不能迈步，面红少泽，唇干，声息正常，饮食、二便如常。舌苔白而根厚，脉滑稍数。检查：双膝腱反射弱阳性，双跟腱反射阴性，双跖反射阴性。

中医诊断：痿证（热盛津伤，经脉失养）。

西医诊断：脊髓灰质炎。

治则：清热养阴，通经活络。

取穴：髀关、风市、阴市、足三里、三阴交、解溪、内庭。

手法：平补平泻法，留针20分钟。

诊疗经过：1963年3月16日，患儿两腿力量见好，能独立站立片刻，且能迈1~2小步，自述两腿外侧已不发麻，仰卧能抬起较高，俯卧能勾起较高，唯两脚踝尚不能上下活动，划其脚心，趾稍能动，食纳乏味，二便正常。舌苔白厚，脉滑略数。仍依前法。取穴：髀关、风市、阴市、足三里、三阴交、解溪、内庭。

1963年3月18日，患儿两腿力量大见好转，能独立行走较远，两脚踝已能活动，但稍显迟笨，划其脚心，脚趾已能很好活动，食欲、二便如常。舌苔白干，脉滑缓。双膝腱反射阴性。本病已愈。取穴：髀关、足三里、太溪。

1963年5月7日，休息1周，停针以来，患儿下肢力量、活动无异常，饮食、二便佳。舌苔薄白，脉滑缓。再依前法，取穴同上。以待远期观察。取穴：髀关、足三里、太溪。

1963年7月16日，通过1个半月的休息观察，发现患儿下肢力量活动无异常，饮食、二便均佳。舌苔薄白，脉滑缓。取穴：髀关、足三里、三阴交。

停针观察。

1963年12月4日，患儿因感冒来院就诊，复查发现其两腿走路、跑步均正常。双膝腱反射、双跟腱反射、双跖反射均阴性，转归痊愈。

> **按语**：本例患儿症状以温热客于阳明、灼伤气血、经络失和所致两腿外侧麻、痿软无力为主，故治以清热养阴之法，取髀关、风市、阴市、足三里、三阴交，得到了较为满意的效果。患儿年龄相对较大，能够自述所苦，配合接受针刺，医生更易了解病情，以选取针刺穴位及手法，此外，家长良好的护理避免了治疗过程中其他合并症的发生，一定程度上保证了疗效。

第八节　感染中毒性脑病
（急性中毒性脑炎）后遗症

一、概说

感染中毒性脑病亦称急性中毒性脑炎，系急性感染毒素引起的一种脑部中毒性反应。多见于 2～10 岁儿童，婴儿期少见。急性细菌性感染为本病的主要病因，如败血症、肺炎、痢疾、伤寒、猩红热、白喉、肾盂肾炎等，其次，由流感病毒、副流感病毒、呼吸道合胞病毒、腺病毒引起的急性呼吸道感染和疟疾亦可引起本病。本病多于急性感染性疾病的前 3 天发生，有的患儿在急性感染性疾病起病后数小时发生。患儿高热、严重头痛、呕吐、烦躁不安、谵妄，乃至昏迷，常有惊厥发作（多为全身性强直样发作或全身性强直阵挛样发作），持续时间可长可短。此外，常有肢体瘫痪、失语、瞳孔异常等，锥体束征阳性，有明显的脑膜刺激征。重症病人可有不同程度的视力障碍、听力减退、颅神经麻痹、单瘫或多肢瘫、智能减退及其他精神障碍。轻症病人多可恢复，但有的仍遗留注意力不集中、学习能力降低、行为异常和性格改变等症状。

本病急性期属于中医学"温病"范畴，根据发病和传变过程，可按温病卫气营血的一般规律进行辨证。本病多兼夹湿邪，传变迅速，易于耗气，治疗总则为：病在表时，清气透表；病在里时，甘寒清热，通腑清热；暑湿挟痰蒙蔽清窍，出现意识障碍、神志不清时，可开窍豁痰，清心泻火。若出现惊风，可按惊风论治。

本病后遗症多由气阴耗竭、真阴欲竭、脏腑功能未恢复所致，根据临床表现的不同，分属中医学"痿证""狂证""痫证"范畴。本节以讨论"痿证"为主。

二、辨证施治

(一) 虚风内动

1. 病因病机

热邪留恋日久，正气虚损，津液耗伤，筋脉失养，或热灼筋脉，虚风内动。

2. 主要症状

神情呆钝，手足瘛疭或拘挛，肢体强直、瘫痪或震颤，抽搐时作，五心烦热，或伴低热。舌质红绛，少苔，脉弦细数。

3. 证候分析

外感热病后期阴液耗损，或久病内伤，阴液亏虚，肾精肝血耗损，筋脉失养，则肢体强直、手足蠕动，甚或瘛疭；肾阴亏竭，无以充养，则形消神倦，神情呆钝；肝肾亏虚，虚火内灼，则五心烦热或低热。舌质红绛、少苔、脉弦细数为阴虚内热之征。

4. 治则

滋阴润筋，潜阳息风。

5. 取穴

肾俞、太溪、三阴交、太冲、阳陵泉、神门、大陵、水沟、极泉、曲池、环跳。

6. 手法

补法。

7. 穴解

肾为先天之本，内藏元阴元阳，故以肾俞、太溪补肾阴而治其本；三阴交为足三阴经交会穴，可滋补肝肾；太冲为足厥阴肝经之原穴，阳陵泉是足少阳胆经之合穴，可潜降上亢之风阳；手少阴心经之原穴神门与手厥阴心包经之原穴大陵可调心气，与补肾阴之穴相配可交通心肾而治五心烦热；脑为元神之府，督脉入络脑，水沟为督脉之穴，可醒脑开窍，调神导气；极泉、曲池、环跳配合筋会之阳陵泉可疏通肢体经络。

（二）痰瘀阻络

1. 病因病机

外感温热（寒）毒邪，常因热毒充斥一身内外而多有高热伤津之象。津血同源，津伤一可炼液为痰，二可致瘀，痰瘀互结，阻滞经络。正如龚居中《红炉点雪》云："火为痰之本，痰为火之标。"王清任《医林改错》云："血受热而煎熬成块。"

2. 主要症状

神情呆钝，默默无语，甚至痴呆，吞咽困难，喉间痰鸣，口角流涎，手足拘挛，肢体偏瘫。舌质暗红，脉细涩。

3. 证候分析

热病所致之痰，可分为无形之痰和有形之痰。无形之痰内蒙心包，则神志昏昧、呆钝、痴呆、失聪；痰阻舌根，则吞咽困难。有形之痰，痰随气逆，阻于气道，肺气不利，则喉间痰鸣；痰瘀互结，闭阻经络，筋脉失养，则手足拘挛、肢体偏瘫。舌质暗红、脉细涩为痰瘀互结之征。

4. 治则

益气活血，化痰通络。

5. 取穴

百会、人中、神门、内关、合谷、太冲、足三里、丰隆、气海、曲池、手三里、阳陵泉、廉泉、通里。

6. 手法

泻法或平补平泻法。

7. 穴解

百会通达阴阳；人中醒脑开窍；神门、内关可调心神、宽胸理气、宁心安神；合谷配太冲以开四关，调畅气机；足三里生发胃气，丰隆燥湿化痰，二穴配气海可益气固本，行气散滞；曲池、手三里、足三里配筋会之阳陵泉可疏通肢体经络，手三里又有化痰散结之功；廉泉、通里可开窍利咽。

感染中毒性脑病属中医学"温病"范畴，治疗时要明确病位（卫、气、营、血），才能有的放矢。《温热经纬·叶香岩外感温热篇》云："在卫汗之可也，到气才可清气，入营犹可透热转气……入血就恐耗血动血，直须凉血散血。"后期调理也是温病治疗的一个重要环节。因温属阳邪，最易伤津耗气，温病后期津伤气耗的表现更为突出，症状复杂多变，治疗时不能固守一方一法，而要辨证求因，随证加减。

三、典型病例

王某，女，1 岁半。初诊日期：1963 年 8 月 16 日。

主诉：神志不清、颈项强直、四肢拘挛 2 个月余。

现病史：家长代诉，患儿于 2 个月前突然发热，神志昏迷，体温 40 ℃，在某医院行腰椎穿刺 2 次，被诊断为"中毒性脑炎"，住院治疗 2 个月后，体温正常，但留有后遗症，遂来就诊。刻下症见：神志不清，面色苍白，体形较瘦，不会坐立，四肢拘挛，两目直视，颈项强直，双手紧握，足趾弯曲，哭声低微嘶哑，睡眠尚佳，大便正常，小便黄。舌苔白腻，脉沉细。

中医诊断：痿证（痰瘀阻络，邪入心包）。

西医诊断：感染中毒性脑病后遗症。

治则：清心化痰，祛瘀通络。

取穴：百会、风府、印堂、人中、大椎、曲池、合谷、内关、丰隆、阳陵泉、太冲。

手法：平补平泻法，留针 20 分钟。

诊疗经过：1963 年 8 月 23 日至 30 日，经针刺 4 次，每次均有好转，眼球可以转动，四肢拘挛已见松缓，双手已能持物，但不灵活。神志亦较清醒，吮乳正常，小便不黄。脉沉细而数。取穴同前。

1963年9月2日至9日，复诊4次，针后显著好转，四肢拘挛已消失，眼球转动灵活，见人会笑，声不嘶哑，针前哭声高亢，手指已无拘挛，并能拿物，足趾舒展，坐卧已正常，颈项尚软，久坐则头左右摆动，不会站立。舌无苔，脉沉细。取穴同前。

1963年9月11日至20日，复诊4次，颈项已不软，神志正常，可扶物站立玩耍，并能拿东西吃，症状已完全消失。仍以上穴巩固。

1963年9月24日至10月11日，复诊4次，身体较前有力，四肢灵活，精神好。取穴：风府、大椎、身柱、神庭、至阳、筋缩、脊中、悬枢、命门、阳关、长强。

又治疗18次，临床痊愈。

> **按语：** 本病多发于夏、秋季节。体质脆弱，感受热邪，入窜心包，则神志不清、四肢拘挛、项软等，即所谓"湿热不攘，大筋緛短，小筋弛长，緛短为拘，弛长为痿"之症。在治疗方面，宜用针法以通经络，调气血，清热祛邪。用穴以督脉及阳明经穴位为主，督脉统摄全身阳气，维系人身元气，为阳脉的总纲，手三阳经、足三阳经均会于督脉，因此督脉有调整和振奋全身功能的作用。阳明经多气多血，为后天之本、气血之源，五脏、六腑、十四经脉均受其养，故取阳明经穴可达到调气血、通经络的目的。

第九节　多发性硬化

一、概说

多发性硬化是一种以中枢神经系统白质炎性脱髓鞘病变为主要特征的自身免疫性疾病。本病主要临床表现有肢体瘫痪、麻木或疼痛，视力下降，视野缺损，复视或失明，吞咽、构音困难等，临床特点为反复发作（时间上的多发性）和多部位受累（空间上的多发性），病程特点多为迁延、不规则、常缓解与复发，少数病人自起病后呈进行性加重。因本病病灶多发，故其临床表现纷繁多样。本病以肢体瘫痪无力为主者，属于中医学"痿证"范畴，以其他症状为主者，属于中医学"视瞻昏渺""视歧""青盲""眩晕""喑痱"等范畴，本节主要讨论以肢体瘫痪无力为主的"痿证"。痿证多为邪热伤津或气血不能濡养筋脉所致。本病按照痿证发生的病因病机，可分为发作期和缓解期，临床应按分期进行治疗。发作期以邪实为主，病机多为湿热痰瘀互结，治疗以清热利湿、活血化瘀为主；缓解期虚实夹杂，病机多为气血亏虚、肝肾不足、脾肾阳虚，兼有痰浊瘀血，治疗以健脾益气、益肾温阳、滋阴潜阳、化瘀通络为主。

二、辨证施治

(一) 脾肾阳虚

1. 病因病机

先天不足，加之饮食失节，脾胃功能虚弱，日久土虚水败，脾肾阳气不振，不能温润、濡养筋肉。

2. 主要症状

四肢无力，下肢尤甚，行走不稳，畏寒肢冷，肢麻筋紧，伴纳呆腹胀，大便稀溏。舌体胖大，苔薄白或白腻，脉沉细。

3. 证候分析

先天不足，后天失养，阳气不振，不能温润四末，则四肢发凉；脾主四肢肌肉，脾阳不足，则肌肉失养、四肢无力；脾为后天之本，主运化，又为气血生化之源，脾虚则纳呆、腹胀、便溏；肾阳虚衰，阳气不能柔养经筋，则畏寒肢冷、肢麻筋紧。舌体胖大、苔薄白或白腻、脉沉细皆为脾肾阳虚之象。

4. 治则

补肾健脾，温阳通络。

5. 取穴

百会、神庭、风池、中脘、神阙、气海、关元、天枢、合谷、手三里、足三里、内关、太渊、三阴交、太白、太冲、脾俞、肾俞。

6. 手法

气海、关元、手三里、足三里、三阴交施补法，也可加用温针灸；神阙只用灸法；脾俞、肾俞以火针快速点刺，不留针；余穴施平补平泻法。

7. 穴解

百会位于头部最高处，头为诸阳之会、百脉朝会之所，故百会具有益气升阳之功；神庭为神所居之高贵处，与百会相伍，乃治病先治神之意；风池为治风之要穴，擅疗脑疾；中脘为胃之募穴、八会穴之腑会，可助脾胃运化，补益气血以充后天；神阙、气海、关元均为任脉穴位，具有补元益气、强身健体之效，灸神阙、关元可有效提高人体免疫力，具有补肾壮阳的作用；天枢、合谷、手三里、足三里为足阳明胃经穴位，阳明经为多气多血之经，四穴相伍，有益气行血、通经活络之功，为"治痿独取阳明"之意；内关宽胸理气，太渊为手太阴肺经之原穴、八会穴之脉会，可大补肺气；三阴交、太白均为足太阴脾经穴位，脾胃为后天之本、气血生化之源，两穴共用可加强益气养血之效；太冲为足厥阴肝经之原穴，有养血柔肝、息风通络之功；脾俞、肾俞为背俞穴，是脏腑之气在足太阳膀胱经上的输注之处，以火针快速点刺两穴，可达到温补脾肾的效果。

（二）肝肾阴虚

1. 病因病机

情志不舒、劳倦过度或房事不节，暗耗真阴，致肝肾不足，气阴两伤，筋肉失养。

2. 主要症状

四肢麻木无力或挛急，腰膝酸软，步态不稳，可伴头晕耳鸣，两目干涩，少寐健忘，咽干舌燥，五心烦热。舌质红，苔少或薄黄，脉细数或细弦。

3. 证候分析

肾藏精，主骨生髓；肝藏血，主筋，为罢极之本。先天不足或房事不节，肾精亏虚，肾虚不能生髓，髓海不足，不能养骨，则四肢无力；或情志不舒、劳倦过度，肝血不足，血虚生风，血不荣筋，则见肢体麻木或挛急；腰为肾之府，膝为筋之府，肝肾不足则腰膝酸软、步态不稳；肝肾阴虚，虚火上扰清窍，则头晕耳鸣、两目干涩、少寐健忘、咽干舌燥、五心烦热等。舌质红、苔少或薄黄、脉细数或细弦皆为阴虚火旺之象。

4. 治则

滋补肝肾，养阴清热。

5. 取穴

百会、神庭、风池、中脘、天枢、关元、手三里、尺泽、鱼际、阳陵泉、足三里、三阴交、太溪、照海、悬钟、太冲。

6. 手法

平补平泻法。

7. 穴解

尺泽为手太阴肺经之合穴，属水穴，取金水相生之义；太溪为足少阴肾经之原穴，可激发肾经经气，与尺泽相伍更益肾水，共奏养阴清热之功；阳陵泉为八会穴之筋会，悬钟为八会穴之髓会，二穴相合可达强筋壮骨之效；鱼际为手太阴肺经之荥穴，与足少阴肾经穴位照海相配，可达滋阴清热降火之功，缓解阴虚火旺之咽干口燥。其余诸穴不再赘述。

（三）脾虚湿蕴

1. 病因病机

脾胃功能素虚，或饮食不节，损伤脾胃，脾之运化与胃之受纳功能失调，脾胃虚弱失于健运，且脾为生痰之源，加之过食肥甘厚味之品，则湿浊内生，浸淫筋脉，筋肉失于濡养而成痿证。如《证治汇补·痿躄》云："湿痰痿者，肥盛之人，血气不能运其痰，致湿痰内停，客于经脉，使腰膝麻痹，四肢痿弱，脉来沉滑，故膏粱酒湿之故。所谓土太过，令人四肢不举是也。"

2. 主要症状

四肢困重无力，倦怠乏力，行动迟缓，伴眩晕，头重如裹，脘腹胀满，口淡食少，大便黏滞不爽。舌体胖大、边有齿痕、色淡红，苔黄白厚腻，脉沉滑或沉濡。

3. 证候分析

脾胃为后天之本、气血生化之源，脾主四肢肌肉，脾虚则运化失司，湿浊内蕴，困于四末，则四肢困重无力、倦怠乏力、行动迟缓；湿邪重着黏滞，阻碍气机升降，清窍失养，则眩晕、头重如裹；浊气在上则生䐜胀，清气在下则生飧泄，故见脘腹胀满、大便黏滞不爽。舌体胖大且边有齿痕、苔黄白厚腻、脉沉滑或沉濡均为脾胃虚弱、湿浊内蕴之象。

4. 治则

健运脾胃，化湿通络。

5. 取穴

百会、神庭、风池、中脘、水分、气海、关元、天枢、曲池、内关、合谷、阴陵泉、足三里、三阴交、丰隆、公孙、太冲。

6. 手法

头面及腹部穴施平补平泻法，肢体穴施泻法。

7. 穴解

水分、天枢、曲池、阴陵泉、丰隆相伍，可通腑、化湿、利水、泄浊；中脘、天枢、内关、公孙通降胸腹气机，使清气得升而头晕自除，浊气得降而胸满腹泻自愈。其余诸穴如上述。

多发性硬化症状繁多，以四肢无力为主症时，可宗中医治疗痿证之法，又因其属于中医学"脑病"范畴，有时瘫痿并见，难以截然分开，故在临床实践中可瘫痿并治。王乐亭创立了"瘫痿针治十一法"。治痿可取督脉，故选用王乐亭"督脉十三针"（即百会、风府、大椎、陶道、身柱、神道、至阳、筋缩、脊中、悬枢、命门、腰阳关、长强）；治瘫则可选用王乐亭治疗中风偏瘫的经典穴方——"手足十二针"（即双侧曲池、内关、合谷、阳陵泉、足三里、三阴交，有调气行血、通经活络之功）；若兼见肢体麻木拘挛，可选用王乐亭夹脊穴（即双侧第 2、4、6、8、10、12 胸椎及双侧第 2、4 腰椎椎体棘突下旁开 0.3 寸，共 16 穴）。以上三组穴位可在辨证选穴的基础上交替应用，以达到瘫痿同治的目的。

三、典型病例

病例 1

石某某，女，48 岁。初诊日期：2005 年 8 月 23 日。

主诉：行走不稳反复 2 年，加重 1 个月。

现病史：病人 2 年前出现视力下降、双下肢无力、行走不稳，自行口服活血通脉中药，症状反复加重，遂到某医院神经内科就诊。头颅磁共振提示脑室附近、小脑、胼胝体散在多发异常信号，脑脊液蛋白增高。初步诊断为"多发性硬化"，给予静脉滴注激素和皮下注射干扰素治疗，后症状缓解。1 年前出现言语欠清、双下肢无力、手动作笨拙、情绪抑郁、睡眠欠佳，经西医治疗后好转。近 1 个月出现右手及双下肢无力，行走缓慢不稳，动作笨拙，特寻求中医治疗。刻下症见：双下肢无力，行走不稳，手指动作欠灵活，四肢麻木，视物欠清，记忆力减退，失眠，情绪不舒，纳少，大便干，每2日1行。舌质红，少苔，脉沉细。查体：神清，语速慢，尚清，对光反射灵敏，水平眼震，双上肢肌力5 - 级，双下肢肌力4级，腱反射活跃，巴宾斯基征阳性，浅感觉减退，共济失调，指鼻时手抖。

中医诊断：痿证（肝肾阴虚）。

西医诊断：多发性硬化。

治则：滋补肝肾，益髓养血。

取穴：第一组穴位为双侧风池、百会、神庭、四神聪、头维、率谷、天枢、中脘、关元、手三里、足三里、太溪、太冲、内关、悬钟、神门。第二组穴位为五脏俞（肺俞、心俞、肝俞、脾俞、肾俞）加膈俞。第三组穴位为"督脉十三针"。

手法：头和四肢穴位施平补平泻法；腹、背穴位施补法，隔日针1次，每次先针腹侧第一组穴，再针背俞穴，第二、三组交替进行，正、反针刺各留针20分钟。

中药处方：

炙黄芪 30 g	熟地黄 15 g	当　归 10 g	炒白术 10 g
淫羊藿 15 g	补骨脂 15 g	杜　仲 15 g	制何首乌 10 g
丹　参 15 g	全　蝎 10 g	黄　精 15 g	山茱萸 10 g
伸筋草 10 g	肉苁蓉 10 g	川　芎 10 g	桃　仁 10 g

7剂，水煎温服，每日2次，每次200 ml。

诊疗经过：针刺治疗3次后，病人自觉肢体无力症状改善，睡眠好转，食欲增加，大便每2日1行。针刺治疗10次后，病人手足麻木减轻，四肢活动较前灵活，共济试验准确性提高，但自觉下肢仍发沉，行走欠稳。继续针刺加中药治疗，中药上方去淫羊藿、黄精，加用鹿角霜、鹿角胶各15 g。针刺治疗30次后，病人症状明显改善，下肢力量增加，四肢动作灵活，头脑清楚，情绪好转。巩固治疗5次后，病情稳定，临床治愈。

按语：西医治疗多发性硬化以激素冲击和丙种球蛋白等免疫抑制剂治疗为主，虽有一定效果，但仍不能完全改善病人预后，防止复发。

中医学认为本病多由脏腑功能失调、髓海不足、邪入于脑和经脉所致，病位在脑，与肾、肝、脾、督脉密切相关。因此，本例重在培补气血，滋补肝肾，加强扶正之力，故在针刺穴位以活血通脉的同时，加配背部两组穴位以助阳、补益五脏气血。头为诸阳之会，五脏之精气皆上注于脑，督脉"总督诸阳"，通脊，入属脑，针刺督脉可以醒脑开窍，温阳通脊，填精补髓，正与王乐亭"治痿首重督脉"之论相合；脏腑虚弱为致病之本，故用五脏俞调理五脏，补益气血，平衡阴阳；针刺风池、百会、神庭、四神聪、头维、率谷等头部腧穴可醒脑开窍，息风通络，安神定智；针刺天枢、中脘、关元、手三里、足三里、太溪、太冲可补益肝肾，健运脾胃，生化气血；针刺内关、神门可养心安神，以助安眠；针刺髓会悬钟和四肢穴位可通经活络。针药结合能够改善神经功能，在预防疾病复发、减少西药副作用方面有很好的疗效。

病例 2

李某，女，57 岁。初诊日期：2019 年 5 月 21 日。

主诉：左侧肢体无力 1 月余，右侧肢体无力 1 周。

现病史：病人于 2019 年 4 月 14 日无明显诱因出现左侧肢体麻木无力，伴言语不利，视物模糊，在某医院住院治疗。头颅磁共振提示中脑偏右部异常信号，颈椎磁共振提示第 2 颈椎及第 5、6 颈椎椎体水平脊髓内异常信号，结合腰椎穿刺脑脊液化验结果，医生考虑脱髓鞘病变可能性大，给予静脉滴注甲泼尼龙琥珀酸钠冲击治疗，后症状好转出院。1 周前病人出现右侧肢体无力，伴头晕，遂来就诊。刻下症见：双侧肢体无力，双上肢勉强抬举过肩，双手可进行粗大抓握，精细活动差，双下肢无力尤甚，行走不稳，需他人搀扶，上下楼梯不能，偶有四肢麻木，时有头晕，无头痛，饮水呛咳，吞咽略费力，易疲劳，气短乏力，纳呆食少，餐后腹胀，眠可，小便调，大便黏滞不爽。舌胖大、边有齿痕、色淡红，苔白腻，脉沉滑。

中医诊断：痿证（脾虚湿蕴）。

西医诊断：多发性硬化。

治则：健脾益气，化湿通络。

取穴：第一组穴位包括百会、神庭、风池、中脘、气海、关元、天枢、水分、曲池、内关、合谷、阳陵泉、足三里、三阴交、丰隆、公孙、太冲。上肢痿，加肩髃、手三里；下肢痿，加风市、条口；言语不利、饮水呛咳，加天容、通里、照海、廉泉；头晕，取神庭加灸。第二组穴位包括百会、风府、大椎、陶道、身柱、神道、至阳、筋缩、脊中、悬枢、命门、腰阳关、长强、膈俞、脾俞、申脉、委中、太溪。此两组穴位轮替施治。

手法：中脘、气海、关元、足三里施补法，余穴施平补平泻法。留针 20 分钟。

中药处方：

炙黄芪 30 g	党　参 20 g	酒当归 10 g	炒苍术 10 g
炒白术 10 g	陈　皮 10 g	茯　苓 10 g	柴　胡 6 g
升　麻 6 g	炒半夏曲 9 g	谷　芽 10 g	生薏苡仁 15 g
淮山药 15 g	无柄灵芝 10 g	石菖蒲 10 g	地　龙 10 g
川　芎 10 g			

7 剂，水煎温服，每日 2 次，每次 200 ml。

本方由补中益气汤加减而成，可健脾益气，祛湿通络。

诊疗经过：针灸治疗 20 次后，病人双侧肢体无力稍好转，言语不利及饮水呛咳明显改善，头晕乏力减轻，胃口渐开，进食较前增加，排便较通畅，仍有肢体麻木，偶有肌肉痉挛样疼痛。中药汤剂去炒半夏曲、谷芽及石菖蒲，加白芍 30 g、炙甘草 10 g，合芍药甘草汤缓解筋急，加伸筋草 30 g，舒筋活络止痛；针灸取穴改为王乐亭夹脊穴及督脉穴位交替使用，并间断于十宣及十二井点刺放血疏通经气，缓解肌肉痉挛、麻木症状。又间断针药结合治疗 3 个月，此过程中病人口服激素逐渐减量至停药，四肢活动无力明显好转，尤以下肢改善明显，可自行拄拐在平地行走，在他人搀扶下可上下楼梯，肢体麻木感及痉挛样疼痛减轻，后暂停针灸，仅口服中药维持。随访半年，病情平稳，未出现症状进展或复发，生活质量得到提高，疗效满意。

> **按语**：该病人先后有两次神经功能缺损症状发作，影像学提示有两个不同部位病灶，结合脑脊液检查结果，诊断为"多发性硬化"。多发性硬化多在成年早期发病，发病人群中女性略多于男性，大多数病人表现为反复发作的神经功能障碍，常累及脑室周围白质、脊髓、视神经、脑干和小脑，症状以肢体无力最为多见（符合中医学痿证表现），同时也可见麻木、痉挛等瘫痪的常见并发症，严重影响病人的生活质量及心理状态。根据病人的病因病机和辨证分型，针灸选穴强调健脾益气以顾其本，化湿通络以治其标。第一组穴位里有"手足十二针"，上下肢共用，可益气养血，通经活络。该组穴位以手阳明经穴、足阳明经穴为主，阳明经为多气多血之经，主润宗筋，可束骨而利机关，针刺阳明经可使气血充盛、

筋肉得养，束骨力强而肢体关节活动自如灵活，合"治痿独取阳明"之意。百会、神庭、风池三穴可安神定志，通利脑窍；中脘为胃之募穴，又为八会穴之腑会，可加强脾胃运化功能；气海、关元为强壮保健之要穴，加灸可补元益气；天枢为足阳明胃经穴位；又为大肠之募穴，可调理肠胃，通腑泄浊；《针灸聚英》记载水分"当小肠下口，至是而泌别清浊，水液入膀胱，渣滓入大肠"，故水分可通利水道而利湿；丰隆为足阳明胃经之络穴，公孙为足太阴脾经之络穴，两穴相伍为用，可健运脾胃，化痰浊、利水湿；太冲为足厥阴肝经之原穴，具有养血息风、柔筋通络之功。第二组穴位以"督脉十三针"为主。《素问·生气通天论》云："阳气者，精则养神，柔则养筋。"督脉为阳脉之海，主司一身阳气，此处用"督脉十三针"，取王乐亭"治痿首重督脉"之义，可激发阳气，调节一身之气血，使筋脉肌肉得以充养。"腰背委中求"，申脉为八脉交会穴，与阳跷脉相通，与委中配伍可通调一身筋脉，强壮腰膝，使下肢矫捷有力；太溪为足少阴肾经之原穴，可补肾气，滋肾水。中药选用补中益气汤加减。方中炙黄芪补中益气；无柄灵芝补而不燥，提高人体正气；柴胡、升麻升提阳气，疏利气机；淮山药、党参、茯苓、炒苍术、炒白术、生薏苡仁健脾利湿；陈皮、石菖蒲化痰；炒半夏曲、谷芽醒脾开胃以促进食欲；肝主筋，酒当归、川芎养血疏肝，缓解筋脉拘急，配地龙活血通络，以除肢体麻木。

本例针药结合，瘫痿并治，同时兼顾次要症状，最终收获全功，远期疗效满意，在一定程度上抑制了该病的加重或复发，改善了病人的生活质量。

第十节 视神经脊髓炎谱系疾病

一、概说

视神经脊髓炎谱系疾病是一种中枢神经系统炎症性坏死性脱髓鞘疾病，以视神经和脊髓受累为主，常见脊髓和（或）视神经的永久性损害。其发病机制主要与水通道蛋白4抗体相关，70%～80%的病人水通道蛋白4抗体呈现阳性。本病病因不明，与吸烟、低维生素D水平、EB病毒感染及遗传易感因素相关。流行病学数据显示，本病好发于青壮年，以女性为多，是高复发、高致残性疾病，90%以上为多时相病程，40%～60%在1年内复发。

本病起病急，迅速达峰，临床上多以严重的视神经炎和长节段横贯性脊髓炎为主要表现。最常见的首发起病方式是横贯性脊髓炎，其次为视力下降，且多为双眼视力下降。脊髓损伤表现为感觉异常、肢体无力及二便障碍，多有根性脊髓病变疼痛，严重者可表现为截瘫，甚至呼吸肌麻痹。恢复期易遗留较长时间的痛性或非痛性痉挛、瘙痒、尿便障碍等。视神经受损则多表现为双眼同时或相继发病，伴有眼痛、视功能受损，程度多重，视野缺损，视力明显下降，严重者仅留光感甚至失明。

本病中医病名尚未统一。病变累及目系者，依据视力损伤轻重程度可分为"视瞻昏渺"或"暴盲"，病程迁延日久可致"青盲"；病变累及脊髓，表现为运动障碍（即四肢痿弱、足不能行）者，则诊为"痿证"或"痿躄"；病变合并膀胱、直肠障碍及下肢痉挛疼痛等症者，则名为"癃闭""便秘""痉证"等。本病总病机为本虚标实，病位多涉及肝、脾、肾，辨证以肝脾肾亏虚、气血不足为本，以湿热浸淫、气滞、血瘀、痰浊为标。

二、辨证施治

(一) 肝肾阴虚

1. 病因病机

先天禀赋不足，或因劳役太过而致肝肾亏损；或久病致肾气虚衰，或五志失调，耗灼精血，均可致肝肾亏损。肾精不足，不能充髓生骨，肾不主骨，肝不主筋，髓枯筋痿，肌肉不用，发为痿证。髓海空虚亦不能充养睛目，目失所养而视物模糊，发为暴盲、青盲。

2. 主要症状

视物成双，视力减退，眼昏目涩，头晕耳鸣，言语不利，四肢痿弱无力，时有掣痛，腰膝酸软，五心烦热，少寐，手足心热，阵发烘热，盗汗，骨蒸潮热，急躁易怒，颧红，口舌干燥。舌质红，少苔，脉沉细数。

3. 证候分析

肾藏精，主骨生髓，肾阴不足，肾精虚衰则髓海空虚，不能充髓生骨，肾不主骨，则会腰膝酸软、四肢痿软无力；肝藏血养筋，肝血不足，筋膜失养，可引起肢体麻木、运动不利、关节活动不灵或肢体屈伸不利、筋脉拘急；肝肾阴液亏虚，阴不制阳，虚阳上扰，则五心烦热、少寐、手足心热、骨蒸潮热、盗汗、急躁易怒；髓海空虚亦不能充养睛目，又肝开窍于目，肝血不足，目失所养而视物模糊。

4. 治则

滋补肝肾，养阴通络。

5. 取穴

肝俞、肾俞、华佗夹脊、阳陵泉、三阴交、太溪、太冲。目视不明加风池、承泣、睛明、球后；上肢无力加肩髃、曲池、合谷，下肢无力加足三里、髀关、伏兔等；二便功能障碍加中髎、次髎。

6. 手法

肝俞、肾俞、三阴交、太溪施补法，余穴施平补平泻法。眶周腧穴应压入式进针，不提插。每次留针20分钟，每日1次。

7. 穴解

华佗夹脊穴行气活血，通调诸筋；阳陵泉为筋会，三阴交为足三阴经的交会穴，善滋补肝肾，二者相配，共达充精填髓、营养筋骨之效；肝俞、肾俞、太溪、太冲相配可滋补肝肾，养阴柔筋。

肩髃、曲池、合谷为手阳明大肠经穴位，足三里、髀关、伏兔为足阳明胃经穴位，手、足阳明经为多气多血之经，针刺两经能振奋阳气，疏达经血，以荣润手足筋脉；承泣、睛明、球后为目系局部取穴，可通调眼部气血，风池活络明目；中髎、次髎邻近二阴，可助膀胱气化，补益下焦。

(二) 脾肾阳虚

1. 病因病机

素体肾阳不足，后天失养，或久病耗伤肾阳，长期饮食不节，脾胃受损，运化失司，水谷无以化生气血而精血不足，脾失健运，不能转输精微，五脏失其润养，筋脉失其滋煦，故发为痿证。

2. 主要症状

视物不清，肢体痿弱无力，四肢关节冷痛，下肢冷甚，畏寒欠温，遇冷症状加重，神疲乏力，面色㿠白少华，食少纳呆，腹胀，便溏或便秘，小便失禁或夜尿频多。舌质淡，舌体胖大且边有齿痕，苔薄白，脉沉细无力。

3. 证候分析

脾胃为后天之本、气血生化之源，五脏六腑、四肢百骸均赖之以温煦滋养，脾气虚弱，气血乏源，运化布散精气失司，"脾虚则四肢不用"，肌肉筋骨痿弱；脾气运化失司则五脏失养，故神疲乏力、面色㿠白少华、食少纳呆、腹胀、便溏或排便无力；肾阳虚衰，则脏腑四肢无以温煦，失温而寒，寒则气行不畅，故肢冷麻木无力、小便失禁或夜尿频多、畏寒欠温；精血不足，则视物昏花。舌质淡、舌体胖大且边有齿痕、苔薄白、脉沉细无力均为脾肾阳虚之征。

4. 治则

温补脾肾。

5. 取穴

脾俞、肾俞、华佗夹脊、足三里、三阴交、气海、关元。目视不明加风池、承泣、睛明、球后；上肢无力加肩髃、曲池、合谷，下肢无力加髀关、伏兔、阳陵泉等；二便功能障碍加中髎、次髎，或艾灸神阙、关元、气海。

6. 手法

脾俞、肾俞、足三里、三阴交、气海、关元施补法，余穴施平补平泻法。眶周腧穴应压入式进针，不提插。每次留针 20 分钟，每日 1 次。气海、关元可配合艾灸。

7. 穴解

华佗夹脊穴为督脉和足太阳膀胱经脉气的转输点，可行气活血，通调诸筋；脾俞、肾俞、足三里、三阴交相配可健脾益肾；气海、关元培补元气，补肾助阳。配穴穴义同前。

（三）湿热浸淫

1. 病因病机

外感湿热之邪，或久居湿地，寒湿之邪侵袭，郁遏化热，或饮食生冷肥甘不节，脾胃受损，运化水湿失司而内生湿热，久滞于肌肉，浸淫经脉，气血不运，肌肉筋脉失养而发为痿证。

2. 主要症状

视物模糊，肢体痿弱，肢体困重无力，下肢较甚，头晕沉重如裹，胸腹满闷，口渴不欲饮，饮入欲吐。舌质红，舌体胖大或有齿痕，苔白腻或黄腻，脉滑或滑数。

3. 证候分析

《素问·生气通天论》所谓"湿热不攘，大筋緛弱，小筋弛长，緛短为拘，弛长为痿"。湿热浸渍于筋脉肌肤，气血受阻运行不利，又湿性重着，其性趋下，故肢体痿弱、沉困无力且下肢较甚；湿热阻碍，清阳不升，则头晕沉重如裹；湿滞则脾胃运化受阻，故见胸腹满闷、口渴不欲饮、饮入欲吐。舌质红、舌体胖大或有齿痕、苔白腻或黄腻、脉滑或滑数均为湿热内蕴之象。

4. 治则

清热化湿。

5. 取穴

华佗夹脊、天枢、足三里、丰隆、阴陵泉、三阴交。目视不明加风池、承泣、睛明、球后；上肢无力加肩髃、曲池、合谷，下肢无力加髀关、伏兔、阳陵泉等；二便功能障碍加中髎、次髎。

6. 手法

平补平泻法。眶周腧穴应压入式进针，不提插。每次留针 20 分钟，每日 1 次。

7. 穴解

华佗夹脊穴能行气活血，通调诸筋；天枢为大肠之募穴，配合足三里、三阴交可调中和胃，理气健脾，疏调肠腑，理气化滞，清热祛湿；丰隆配合阴陵泉可祛湿化痰，通经活络。配穴穴义同前。

(四) 痰瘀阻络

1. 病因病机

素体禀赋不足，或久病体虚，正气不足，气虚无力推动血行，血行不畅，瘀阻脉络；气虚又致津液运行乏力，久则聚湿生痰；痰瘀阻于经脉，经脉失养而发为痿证。

2. 主要症状

视物不清，肌肤肢体麻木乏力，局部感觉发紧或有束带感，肢体关节刺痛或拘急，偶有抽掣作痛，甚则瘫痪，头部昏蒙，痰多，构音困难，语言謇涩，面色晦暗或黧黑，肌肤甲错，肢体困重，食少纳呆。舌质暗伴有瘀点瘀斑，苔厚腻，脉滑。

3. 证候分析

气虚无力运血，血行不畅，津液运行受阻，聚湿生痰，痰瘀阻脉，筋脉失养，故见肢体无力或拘急不利；气行不畅，经脉瘀滞，则肌肤肢体麻木乏力、局部感觉发紧或有束带感、肢体关节刺痛或抽掣作痛、甚则瘫痪；清阳受阻，清窍失养则头部昏蒙；舌络失养，舌窍痹阻，则见言语謇涩、痰多；经脉气血阻滞，肌肤失荣，则肌肤甲错。舌质暗伴有瘀点瘀斑、苔厚腻、脉滑均为痰瘀阻络之征。

4. 治则

祛瘀化痰，行气活血。

5. 取穴

华佗夹脊、膈俞、天枢、中脘、足三里、丰隆、三阴交。目视不明加风池、承泣、睛明、球后；上肢无力加肩髃、曲池、合谷，下肢无力加髀关、伏兔、阳陵泉等；二便功能障碍加中髎、次髎。

6. 手法

平补平泻法。每次留针20分钟，每日1次。

7. 穴解

华佗夹脊穴行气活血，通调诸筋；膈俞位于足太阳膀胱经，为八会穴之血会，具有和血理血、祛瘀行血之效，为血证之要穴；天枢、中脘、足三里、丰隆可益气健脾，化痰清利湿热；足三里、三阴交可健脾行气活血。配穴穴义同前。

三、典型病例

王某，男，32岁。初诊日期：2016年1月20日。

主诉：四肢活动不利2月。

现病史：2月前因受风寒，周身乏力，后出现双下肢麻木及胸部束带感，2天后出现行走困难，双上肢活动无力，尿潴留及排便困难，在当地医院行颈、胸部磁共振检查，检查显示颈髓部斑片状，腰椎穿刺脑脊液检查显示水通道蛋白4抗体阳性，考虑为视神经脊髓炎谱系疾病，予以大剂量糖皮质激素冲击治疗，症状缓解，可行走。1个月后症状加重，行走不能，再予糖皮质激素冲击治疗，效果不佳，给予血浆置换治疗，四肢活动略改善。病人为求针灸治疗遂来就诊。刻下症见：四肢活动不利，双下肢尤重，僵硬，屈伸困难，双上肢可抬举，双手握物乏力，纳食不佳，情绪尚稳定，面暗无华，大便秘结，导尿。舌质暗，苔薄腻，脉滑。神经系统查体：双上肢肌力4-级，双下肢肌力2级，肌张力明显增高，双侧肱二头肌腱反射对称，双侧巴宾斯基征阳性，双侧肢体浅感觉减退。

中医诊断：痿证（痰瘀阻络）。

西医诊断：视神经脊髓炎谱系疾病。

治则：祛瘀化痰，通经活络。

取穴：第一组包括"老十针"（上脘、中脘、下脘、天枢、气海、内关、足三里）、肩髃、曲池、合谷、阳陵泉、丰隆、三阴交。第二组包括颈3~7及腰夹脊、膈俞、次髎、中髎、秩边、委中。两组穴位隔日交替针刺，每周5次。

手法：平补平泻法。加神阙、气海隔盐灸。

诊疗经过：治疗20天后，双上肢活动较前有力，下肢僵硬感略减轻，饮食较前增加，排便较前有力。治疗50天后，四肢活动较前灵活，持物较前有力，双上肢肌力恢复至5-级，双下肢肌力3+级，扶之可站立，大便2日1行。后间断进行针灸和康复治疗。

> **按语**：本例病人以四肢运动障碍为主，被诊为"痿证"，同时合并"癃闭""便秘""痉证"。针刺治疗取颈、腰夹脊穴行气活血，通调诸筋；配合王乐亭先生"老十针"以健脾益气养血，加之膈俞、"手足十二

针"以行气活血，并配合肩髃、秩边、委中、阳陵泉、丰隆、三阴交等局部取穴以通经活络；针刺次髎、中髎以司二便；同时艾灸神阙、气海以补益元气，健脾益气。

第十一节 渗透性脱髓鞘综合征

一、概说

渗透性脱髓鞘综合征是一种少见的急性非炎性中枢脱髓鞘病变，根据发病部位可分为脑桥中央髓鞘溶解症和脑桥外髓鞘溶解症，二者可单独存在，也可同时发生。本病确切的病因和发病机制尚不清楚，但大多与严重的基础疾病有关，如慢性酒精中毒、营养不良、肝移植等，尤其是过快纠正低钠血症时容易诱发本病。本病起病较急，发病部位不同，症状不同，常见的临床表现为迟缓或痉挛性四肢瘫痪和假性球麻痹引起的构音、吞咽障碍。

根据起病形式及发作症状，本病可归属于中医"风痱"范畴。风痱是以突然出现坐立及行走不稳、双手笨拙或言语謇涩为特征的一类疾病，如《金匮要略·中风历节病脉证并治》中所描述"中风痱，身体不能自收持，口不能言、冒昧不知痛处，或拘急不得转侧"。风痱属中风所涵盖的范畴，故病因病机与中风相似，但不同之处在于本病病人多伴有严重的慢性疾病，在正气虚损的基础上，同时兼有外邪入侵，故以正虚邪恋为总领，在辨证上可参考中风本虚标实的分型，如气虚血瘀、阴虚风动等。

二、辨证施治

（一）气虚血瘀

1. 病因病机

素体禀赋不足，或久病体虚，正气不足，气虚无力推动血行，血行不畅，瘀阻脑脉。

2. 主要症状

肢体活动无力或拘急不利，言语謇涩，面色㿠白，气短乏力，自汗，心悸，便溏。舌质暗淡、边有齿痕，舌苔白腻，脉细涩。

3. 证候分析

先天不足或后天失养，正气不足，无力运血，血行不畅，瘀阻脉络，筋脉失养，故见肢体无力或拘急不利；舌窍痹阻，则见言语謇涩；脾肺气虚，生化乏源，可见面色㿠白、气短乏力、自汗、心悸、便溏。舌质暗淡且边有齿痕、舌苔白腻、脉细涩皆为气虚血瘀之象。

4. 治则

益气健脾，活血通络。

5. 取穴

百会、神庭、风池、中脘、气海、天枢、章门、曲池、内关、合谷、阳陵泉、足三里、三阴交、太冲、血海、太白。言语謇涩加通里、照海、金津、玉液；吞咽费力加廉泉、承浆、翳风。

6. 手法

中脘、气海、章门、足三里、太白施补法，风池、血海施泻法，余穴施平补平泻法。

7. 穴解

百会古称"三阳五会"，居于人体高巅之上，为诸阳之会，有益气升阳之功，与神庭相伍，有镇静安神之效；风池为治风之要穴，善疗脑疾；中脘为胃之募穴、八会穴之腑会，可助脾胃运化以生气血，气海为人体元气之海，补益一身之气，天枢为足阳明胃经穴位，又为大肠之募穴，擅于调气行血，章门为脾之募穴、八会穴之脏会，可健运脾气，脾胃为后天之本，四穴共用可加强益气养血之效；曲池、内关、合谷、阳陵泉、足三里、三阴交为王乐亭"中风十三治"中的经典穴方——"手足十二针"，该组穴位以手、足阳明经及足太阴脾经穴位为主，配伍精当，双侧同取，上下肢共用，可达调气行血、通经活络之功；太冲为足厥阴肝经之原穴，肝主疏泄，又主藏血，故刺之可行气活血；血海、太白均为足太阴脾经穴位，两穴共用可加强益气活血之功。

（二）阴虚风动

1. 病因病机

情志不舒、劳倦过度或房事不节，暗耗真阴，肝肾阴虚，阴不制阳，内风煽动，气血逆乱，上犯虚损之脑脉。

2. 主要症状

肢体活动无力或拘急不利，严重者不能站立行走，语言不清，吞咽困难，或出现眩晕耳鸣，手足心热，咽干口燥。舌质红而体瘦，少苔或无苔，脉弦细或细数。

3. 证候分析

先天不足，素体阴虚，或后天情志不调、劳倦过度、房事不节，致肾阴亏虚，水不涵木，肝失所养，虚风内动，上扰脑窍，可见眩晕耳鸣；肝肾同源，肾阴亏虚，则肝血不足，又肝主筋，肝血虚则四肢及舌体筋脉失于濡养，而见足不任身、语言不清、吞咽困难；肝肾阴虚，虚火上炎，可见手足心热、咽干口燥。舌红体瘦、少苔或无苔、脉弦细或细数为阴虚火旺之象。

4. 治则

育阴潜阳，息风通络。

5. 取穴

百会、神庭、风池、中脘、天枢、气海、尺泽、曲池、内关、合谷、阳陵泉、足三里、三阴交、太溪、悬钟、太冲。

6. 手法

太溪、悬钟施补法，风池、太冲施泻法，余穴施平补平泻法。

7. 穴解

尺泽为手太阴肺经之合穴，属水穴，取之有金水相生之义；太溪为足少阴肾经之原穴，可激发肾经经气，益阴生津，与尺泽相伍更益肾水，共奏养阴清热之功；悬钟为八会穴之髓会，与太溪配伍可达补肾益髓之效。其余诸穴不再赘述。

三、典型病例

刘某，女，33岁。初诊日期：2016年6月5日。

主诉： 四肢无力渐进加重，伴言语不清、饮水呛咳1月。

现病史： 病人于2016年4月23日无明显诱因出现头痛、呕吐，呕吐物为胃内容物，伴低热，于当地医院急诊就诊，被诊断为"胃肠型感冒"，予输液治疗后症状缓解。次日下午上述症状再次发作，呕吐频繁，进食量少。电解质检查显示钠118.3 mmol/L、氯82 mmol/L，被诊断为低钠低氯血症，予浓氯化钠补液。3天后症状好转，复查电解质，显示钠142 mmol/L、氯110 mmol/L。5月4日病人头痛加重，呕吐十余次，并出现右手持物力弱，伴言语不利，就诊于当地医院，查头颅磁共振，提示符合渗透性髓鞘溶解表现。后病人症状进行性加重，进展至四肢无力，伴饮水呛咳，于北京某三甲医院就诊，进行激素冲击治疗，症状好转不明显，遂来诊。刻下症见：精神萎靡，四肢无力，双侧大腿时有抽痛，不能独立步行，在他人搀扶下可勉强站立，右手时有不自主颤动，言语不利，表达困难，饮水呛咳，情绪易激动，动则汗出，口干欲饮，眠差，小便频，大便偏稀。舌质淡嫩，苔白花剥，脉细数。

中医诊断： 风痱（气虚血瘀）。

西医诊断： 渗透性脱髓鞘综合征。

治则： 益气活血，扶正祛邪。

取穴： 百会、神庭、风池、廉泉、曲池、合谷、内关、太渊、中脘、气海、天枢、章门、足三里、阳陵泉、三阴交、照海、太白、太冲。

手法： 平补平泻法，留针20分钟。

中药处方：

炙黄芪 30 g	山 药 40 g	党 参 20 g	当 归 12 g
川 芎 10 g	生石膏 10 g	干 姜 6 g	苦杏仁 6 g
天花粉 30 g	百 合 20 g	麻 黄 3 g	桂 枝 12 g
炒白术 10 g	白 芍 12 g	大 枣 10 g	炙甘草 10 g

7剂，水煎温服，每日2次，每次200 ml。

诊疗经过： 针灸治疗10次后，病人肢体无力、言语不利及饮水呛咳有所好转，精神状态大为改观，但仍存在躯干及四肢拘挛，遂间断以火针点刺督脉及双侧手、足阳明经穴位，以"温通"之法缓解躯干、大腿肌肉拘挛。病人诉心烦起急，睡眠未见明显改善，针刺加攒竹、三间、神门、心俞、膈俞等，中药汤剂去大枣、干姜、炒白术，减炙黄芪用量为20 g，加柴胡10 g、郁金10 g、合欢花15 g。又经1个月针药结合治疗后，病人口渴、心烦症状明显好转，睡眠改善，四肢拘急感减轻，言语较前流利，已可自行拄拐行走，疗效满意，后返回当地继续调养。

> **按语：**病人为青年女性，既往体质一般，此次首发症状为头痛、恶心呕吐，有快速补钠史，考虑为渗透性脱髓鞘综合征。结合头颅磁共振主要以脑桥外脱髓鞘病变为主，故明确西医诊断。病人平素脾胃虚弱，中焦运化无权，气血生化不足，母病及子，肺脾气虚，加之长年夜寐不安，损耗精气，血虚不荣，又外感邪气，正虚邪恋，发为本病。舌质淡嫩、苔白花剥、脉细数均为正气不足、邪气留恋、气虚血瘀兼有津伤之象。《金匮要略·中风历节病脉证并治》记载："《古今录验》续命汤，治中风痱，身体不能自收持，口不能言、冒昧不知痛处，或拘急不得转侧。"根据该病人症状表现，中医诊断考虑为"风痱"。针刺处方包含了王乐亭的经典穴方"手足十二针"及周德安教授用于补虚的穴方——"补中益气方"，具健脾益气、扶正祛邪之功。气血得充，经气达于四肢，则肢体运动功能可复。同时间断沿督脉、双侧大腿阳明经予以火针点刺，以缓解躯干、大腿肌肉拘挛。中药方剂以《古今录验》的续命汤为主方加减，扶正祛邪的同时，还可加强健脾益气、养阴清热之力。

第十二节 脊髓小脑性共济失调

一、概说

脊髓小脑性共济失调为常染色体显性遗传病，表现为行走不稳、肢体乏力、左右摇晃、易于跌倒、发音困难、言语不清，或爆发性语言、双手动作笨拙、意向性震颤、眼震、眼球运动障碍、肢体远端肌肉萎缩、痴呆等脊髓、小脑、脑干损害症状。本病属中医学"痿躄"范畴，中医认为本病多因先天不足，后天失养，而致肝、脾、肾三脏功能失司，导致肾不主骨，肝不荣筋，脾不养肉，筋脉失养而发病，临床证型主要分为肾精亏虚、脾肾阳虚、肝肾阴虚三型。

二、辨证施治

（一）肾精亏虚

1. 病因病机

先天禀赋不足，后天失养，肾精不充；或久病劳损，耗伤肾精。

2. 主要症状

下肢痿躄，腰膝酸软，步履蹒跚，双手震颤，健忘语謇，可伴头昏眼花、耳鸣耳聋，阳痿不举，性欲减退。舌质淡，苔薄白，脉沉细或细弱。

3. 证候分析

肾精不充，不能主骨生髓充脑，不能化气生血，生长肌肉，则两足痿软、行动迟缓、双手震颤；肾精不足，生殖无源，不能兴动阳事，故性欲减退、生育机能低下；肾精亏损，无以充髓实脑，则健忘恍惚、神情呆钝；肾开窍于耳，脑为髓海，精少髓亏，则耳鸣耳聋；肾精不养腰府，则腰膝酸软。舌质淡、苔薄白、脉沉细或细弱为肾虚之象。

4. 治则

益肾填精。

5. 取穴

百会、神庭、四神聪、风池、关元、肩髃、手三里、合谷、后溪、伏兔、足三里、悬钟、太溪、命门、肾俞。

6. 手法

平补平泻法。关元、命门可加灸。

7. 穴解

百会、神庭位于巅顶部，均属督脉，督脉入络脑，针刺可通达阴阳脉络，连贯周身经气，配以四神聪，有安神健脑益智之效；风池通窍疏风散邪，可治眼花、语謇及阴虚风动引起的双手震颤；"治痿独取阳明"，阳明经的肩髃、手三里、合谷、伏兔、足三里等穴可疏通阳明经气；后溪为八脉交会穴，通于督脉，补脑益肾强骨；悬钟为髓会，配合足少阴肾经之原穴太溪、背俞穴肾俞可补益肾精；关元、命门分属任、督二脉，均为强壮保健要穴，灸之则可温阳固元，充养精气。

（二）脾肾阳虚

1. 病因病机

脾、肾久病耗气伤阳，或水邪久踞，导致肾阳虚衰不能温养脾阳，或脾阳久虚不能充养肾阳，终则脾肾阳气俱伤而成。

2. 主要症状

肢体痿软无力，行走不稳，易于跌仆，面色㿠白，神疲乏力，头重欲坠，言语声低，握物不准，动作不灵，可伴形寒肢冷，纳呆腹胀，便溏，小便清长。舌淡苔白腻，脉细弱。

3. 证候分析

肾为先天之本，脾为后天之本，脾肾阳气虚衰则全身脏腑无以温养充实，气血无以滋生，故肢体痿软无力、面色㿠白；阳虚无以温煦形体，故畏寒肢冷；脾肾阳虚，水谷不得腐熟运化，故纳呆腹胀、便溏；水湿内聚，气化不行，则小便不利。舌淡苔白腻、脉细弱属阳虚水寒内蓄之象。

4. 治则

温补脾肾。

5. 取穴

百会、神庭、四神聪、中脘、天枢、气海、肩髃、手三里、内关、合谷、伏兔、足三里、三阴交、太白、太溪、脾俞、肾俞。

6. 手法

平补平泻法。气海、脾俞、肾俞加灸。

7. 穴解

肾为先天之本，主骨生髓通脑，脑为髓之海。针刺位于头部的百会、神庭、四神聪可使髓海充盈，有助站立行走；中脘为胃之募穴、八会穴之腑会，与内关、足三里、三阴交相配可调理脾胃；天枢为人体的枢纽，与中脘、气海相配，共同培补先后天之气；气海是针灸保健要穴，《铜人腧穴针灸图经》载："气海者，是男子生气之海也。"此穴有培补元气、益肾固精、补益回阳、延年益寿之功；太白、太溪为脾、肾两经之原穴，"五脏有疾，当取之十二原"，此二穴与背俞穴脾俞、肾俞合用，可起到扶正补虚的作用；手三里、足三里为手、足阳明经的补气对穴，与肩髃、合谷、伏兔合用，可起到"治痿独取阳明"的功效。

（三）肝肾阴虚

1. 病因病机

久病失调，房事不节，情志内伤，导致肝肾之阴耗伤，或温热病后期，损伤肝肾之阴，而形成肝肾阴虚证。

2. 主要症状

步态不稳，肉削肢痿，头昏眼花，烦躁易怒，肢体震颤，动作协调不良，手亦难以操作，书写歪斜，字迹过大，言语含糊顿挫，可伴痴呆，耳鸣耳聋，腰膝酸软，或见手足心热，足跟痛。舌质红或红绛，舌薄苔少或无苔，脉细数。

3. 证候分析

肝肾阴虚，水不涵木，肝阳上亢，则烦躁易怒；肾阴不足则耳鸣耳聋、健忘痴呆；腰膝失于滋养，则腰膝酸软；阴虚肝脉失养，肝不荣筋则肢体震颤、步态不稳；肝肾阴虚，目失涵养，则头昏眼花；阴虚则热，虚热内扰则手足心热。舌质红或红绛、舌薄苔少或无苔、脉细数均为阴虚之象。

4. 治则

滋肝益肾。

5. 取穴

百会、神庭、四神聪、关元、肩髃、手三里、阴郄、合谷、伏兔、足三里、三阴交、太冲、太溪、肝俞、肾俞。

6. 手法

平补平泻法。

7. 穴解

三阴交为足三阴经的交会穴，肝、脾、肾三经的气血精微汇聚于此，刺之具有培补肝肾之阴的作用；太冲、太溪分别为足厥阴肝经、足少阴肾经的原穴，能够滋补肝肾之阴；肝俞、肾俞为肝和肾在背部的背俞穴，背俞穴有补益肝肾的作用。余穴解参照前两型。

三、典型病例

张某，女，36 岁。初诊日期：2018 年 4 月 24 日。

主诉：走路不稳 2 年。

现病史：病人 2 年前无明显诱因出现双腿乏力，步态不稳，易跌倒，小腿自觉肉跳，言语不清，情绪不稳，易激动。此后以上诸症逐渐加重，后发展至双下肢抬举困难，轻度肌肉萎缩，腰膝酸软，双上肢轻微乏力，需轮椅代步。2018 年 3 月于北京某医院神经内科住院诊治，经查该病人携带 CACNA1A 杂合子突变基因，头颅磁共振示小脑萎缩，其母既往患有脊髓小脑性共济失调，出院诊断为脊髓小脑性共济失调可能性大。出院后症状一直进行性加重，故前来寻求中医针灸治疗。查体：神清，构音障碍，舌肌萎缩且可见纤颤，双侧瞳孔等大等圆，无眼震及复视，咽反射对称存在，伸舌居中。双上肢肌力 5 - 级，双下肢肌力 4 级，双下肢肌张力稍减低，四肢腱反射对称正常，病理反射未引出。双侧跟 - 膝 - 胫试验欠稳准，龙贝格征阳性。舌质红，苔薄白，脉细。

中医诊断：痿躄（肝肾阴虚）。

西医诊断：脊髓小脑性共济失调。

治则：滋补肝肾，填精益髓。

取穴：百会、神庭、四神聪、廉泉、中脘、天枢、关元、肩髃、手三里、通里、合谷、伏兔、足三里、三阴交、太冲、太溪、照海、肝俞、肾俞。

手法：平补平泻法。

诊疗经过：治疗 1 个月后（每周 3 次），病人自觉腰膝酸软减轻，余症状同前。在上组穴方的基础上，加用火针点刺"督脉十三针"，以加强填精益髓、强筋壮骨之效。治疗 2 个月后，病人病情不再发展，肉跳明显减少，语声较前响亮清晰。因病人属异地就医，嘱其回当地针灸科照此方法继续治疗并配合肢体康复锻炼。2 个月后随访病人，病情一直平稳。

> **按语**：脊髓小脑性共济失调是一种遗传性疾病，因病人走路摇摆如企鹅，因此又称为"企鹅家族"。本例病人久病失调，加之心情不畅，思虑日久，导致肝肾之阴耗伤，肝肾同源，肝肾阴液相互资生，肝阴充足，

则下藏于肾，肾阴旺盛，则上滋肝木，盛则同盛，衰则同衰。基础穴方着重调脑神、补肝肾、益筋骨，加用火针点刺王乐亭的经验穴方——"督脉十三针"，可填精补髓，强壮筋骨，二者配合应用可温通经脉，加强刺激，使阴阳互生。

第十三节　线粒体脑肌病

一、概说

线粒体脑肌病是一组由线粒体 DNA 或核 DNA 缺陷，导致线粒体结构和功能障碍、三磷酸腺苷合成不足所致的多系统疾病，主要累及中枢神经系统及肌肉，包括线粒体脑肌病伴高乳酸血症和卒中样发作、慢性进行性眼外肌麻痹、Kearns – Sayre 综合征等多种分型，其中线粒体脑肌病伴高乳酸血症和卒中样发作是最常见的线粒体脑肌病类型。本病涉及多个系统，临床表现复杂多样，易被误诊为癫痫、脑炎及脑梗死等其他脑部疾病，因此临床应注意与上述疾病进行鉴别。

中医认为线粒体脑肌病属"痿证"范畴，本病多有家族遗传史，病机为先天肾精不足，气血亏虚，加之后天情志不遂，饮食失宜，劳倦过度，致脾胃虚弱或脾肾两虚，气血生化乏源，气虚无以推动血液循行，而致瘀血阻络，或下虚而上实，引动肝风，风挟痰窜扰经络而致风痰阻络，亦可久病入络而致痰瘀互阻。本病病位在脾、肾，病性属本虚标实，在脾肾两虚的基础之上，可分气虚血瘀、风痰阻络、痰瘀互阻等证型。

二、辨证施治

（一）脾肾两虚，气虚血瘀

1. 病因病机

本证多因先天不足，肾精亏虚，致气血不足，加之后天情志不遂，饮食失节，操劳过度，致脾肾两虚，元气亏虚，血行无力，气虚血瘀，阻滞经络，加之阳气不足，宗筋失于温养，引发本病。

2. 主要症状

半身不遂，肌肤不仁，口舌㖞斜，语言不利或不语，面色无华，气短乏力，口角流涎，自汗，心悸，便溏，手足不温或偏身肿胀，或有头痛头晕，反应呆钝，智力减退。舌质暗淡或有瘀斑，苔白微腻，脉细缓或弦细。

3. 证候分析

先天不足，后天失养，元气亏虚，气虚无以推动血液循行，致瘀血阻络，则见半身不遂、肌肤不仁、口舌㖞斜、语言不利或不语；脾肾两虚，阳气不足，不能温润四末，故觉手足不温或偏身肿胀；脾肾两虚，元气不足，则致面色无华、气短乏力、口角流涎、自汗、心悸、便溏；髓海不充，则头痛头晕、反应呆钝、智力减退。舌质暗淡或有瘀斑、苔白微腻、脉细缓或弦细皆为脾肾两虚、气虚血瘀之象。

4. 治则

补肾健脾，益气活血。

5. 取穴

百会、风池、中脘、气海、关元、天枢、手三里、内关、合谷、足三里、三阴交、太溪、太白。

6. 手法

气海、关元、足三里施补法，亦可加灸法。

7. 穴解

百会位于督脉之巅，为诸阳之会，补之可升阳益气，风池乃手、足少阳经与阳维脉的交会穴，与百会相伍可升阳益气，醒神健脑；中脘为胃之募穴、八会穴之腑会，可助脾胃运化，益气血生化之源；气海为人体元气之海，可益气强身，灸之可养生保健，益寿延年；关元亦为人体的强壮穴之一，具有补肾健脾、益阴扶阳之效，与中脘、气海合用，可培元固本，益气通阳；手三里、合谷为手阳明大肠经穴位，天枢、足三里为足阳明胃经穴位，阳明经为多气多血之经，四穴与腹部诸穴相伍可成"老十针"，共奏益气行血、通经活络之功，大有"治痿独取阳明"之意；内关行气宽中；三阴交、太白均为足太阴脾经穴位，可健脾益气，养血通络，太溪为足少阴肾经之原穴，可补肾培本，阴阳双补，三穴相伍又可益气培元，行气活血。上述诸穴合用共奏补肾健脾、益气活血之效。

（二）脾肾两虚，风痰阻络

1. 病因病机

先天不足，肾精亏虚，致气血不足，加之后天情志不遂，饮食失节，操劳过度，致脾肾两虚，阳气不足，宗筋失温失养，下虚而上实，肝风内动，致肝风挟痰上扰清空，风痰阻络而致卒中样发作。

2. 主要症状

半身不遂，口舌㖞斜，语言不利或不语，头晕目眩，伴四肢畏寒无力，纳呆气短，腹胀便溏，面色㿠白，甚或动则气喘，或时有四肢抽搐，头晕头痛，反应呆钝，智力减退。舌胖淡暗、边有齿痕，苔白或白腻，脉沉细弦滑。

3. 证候分析

先天不足，后天失养，致脾肾两虚，阳气不足，宗筋失温失养，加之下虚而上实，肝风内动，风挟痰上扰清空，风痰阻络，则半身不遂、口舌㖞斜、语言不利或不语；肝风挟痰窜扰，则时有四肢抽搐；脾为后天之本、气血生化之源，脾虚纳化失运，故纳呆、腹胀便溏；脾肾两虚，元气不足，则致气短、动则喘乏、面色㿠白；髓海不充，则头晕头痛、反应呆钝、智力减退。舌胖淡暗且边有齿痕、苔白或白腻、脉沉细弦滑皆为脾肾两虚、风痰阻络之象。

4. 治则

补肾健脾，化痰息风。

5. 取穴

百会、风池、太冲、中脘、气海、关元、天枢、手三里、内关、合谷、足三里、丰隆、三阴交、太溪。

6. 手法

气海、关元、足三里施补法，亦可加灸法。

7. 穴解

百会位于督脉之巅，为诸阳之会，泻之可息风潜阳，风池乃手、足少阳经与阳维脉的交会穴，可息风潜阳，疏风清热，太冲为足厥阴肝经之原穴，具平肝潜阳之功，三穴合用可平肝潜阳，息风止痉；丰隆为足阳明胃经络穴，为化痰要穴，与中脘相配可和胃健脾、化痰通络。余穴解同上一证型。上述诸穴合用共奏息风潜阳、补肾健脾、通络解痉之效。

（三）脾肾两虚，痰瘀互阻

1. 病因病机

先天不足，肾精亏虚，气血不足，加之后天情志不遂，饮食失节，操劳过度，致脾肾两虚，元气不足，下虚而上实，可致风痰阻络，病久不愈，久病入络，夹痰夹瘀，可成痰瘀互阻。

2. 主要症状

半身不遂，口舌喎斜，言语謇涩或不语，感觉减退或消失，头晕目眩，痰多而黏，反应呆钝，智力减退。舌质暗淡，苔薄白或白腻，脉弦滑。

3. 证候分析

先天不足，后天失养，致脾肾两虚，元气不足，下虚而上实，引动肝风，风挟痰上扰清空，风痰阻络，瘀血阻滞，久病不愈，痰瘀入络而成痰瘀互阻，故半身不遂、口舌喎斜、语言謇涩或不语、感觉减退或消失；脾虚纳化失运，痰湿内盛，上蒙清空，则头晕目眩、痰多而黏；脾肾两虚，髓海不充，则反应呆钝、智力减退。舌质暗淡、舌苔薄白或白腻、脉弦滑皆为脾肾两虚、痰瘀互阻之象。

4. 治则

补肾健脾，化痰消瘀。

5. 取穴

百会、风池、中脘、气海、关元、天枢、曲池、内关、合谷、足三里、丰隆、三阴交、太溪、太冲。

6. 手法

气海、关元、足三里施补法，亦可加灸法。

7. 穴解

曲池、合谷分别为手阳明大肠经之合穴、原穴，与丰隆相配可行气活血、化痰通络，以消痰瘀。余穴解同前两证型。上述诸穴合用共奏补肾健脾、息风化痰、活血通络之效。

三、典型病例

张某，女，56岁。初诊日期：2018年5月14日。

主诉： 反复右侧肢体活动不利伴言语不利3年，发作性四肢抽搐1年。

现病史： 病人3年前无明显诱因出现持续性头痛，局限于额部，无发热，不伴有恶心呕吐，其后3天突发右侧肢体活动不灵，走路时右腿拖地，右手不能持物，伴言语不利，于我院就诊，头部CT提示左侧颞叶大片低密度灶，头颅磁共振提示左颞、顶叶大片状弥散成像（DWI）高信号，诊断为脑梗死，经治后右侧肢体活动基本正常，言语表达基本正常，生活可自理。1年前因劳累后再次突发右侧肢体无力，右侧肢体不能抬举，不能持物及行走，伴言语不利，于我院再次行头部CT，提示左侧颞叶大片低密度灶，头颅磁共振提示左侧颞、顶叶大片状DWI高信号，诊断为脑梗死。后病人突发抽搐，意识不清，四肢抽动，发作1分钟后缓解，为进一步诊治转入某三甲医院检查治疗。入院时神经系统查体：神志清楚，反应迟钝，记忆力下降，右侧肢体肌力2级，四肢肌张力及腱反射正常，右侧巴宾斯基征阳性。辅助检查：头颅增强磁共振提示左侧大脑半球颞、顶、枕叶大面积脑梗死灶，脑萎缩改变；头颅磁共振波谱分析提示左侧大脑半球颞、顶、枕叶病变。综合考虑线粒体脑肌病伴高乳酸血症和卒中样发作不除外。后经血乳酸运动负荷试验、分子遗传检测、线粒体脑肌病伴高乳酸血症和卒中样发作（m.3243）基因检测等，诊断为"线粒体脑肌病伴高乳酸血症和卒中样发作",予丁苯酞软胶囊改善脑循环等治疗,病人好转出院。现病人右侧肢体仍活动不利,无抽搐发作,为求进一步针灸治疗来诊。

中医诊断:痿证(脾肾两虚,风痰阻络)。

西医诊断:线粒体脑肌病伴高乳酸血症和卒中样发作。

治则:补肾健脾,化痰息风,活血通络。

取穴:百会、中脘、气海、关元、天枢、手三里、内关、合谷、足三里、丰隆、三阴交、太溪、太冲。

手法:气海、关元、足三里施补法,亦可加灸法。

诊疗经过:治疗1个月后,病人右上肢可抬举与肩平,右下肢可于扶持下行走,言语不利减轻,可基本表达意思,反应呆钝,智力减退,生活不能自理。舌淡苔白,脉沉细弦。

按语:《素问·五脏别论》曰:"胃者,水谷之海,六腑之大源也……五脏六腑之气味,皆出于胃。"又曰:"阳明者……主润宗筋,宗筋主束骨而利机关也。"故《黄帝内经》提出"治痿独取阳明",同时《黄帝内经》中亦指出脾胃亏虚、五脏气热、湿邪浸淫、肝肾亏虚是痿证发生的主要病机,由此可知痿证的病因不外乎先天不足和后天失养两个方面。本例病人因劳累而诱发加重,此为本病的特点之一。盖脾胃为后天之本、气血津液生化之源。脾胃亏虚或脾肾两虚,则下元亏虚,下虚而上实,引动肝风,风挟痰窜扰经络,而成风痰阻络,阻于脑络则见卒中样发作;亦可由元气不足,气虚血瘀,瘀血阻于脑络而发卒中样发作,同时"不通则痛",脑络受阻而见头痛。另肾藏精,主骨生髓通脑,脾肾两亏,先天不足,加之后天失养,则髓海不足,气血亏虚,神机失用,智力减退,故治疗上应以补肾健脾、益气养血、行气活血为主,正气充盛,气血充足,髓海充实,气血通畅,则症状自消。

针灸治疗本病可补虚泻实、疏经通络,有助于后期肢体功能障碍和认知损害的恢复,结合丁苯酞软胶囊可以很好地改善病人线粒体能量代谢,从而帮助病人修复神经功能。线粒体脑肌病以脾肾亏虚为本,以痰湿、血瘀为标。其临证用药宜温而不燥,补而不滞,寓攻于补,祛邪不伤正,方可取得良好疗效。

第十四节 一氧化碳中毒迟发性脑病

一、概说

一氧化碳中毒迟发性脑病是指急性一氧化碳中毒经抢救恢复正常后，经过数天或数周表现正常或接近正常的"假愈期"后再次出现以急性痴呆为主的一组神经精神症状，或者急性一氧化碳中毒在急性期意识障碍恢复正常后，经过一段时间的"假愈期"，突然出现以痴呆、精神和锥体外系症状为主的脑功能障碍的疾病。本病表现为以精神症状、反应迟钝、智能低下、四肢肌张力增高、肢体挛缩畸形、大小便失禁甚至昏迷等症状为主的神经机能障碍。根据一氧化碳中毒迟发性脑病的临床表现，其应该属于中医的"痴呆""痿证"的范畴，临床上可分实证和虚证。实证多为毒邪入中，导致痰浊、血瘀内聚，痰瘀互阻，神机失养，肢体筋脉失主；虚证多为久病耗伤肝肾之阴，导致肝肾亏虚，髓海与筋脉失养。本病病位在心，涉及肝、肾等。

二、辨证施治

（一）痰瘀互阻

1. 病因病机

邪毒入中，损伤脑髓，血瘀内聚，痰瘀互阻，神机失养，肢体筋脉失主。

2. 主要症状

表情呆钝，智力衰退，或苦笑无常，喃喃自语，或终日无语，呆若木鸡，患肢僵硬，拘挛变形，舌强不语，肢体肌肉萎缩，伴不思饮食，脘腹胀痛，痞满不适，口多涎沫，头重如裹。舌质紫暗，苔白腻，脉滑。

3. 证候分析

表情呆钝、智力衰退、或苦笑无常、喃喃自语、或终日无语、呆若木鸡、患肢僵硬、拘挛变形、舌强不语、肢体肌肉萎缩为邪毒入中，损伤脑髓，神机失养，肢体筋脉失主所致；不思饮食、脘腹胀痛、痞满不适、口多涎沫、头重如裹为痰浊内聚之象。舌质紫暗、苔白腻、脉滑为痰瘀互阻之征。

4. 治则

健脾涤痰，活血化瘀，通经活络。

5. 取穴

百会、四神聪、神庭、本神、廉泉、肩髃、肩髎、曲池、列缺、内关、通里、神门、阳池、合谷、中脘、天枢、环跳、风市、殷门、委中、承筋、承山、解溪、丘墟、髀关、阴市、血海、阴陵泉、足三里、阳陵泉、三阴交、照海、公孙、太冲、丰隆。

6. 手法

阴陵泉、足三里施补法，丰隆施泻法，余穴施平补平泻法。

7. 穴解

百会、四神聪、神庭、本神、神门为周德安教授治神基础方"四神方"，用以调神益智；曲池、内关、合谷、足三里、阳陵泉、三阴交为王乐亭针灸名方"手足十二针"，其中合谷与三阴交相配可以活血化瘀，通经活络，用以疏通手足肢体气血经脉；列缺、内关、中脘、天枢、公孙、丰隆为周德安教授"针灸涤痰方"，配阴陵泉用以健脾化痰；廉泉、通里、照海用以疏通舌窍；其他穴位多为肢体尤其是关节附近的局部取穴，可以疏通肢体气血经脉。

（二）肝肾亏虚

1. 病因病机

邪毒入中，损伤脑髓；久病及肾，肝肾同源，故久病耗伤肝肾之阴，导致肝肾亏虚，而肝藏血，主筋，肾藏精，主骨生髓，肝肾亏虚，筋骨痿软不利，肢体活动受限。

2. 主要症状

起病日久，患肢僵硬，拘挛变形，舌强不语，肢体肌肉萎缩。舌红少苔，脉沉细。

3. 证候分析

肝肾亏虚，阴血不足，筋脉失养，发为患肢僵硬、拘挛变形、舌强不语、肢体肌肉萎缩。舌红少苔、脉沉细为肝肾亏虚之征。

4. 治则

补益肝肾，填髓益脑，荣养筋脉。

5. 取穴

百会、四神聪、神庭、本神、廉泉、肩髃、肩髎、曲池、内关、通里、神门、阳池、合谷、气海、关元、环跳、风市、殷门、委中、承筋、承山、悬钟、解溪、丘墟、髀关、阴市、血海、足三里、阳陵泉、三阴交、照海、太冲、太溪。

6. 手法

太冲、太溪、悬钟施补法，余穴施平补平泻法。

7. 穴解

百会、四神聪、神庭、本神、神门为周德安教授治神基础方"针灸四神方"，用以调神益智；曲池、内关、合谷、足三里、阳陵泉、三阴交为王乐亭针灸名方"手足十二针"，用以疏通手足肢体气血经脉；廉泉、通里、照海用以疏通舌窍；太冲、太溪分别为足厥阴肝经和足少阴肾经的原穴，二穴可以补益肝肾；悬钟为八会穴之髓会，而"脑为髓之海"，故针刺悬钟可补益脑髓；其他穴位多为肢体尤其是关节附近的局部取穴，可以疏通肢体气血经脉。

三、典型病例

郝某，男，49 岁。初诊日期：1998 年 8 月 10 日。

主诉：神情淡漠、反应迟钝、言语困难及四肢僵硬活动受限半年。

现病史：病人夜晚独自一人在平房居住，以煤火取暖，次日早晨家属发现其不省人事，立即送至北京某三甲医院，被诊断为"煤气中毒"，经过半年的住院治疗，后遗神情淡漠，反应迟钝，舌强不语，吞咽困难，四肢各个关节僵硬、拘挛变形，肢体肌肉萎缩，肢体活动明显受限，不能坐立和行走，二便失禁，带有胃管和尿管，尾骶部及双髋部多处褥疮。转至我院针灸科住院治疗。舌质紫暗，苔薄白，脉沉涩。

中医诊断：①痿证（痰瘀互阻，筋脉失养）；②痴呆（煤气入侵，元神受损）。

西医诊断：一氧化碳中毒迟发性脑病。

治则：行气活血，化痰活络，填髓益脑。

取穴：第一组包括百会、神庭、风府、大椎、陶道、身柱、神道、至阳、筋缩、脊中、悬枢、命门、腰阳关、肩髃、肩髎、天井、曲池、外关、阳池、合谷、环跳、风市、殷门、委中、承筋、承山、悬钟、解溪、丘墟。第二组包括百会、四神聪、神庭、本神、廉泉、肩髃、肩髎、曲池、内关、通里、神门、合谷、中脘、天枢、气海、关元、髀关、阴市、血海、阴陵泉、足三里、阳陵泉、三阴交、照海、申脉、太冲。两组穴位交替使用，每日一组。

手法：火针以快速点刺，毫针施平补平泻法，火针与毫针交替使用。

诊疗经过：每次住院 1 个月，先后共住院 4 次。第一组穴位取侧卧位，予以火针点刺"督脉十三针"（去长强，加神庭），并点刺余穴。第二组穴位取仰卧位，予以毫针。经过 4 个月的针灸治疗，褥疮很快愈合，诸症不断缓解，最后一次出院时，认知功能明显恢复，记忆力、计算力、定向力接近正常，语言较为流利，胃管和尿管拔除，吞咽无返呛，二便功能正常，各肢体关节活动度明显增大，肢体萎缩的肌肉明显改善，体重恢复明显，在他人的搀扶下可以行走，也可以拄手杖自己行走。

按语: 四肢各个关节僵硬拘挛,查体见四肢肌张力增高、肢体挛缩畸形,说明此病属于经筋病变范畴。《灵枢·经筋》在每一经筋病后均附有"治在燔针劫刺,以知为数,以痛为腧"。火针疗法最早见于《黄帝内经》,被称为"燔针",人体疾病不论外感内伤,致病原因虽各种各样,但病机不外气血不通、上下不达、表里不合。火针有针有热,集合了针刺、艾灸的双重优势,可同时借助针力与火力,无邪则温补,有邪则胜邪。火针之热力大于艾灸,针具较一般毫针粗,可温通经脉,引邪外出,使经络通畅,气血调和,则诸疾自愈。

《景岳全书·杂证谟》云:"痴呆证,凡平素无痰,而或以郁结,或以不遂,或以思虑,或以疑贰,或以惊恐,而渐至痴呆。言辞颠倒,举动不经,或多汗,或多愁,其证则千奇万怪,无所不至;脉必或弦或数、或大或小,变易不常,此其逆气在心或肝胆二经,气有不清而然。"针灸大家周德安教授治疗痴呆先以"四神方""督脉十三针"治神,次以关元、悬钟、通里、大钟培元填髓益智。《玉龙歌》云:"神门独治痴呆病。"《通玄指要赋》云:"神门去心性之痴呆。"关元补益元气;悬钟为八会穴之髓会,而"脑为髓之海",故针刺悬钟用以补益脑髓;通里为手少阴心经之络穴,连于心而通于舌窍,《百症赋》有云"倦言嗜卧,往通里、大钟"。"督脉十三针"的针灸处方出自针灸大家王乐亭。百会位于巅顶,为督脉之极、诸阳之会,能填补真阳;风府为督脉入于脑之处,可醒脑开窍;大椎为督脉阳气之会,可宣通诸阳;陶道与大椎隔椎相望,可补阳强脊;身柱可强腰止痛,镇惊安神;神道可健脑通脉;至阳可通气兴阳;筋缩可强腰柔筋;脊中可强健腰脊,镇静安神;悬枢可强腰脊,健脾胃;命门为元气之根、命火之门,可补阳益肾;腰阳关可强健腰脊,补阳益肾;长强为督脉络穴,主脊强反折,可通督益髓。督脉上行至风府,入属于脑,且"脑为元神之府",故针刺"督脉十三针"具有调控元神、醒神开窍、安神定志之功。"督脉十三针"也是周德安教授在临床上使用的治神针灸处方。督脉者起于少腹以下,出会阴,向后沿循脊里,循行腰脊正中,上行直达项后风府,由此入属于脑,再行至巅顶,沿头额部下达鼻柱。其支者属肾贯心。"督"有都统之义,诸阳脉皆交会于督脉,故督脉为"阳脉之海"。十二经脉中的手三阳、足三阳六条经脉均与督脉相交会。因此，督脉有调整和振奋人体阳气的作用，故能统摄全身的阳气。《素问·生气通天论》记载："阳气者，精则养神。"指人体阳气具有强健之性，有滋养神气的作用。

第十五节　癔症性瘫痪

一、概说

癔症性瘫痪为重大生活事件导致的应急刺激、情绪激动、不良的环境暗示和自我暗示作用，引起的肢体全部或部分运动能力丧失的转换性障碍性疾病，临床可表现为截瘫、偏瘫和单瘫。体格检查和辅助检查无相应的器质性损害，神经症状也不符合神经解剖生理特点，因此本病是一种功能性瘫痪，与器质性瘫痪有本质区别。本病属于中医"风痱""郁证""脏躁""梅核气""气厥""百合病"等范畴。因本病是一种以癔病为原因的暂时性肢体运动障碍，是癔病的肢体表现，故以情志病论治。

中医认为本病的发生归于情志所伤。七情相扰、五志过极而致肝失条达，肝气郁结，气机紊乱或闭阻，阴阳失调，痰火内生；或平素脏阴不足，长期郁怒忧思，暗耗心血，肝脾不调，心失所养，神失所藏，而至心神不安。本病临床可分为肝郁气滞、痰火内盛、心脾两虚等证型。

二、辨证施治

(一) 肝郁气滞

1. 病因病机

情绪不舒，愤懑不解，肝气郁结，而致精神抑郁，情绪不宁。气机逆乱，气不能推动血行，气血不通，经脉闭阻，而致肢痹不仁，肢痿不用。

2. 主要症状

受到精神刺激后出现全身颤抖，呼吸急促，四肢麻木、痿软无力，情绪平复后可逐渐缓解，重者出现下肢不能行走，上肢失用失写，不能缓解，伴失眠多梦，精神恍惚，善太息，不思饮食，大便不调，女子月经不调。舌质淡暗，苔薄腻，脉弦。

3. 证候分析

情绪郁闷不解，肝气郁结，肝失条达，则情绪不宁、精神恍惚；气机逆乱，经脉闭阻，气血不能输布于四肢，故见四肢麻木、软弱无力、肢体失用；肝气郁结，窍闭不通，神失所养，故见呼吸急促、善太息、失眠多梦；肝气郁滞，客于脾胃，脾失健运，故不思饮食、大便不调；肝郁不舒，血行不畅，经血不通，故月经不调。舌脉均为肝郁气滞之象。

4. 治则

调神疏肝，理气活血。

5. 取穴

人中、合谷、太冲、百会、神庭、内关、三阴交、曲池。上肢失用取肩井，下肢失用取委中。

6. 手法

泻法，强刺激。人中的刺法为在鼻中隔斜向左右眼方向刺 0.3～0.5 寸，采用雀啄手法，快频率地重插轻提强刺激，以眼球流泪或湿润为度。

7. 穴解

人中为手足阳明经、督脉之会，又是"十三鬼穴"之"鬼宫"，既可升提阳气，醒神开窍，又可调和阴阳，解痉通脉，强刺激之还可开窍通闭，调节呼吸节律，因此人中为急救首选之要穴；合谷是手阳明大肠经之原穴，太冲是足厥阴肝经之原穴，原穴是调整人体气化功能的要穴，两穴合称四关穴，开四关取其开通之意，合谷在阳属气主升，太冲在阴属血主降，两穴相互为用，可达行血理气、调理阴阳之功；百会位于督脉之巅，为诸阳之会，可以醒神开窍，与神庭相配，可以镇静安神；内关为手厥阴心包经之络穴，可宽胸理气，开郁调神；三阴交为足三阴经之交会穴，可活血化瘀，和内关相配，能疏肝理气，活血通络；曲池为手阳明大肠经之合穴，可清胃通便。肩井是手、足少阳经与阳维脉的交会穴，阳维脉是运行全身阳气的通道，对全身经脉阳气的运行起关键作用，本穴善治癔症性上肢瘫痪。委中为足太阳膀胱经之合穴，又叫血郄，可以通调下肢气血，也是治疗癔症的常用穴。诸穴合用有醒神开窍、疏肝解郁、行气活血之功。

（二）痰火内盛

1. 病因病机

平素情志不舒，劳倦过度，饮食不节，肝郁犯脾，聚湿生痰，加之情绪刺激，肝郁化火夹痰，痰浊瘀结，阻遏气机，血脉运行不畅，致肢体失养；肝火扰动心神，痰气蒙蔽心窍，则心主神明无力；肝郁克脾，痰火郁结，运化不利。

2. 主要症状

性情急躁，遇怒出现全身颤抖，呼吸急促，四肢麻木，自觉软弱无力，情绪平复后可以逐渐缓解，重者出现下肢不能行走，上肢失用或失写，短时不能缓解，伴胸脘痞闷，呕恶吐痰，惊悸不安，呆痴，口苦心烦，头痛，失眠恶梦。舌质红，苔黄腻，脉弦滑或弦滑数。

3. 证候分析

肝郁伤脾、肥甘困脾及过劳损脾均可使脾失运化，痰湿内生，暴怒伤肝，肝火夹痰，气机逆乱，血脉不通，肢体失养，故出现肢体麻木失用；肝火郁结，清窍失养则头痛；久郁不解，化热生痰，痰热扰心，故心烦急躁、惊悸不安、失眠恶梦；痰蒙清窍，则出现呆痴；肝郁克脾，阻碍气机，故出现脘闷、呕恶吐痰；肝胆相表里，肝火过旺，少阳胆热，故口苦。舌脉均为痰热内结之象。

4. 治则

清热化痰，醒神开窍。

5. 取穴

百会、神庭、本神、中脘、天枢、内关、曲池、合谷、阳陵泉、丰隆、厉兑、太冲。

6. 手法

泻法，强刺激。

7. 穴解

百会为诸阳之会，可以醒神开窍，与神庭相配，加强镇静安神之效；本神是足少阳胆经之穴位，具有清热泻火、宁神志的作用；中脘为任脉之穴位、胃之募穴，可健脾化痰，和胃降逆；天枢为大肠之募穴，可健运脾胃，理气行滞；内关为手厥阴心包经之络穴，可宽胸理气，开郁调神；曲池为手阳明大肠经之合穴，有清热降火之功，此穴居肘关节，还可以治疗上肢不利之症；合谷、太冲均为原穴，两穴合称四关穴，可以调气血、泻肝火、开热闭；丰隆为足阳明胃经之络穴，有健脾化痰、和胃降逆、清热开窍的功效；阳陵泉为足少阳胆经之合穴、八会穴之筋会，既可降肝胆之热、镇惊解痉，又可通调下肢气血，治疗下肢不利等症；厉兑为足阳明胃经之井穴，针之可使热外出，可治疗失眠恶梦。诸穴合用有清热开窍、醒神定志、健脾化痰、行气活血之功。

（三）心脾两虚

1. 病因病机

脾胃功能素虚，或饮食不节，过食肥甘厚味之品，损伤脾胃，以致脾胃功能失调，脾失健运，胃不受纳，气血不生；或思虑过度，久郁不化，暗耗阴血，血不养心，心血不足，心神失养，脾气虚弱，病变相互影响，而见心脾两虚。久病失调，气血生化无权，不能濡养经脉，可见肢体不用等症。

2. 主要症状

情绪不稳，喜悲伤，心悸气短，失眠多梦，健忘，面色少华，精神萎靡，倦怠乏力，腹胀，食少，便溏，四肢痿软，下肢不能行走，上肢失用或失写。舌质淡，苔薄白，脉细弱。

3. 证候分析

心为君主之官，心主血，心血不足，心失所养，则心悸气短、健忘、精神萎靡、面色少华；思虑太过，气血不畅，心神失养，以致情绪不稳、失眠多梦；脾胃为后天之本、气血生化之源，脾胃不足，运化和受纳失调，会出现倦怠乏力、腹胀、食少、便溏；脾主四肢肌肉，脾虚则运化失司，故觉肌肉软弱无力、不能行走、失用失写。舌脉为心脾不足之象。

4. 治则

养心安神，健脾益气。

5. 取穴

百会、神庭、本神、膻中、中脘、气海、天枢、心俞、脾俞、内关、神门、足三里、公孙。

6. 手法

头部穴施平补平泻法，手法宜重，背腹部及四肢穴施补法。

7. 穴解

百会为诸阳之会，可以醒神开窍，与神庭相配，可加强镇静安神之效；本神具有清热泻火、安宁神志的作用；膻中为任脉穴位、八会穴之气会，又为心包之募穴，有调理人身气机之功，针之可开胸顺气；中脘为任脉经穴、胃之募穴，可健脾和胃，调畅气血，天枢是阳明脉气所发，为大肠之募穴，两穴相配，可健运脾胃，疏调气血，理气行滞；气海为人体元气之海，针之可提升正气，助运脾胃功能；心俞、脾俞为五脏俞，可补益心脾；内关可宽胸理气，开郁调神；公孙是足太阴脾经之络穴，别走阳明，有联络脾、胃二经各部气血的作用，内关、公孙均为八脉交会穴，二穴相配可以健脾养心；神门为手少阴心经之原穴，具有养心、安神定志之效；足三里为足阳明胃经之合穴，可健脾益胃，补益气血，通经活络。诸穴相配可养心安神，健脾益气。

本病的中医诊治首先应着眼于情志，解决"瘫痪"。中医"风痱""郁证""脏躁""梅核气""气厥""百合病"等均记载了与癔症相似的症状。"痱"首先提到了因"志"出现"身偏不用"，《灵枢·热病》曰："痱之为病也，身无痛者，四肢不收，智乱不甚，其言微知，可治；甚则不能言，不可治也。""风痱"一词见于隋代巢元方《诸病源候论·风病诸候》，书中曰：

"风痱之状，身体无痛，四肢不收，神智不乱，一臂不遂者，风痱也。"癔症性瘫痪多因七情引发，肝失疏泄、脾失健运、心神失养等脏腑阴阳气血失常，而致神失所主，统率不行，最终引起肢痱不仁，肢痿不用。治以疏肝解郁、健脾益气、清热化痰、养心安神、濡养经脉，方可选用甘麦大枣汤、逍遥散、温胆汤、补阳还五汤等。

针灸治疗癔症性瘫痪，必当以调神为根本。人中为"十三鬼穴"之"鬼宫"，又在督脉上，可以交通天地阴阳，醒神开窍，是古代治疗神志病的效穴。周德安教授治神八法善用"神"字效穴，创立了"四神方"，意在调神，使精神内守、真气从之。开四关可镇静开窍。"四关"之名首见于《灵枢·九针十二原》，书曰："十二原出于四关，四关主治五脏，五脏有疾，当取十二原。"《标幽赋》曰："拘挛闭塞，遣八邪而去矣，寒热痹痛，开四关而已之。"配合特定穴（如五脏俞、八脉交会穴、合穴等）可调理五脏功能，行气活血，通经活络。针刺手法也以泻法为主，以增强安神定志的作用。

三、典型病例

李某，女，28 岁。初诊日期：2003 年 7 月 15 日。

主诉：双下肢不能行走 10 天。

现病史：病人 10 天前因工作与领导争吵后，出现情绪激动，四肢发抖，呼吸急促，全身发冷，下肢瘫软，急送至附近医院，心电图、脑 CT 等检查未见明显异常，予地西泮注射液肌内注射，情绪渐平稳，但全身发软，双下肢无力，不能行走，回家后仍悲伤啼哭，失眠多梦，精神恍惚，下肢无力，不能下地行走，时值夏天，仍需穿棉袄。第二天至精神专科医院就诊，被诊为"癔症性瘫痪"，继续服用安定类镇静药，情绪、睡眠有所改善，但下肢仍不能活动，故来我院就诊。来时坐轮椅由家属推入诊室，情绪略有烦躁，查体尚配合，可以正确表达，思维清楚，语言流利，双下肢不能自行抬起，肌力 0～2 级，肌张力偏低，腱反射对称，浅感觉存在，未引出病理征。家属述其情绪低落，悲伤委屈，胸胁胀满，善太息，不欲饮食，失眠，服劳拉西泮片后可以入睡，多梦，怕冷，大便 3 日 1 行，偏干。舌质红，苔白，脉弦。

中医诊断：郁病（肝郁气滞）。

西医诊断：癔症性瘫痪（双下肢）。

治则：疏肝解郁，理气活血。

取穴：百会、神庭、本神、肩井、中脘、天枢、曲池、神门、合谷、太冲、内关、三阴交、委中、足三里、阳陵泉。

手法：百会、神庭、本神、合谷、太冲施泻法，余穴施平补平泻法，留针30分钟。每日1次，每周5次。

中药处方：逍遥散与柴胡龙骨牡蛎汤加减。

柴　胡 12 g	薄　荷 10 g (后下)	香　附 10 g	枳　壳 10 g
当　归 10 g	白　芍 10 g	川　芎 10 g	茯　神 10 g
白　术 10 g	生龙骨 15 g	生牡蛎 15 g	炒栀子 20 g
郁　金 10 g	生　姜 6 g	炙甘草 6 g	

7剂，水煎内服，每日2次。

诊疗经过：针刺治疗1次后睡眠即有好转。针刺治疗5次后，情绪逐渐平稳，睡眠较前安稳，胸胁症状消失，可以进食少量食物，大便干，2日1行，下肢仍无力活动，怕冷。中药改为逍遥散加玉屏风散、补阳还五汤方药，上方减生牡蛎、薄荷，加黄芪、防风、桃仁、地龙，继服14付，继续针灸治疗，配合心理暗示及功能锻炼。针刺治疗15次后，病人能坐起，能扶持下床走动，信心增加，情绪明显好转，睡眠明显好转，可以睡6个小时，怕风怕冷感消失。再行针刺及中药疏肝解郁，理气活血，并配合心理治疗和功能锻炼。针刺治疗20次后，病人行走正常，情绪平稳，睡眠平稳，临床痊愈。

> **按语**：癔症性瘫痪属于转换性障碍，具有易变性、全面性、暗示性，可见截瘫、偏瘫和单瘫，属于功能性瘫痪。瘫痪的发生大多与应激性精神创伤有关，发病迅速，症状可因暗示而加重或减轻，病人并非故意伪造瘫痪症状。癔症性瘫痪的发生与年龄、性别、文化程度有一定关系，一般来说，青年女性发病率较高。
>
> 中医认为情志过极致脏腑功能失调，气血阴阳逆乱，出现脉道不通，经脉虚空。此病早有论述，如《灵枢·口问》云："大惊卒恐，则血气分离，阴阳破败，经络厥绝，脉道不通，阴阳相逆，卫气稽留，经脉虚空，血气不次，乃失其常。"在针刺治疗上以调神为主，开窍醒脑，安神定志，使神有所主，阴阳平衡。情志与五脏相互影响，本病病机关键在于肝失疏泄、脾失健运、心失所养、脏腑阴阳气血失常，使脑失所养，而致神无所主，又，气机升降不利，气血不通，导致脉道闭塞，肢痿不用。治疗上在调神治神的同时，配合肝、脾、心之募穴，肝经、脾经、心经

等经脉的穴位，可达到醒脑开窍、通行气血、濡养经脉的目的。

针刺调神的治疗：百会为诸阳之会，可以醒神开窍，与神庭相配，可加强镇静安神之效，具有清热开窍、健脑宁神之功；本神是足少阳胆经腧穴，具有清热泻火、安宁神志的作用；神门为手少阴心经之原穴，具有安神定志、养心安眠之效。神庭、本神、神门为三神穴，专调神志，有安眠作用。合谷、太冲合称四关穴，且均为原穴，可行血理气，醒神开窍，调理阴阳。灵活应用特定穴，取穴少，有特效。结合治瘫，下肢配合足三里、阳陵泉、委中，上肢配合肩井、曲池、合谷等诸穴，急缓并用，标本兼治。

中药方剂先以逍遥散与柴胡龙骨牡蛎汤加减，以疏肝理气，镇静安眠。柴胡、香附、郁金、薄荷疏肝解郁为君，当归、白芍、川芎、白术、枳壳活血行气为臣，生龙骨、生牡蛎、炒栀子、茯神镇静安眠为佐，生姜、炙甘草为使。情绪稳定后加益气、温通经络的黄芪、防风、地龙、桃仁以疏通经脉。此病例针药结合治疗癔症性瘫痪，取得了很好的疗效。

癔症性瘫痪病人一般具有癔症性格特征，即富于情感性、暗示性、幻想性，因此用心理暗示疗法结合肢体康复，与针刺并用，对疾病的恢复尤为重要。

第十六节 动眼神经麻痹

一、概说

动眼神经麻痹相应的中医诊断为"睢目""视歧""侵风""睑废"等，属于中医"痿证"范畴。本病是各种病变使动眼神经受累，出现以上睑下垂、眼球向外下斜视、眼球转动受限、复视及瞳孔散大为主要表现的神经科综合征。

中医认为本病是由情志失调、劳倦过度、饮食不节等引起脾胃失健、肝肾亏虚、气血不足而成，临床可分为脾肾阳虚、风痰阻络、脾湿胃热等证型。

二、辨证施治

（一）脾肾阳虚

1. 病因病机

眼睑为肉轮，归脾所主。先天不足，脾胃功能素虚，脾肾阳气不振，不能温润宗筋，筋肉失养，上睑伸举无力，导致眼睑下垂、睑裂变窄。

2. 主要症状

自幼双眼或单眼上胞垂下，无力抬举，明显睑裂变窄，视瞻时仰首举额，扬眉张口，或以手提上睑方能视物，伴疲乏无力，面色无华，畏寒肢冷，下肢尤甚，小便清长。舌质淡，苔薄，脉沉细。

3. 证候分析

命门乃五脏六腑之本、十二经脉之根、元气之所系。先天禀赋不足，命门火衰，则脏腑、经络阳气不足。脾阳不足，约束失养，睑肌无力，则胞睑垂缓难睁。是故命门火衰，导致脾阳不足，可引起上胞下垂，升举运动无力；阳虚四肢失于温煦，故见四肢畏寒无力，阳虚于下，故下肢尤甚；脾虚气血生化乏源，故见面色无华；肾阳虚气化无权，则小便清长。舌质淡、苔薄、脉沉细等皆为脾肾两虚所致。

4. 治则

补肾健脾，温阳举陷。

5. 取穴

百会、神庭、攒竹、阳白、睛明、太阳、鱼腰、丝竹空、四白、承泣、中脘、气海、关元、天枢、手三里、内关、合谷、足三里、三阴交、太白、太冲。

6. 手法

气海、关元、足三里施补法，亦可加灸法。余穴施平补平泻法。

7. 穴解

百会位于头部之巅，属督脉，为升阳举陷之要穴，与神庭相伍，有镇静安神之效，为周德安教授"治病先治神"思想的体现；睛明、攒竹、太阳、鱼腰、丝竹空、阳白、四白、承泣为目之邻近穴，有疏通局部气血、通经活络之功；中脘为胃之募穴、八会穴之腑会，可促气血生成以益后天之本，气海属任脉穴位，为人体元气之海，是针灸保健要穴，可补益先天，二穴相配，可先后天同补；关元亦为人体的强壮穴之一，具有补肾温阳的作用，与气海相呼应，功效更强；手三里、足三里同为阳明经穴，一在上肢，一在下肢，共奏益气升阳之效，配合合谷、天枢于补气中加以行气，使气行通畅，达益气行血之功，大有"治痿独取阳明"之意；内关为八脉交会穴，可达胃心胸，有理气宽中的作用；太冲为足厥阴肝经之原穴，肝开窍于目，针太冲既可明目，又可行气活血，从而加强眼睑抬举功能；三阴交、太白均为足太阴脾经穴位，脾胃为后天之本、气血生化之源，两穴共用可加强益气养血之效。

(二) 风痰阻络

1. 病因病机

情志不舒、劳倦过度或房事不节，暗耗真阴，阴虚无以制阳，阳亢化风。

亦可为外感风邪所致。素体痰湿内蕴，风邪夹痰阻于经络，经脉失养而发病。

2. 主要症状

上睑下垂，眼球向外下斜视，眼球转动受限，复视及瞳仁散大，或可出现头晕目眩、恶心、呕吐痰涎等。舌苔厚腻，脉弦滑。

3. 证候分析

外感风邪、情志不舒、劳倦过度或房事不节，暗耗真阴，阴虚无以制阳，均可致阳亢化风，此为内风；加之素体痰湿内蕴，或嗜食肥甘厚味，致痰浊内生。今风邪夹痰上扰清窍，则头晕目眩；夹痰阻于经络，经脉失养，则上睑下垂；风邪妄动，牵扰眼球，故见眼球向外下斜视，加之痰阻于中，故而转动受限；《灵枢·大惑论》云："邪其精，其精所中不相比也，则精散，精散则视歧，视歧见两物。"即汇聚于目中的五脏六腑之精气，中邪而失去协调作用，则精气散乱，致约束失权，出现复视及瞳仁散大之症。舌苔厚腻、脉弦滑均为风痰阻络之象。

4. 治则

息风化痰，疏通经络。

5. 取穴

百会、神庭、攒竹、四白、风池、睛明、阳白、太阳、中脘、天枢、合谷、足三里、丰隆、太冲。

6. 手法

平补平泻法。

7. 穴解

四白为多气多血的足阳明经穴位，位于眼周，可疏通局部气血，濡养筋脉；睛明为足太阳膀胱经起始穴；阳白为足少阳胆经穴位；太阳为经外奇穴。以上四穴相配合，可在眼周上下左右形成围拢之势，促使散乱之精气重新汇聚于目中，以达目睛正明、瞳仁有神之效。其他诸穴不再赘述。

（三）脾湿胃热

1. 病因病机

脾胃虚弱，失其健运，水湿不化，湿邪郁而化热，又反使中焦受阻，此为脾虚生湿热；或外感湿热之邪、嗜食肥甘厚味，致湿热内蕴，阻滞中焦，脾胃布化失职，使清阳之气不升，水谷精微不能上荣清窍，眼睑肌肉失于濡养，发为睑废。

2. 主要症状

眼睑下垂，或伴胞睑微肿，眼球转动受限，眼角黄色分泌物较多，时头昏欲睡，形体偏胖，纳呆，食后腹胀，大便黏而不爽。舌质淡红，苔黄厚，脉沉滑。

3. 证候分析

脾湿胃热，清阳不升，眼睑肌肉失于濡养，故上睑下垂；湿聚成痰，阻于经络，气血运行不畅，运动失宜，故眼球转动受限；清阳不升则头昏欲睡，浊气不降则大便不调；形体偏胖，肥人多湿；眼角黄色分泌物较多，苔黄厚，说明湿热之邪较重；中焦运化失司，故见纳呆，食后腹胀；脉沉滑提示脾虚湿阻。

4. 治则

健脾和胃，化湿濡筋。

5. 取穴

中脘、足三里、百会、神庭、气海、关元、天枢、阴陵泉、曲池、丰隆、攒竹、睛明、太阳、四白、阳白、光明、丝竹空、公孙、太冲。

6. 手法

曲池、丰隆施泻法，公孙、气海、关元施补法，余穴施平补平泻法。

7. 穴解

腑会中脘为胃之募穴，长于升清；足三里是足阳明胃经的下合穴，善于降浊。以上二穴配伍谓"合募配穴法"，有补养后天之本、扶正祛邪的功能。百会益气升阳，配合神庭兼有安神之功；气海有补虚固本、调畅气机之效，关元有健脾补虚、补肾强精之用，两穴同为强壮保健要穴，主一身之气机；天枢通中焦阻滞；公孙、阴陵泉健脾化湿；太冲清肝明目；丰隆祛痰，合曲池以清湿热；攒竹、睛明、太阳、四白、阳白、光明、丝竹空等为局部取穴。

有关本病，古代医家多有论述。《灵枢·经筋》云："热则筋纵，目不开……以白酒和桂，以涂其缓者。"《诸病源候论·睢目候》云："目，是脏腑血气之精华……若血气虚……其皮缓纵，垂覆于目，则不能开，世呼为睢目。"《兰室秘藏·眼耳鼻门》云："夫五脏六腑之精气皆禀受于脾，上贯于目……故脾虚则五脏之精气皆失所司，不能归明于目矣。"由此可知，该类疾病多责之气血不足，脾虚五脏精气失司，不能上荣于目所致。

有关针灸治痿，早在《素问·痿论》中即有"治痿独取阳明"之说，然而"取阳明"不等于"补阳明"。阳明气虚故当补阳明，但亦有阳明湿热、阳明痰湿等不同证型。取阳明经治疗时，当辨明气机的清浊升降、脏腑的虚实寒热，补虚泻实，方能有效。

三、典型病例

病例 1

尹某，女，55 岁。初诊日期：2019 年 5 月 24 日。

主诉：右眼睑下垂 5 天。

现病史：5 月 19 日，病人外出旅游时无明显诱因突然出现右眼睑抬举费力，晨起伴视物重影小于半小时，后仅表现为持续性右眼睑下垂，无明显晨轻暮重、言语含糊、抬头曲颈费力、肢体活动不利及感觉异常等，无头痛头晕、发热、恶心呕吐、腹痛腹泻、尿频尿急等症状。5 月 23 日，病人先后就诊于某三甲医院眼科、神经内科，考虑"右上睑下垂待查、周围神经病"，予维生素 B$_1$、甲钴胺片、扎冲十三味丸治疗，症状无缓解。就诊时症见：右眼睑下垂，晨起抬举费力明显，伴视物重影小于半小时，日间无视物重影，无明显晨轻暮重、言语含糊、抬头曲颈费力、肢体活动不利及感觉异常等，偶有头晕，无视物旋转、视野缺损、饮水呛咳、吞咽困难、头痛、发热、恶心呕吐、腹痛腹泻、尿频尿急等症状。可独立步行，纳可，夜眠可，二便调。舌质红，苔黄腻，脉弦。

中医诊断：痿证（脾湿胃热）。

西医诊断：动眼神经麻痹。

治则：健脾和胃，化湿濡筋。

取穴：百会、神庭、攒竹、阳白、承光、睛明、太阳、承泣、中脘、天枢、手三里、合谷、三间、阴陵泉、足三里、丰隆、悬钟、光明、太冲。

手法：平补平泻法，留针30分钟。

诊疗经过：针刺治疗1次后，病人即诉右眼睑有轻松感，视物重影减轻；针刺治疗3次后，右眼睑已能抬举，右眼睑力弱感明显好转，右睑裂也由就诊时的5 mm增至8 mm，与对侧差异明显减小，无视物重影，无头晕。

按语：动眼神经麻痹是临床常见病，可由脑血管病变、颅神经炎、肿瘤、脱髓鞘性病变、糖尿病、动脉瘤、重症肌无力、托洛萨-亨特综合征等原因引起，表现为眼睑下垂、眼球活动受限、外斜视、瞳孔散大、复视、集合反射消失，对病人视力造成严重影响。临床上可分为先天性动眼神经麻痹和后天性动眼神经麻痹。先天性动眼神经麻痹较少见，绝大多数为单眼，其原因为发育异常或产伤所致。后天性动眼神经麻痹较先天性动眼神经麻痹为多见，临床上动眼神经的分支麻痹较动眼神经麻痹多见。动眼神经上支麻痹较下支麻痹多见。

本病属中医学"上胞下垂""目偏视""瞳神散大""睑废""视一为二"等范畴，属中医学的"痿证"。清代黄庭镜《目经大成》云："此症视目内如常，自觉亦无恙，只上下左右两睑，日夜长闭而不能开，攀开而不能眨……尝见病人，一行一动，以手拈起眼皮方能视。"本病病因与五脏六腑、十二经脉、精津气血都有着密切的联系。《灵枢·邪气脏腑病形》云："十二经脉，三百六十五络。其气血皆上于面而走空窍，其精阳气上走于目而为睛。"《灵枢·邪气脏腑病形》云："目者宗脉之聚也。"《灵枢·大惑论》云："五脏六腑之精气，皆上注于目而为之精。"本病的病机主要责之于脾胃虚弱。眼睑为肉轮，归脾所主，脾气虚弱，则上睑伸举无力，导致眼睑下垂、眼裂变窄。

百会配神庭，具有清热开窍、健脑宁神、平肝息风和升阳举陷之功；足太阳经筋为"目上纲"，足阳明之经筋上合于太阳，足少阳之经筋上额角，其为病"目不开"，故本方取足太阳经穴承光、攒竹、睛明，足少阳经穴阳白、悬钟、光明以及奇穴太阳；中脘为任脉经穴，为胃之募穴，脾胃相表里，脾主肌肉，眼睑为脾所主，故取中脘以健脾和胃，调畅气血，升阳举陷而治胞睑无力；承泣、天枢、手三里、足三里、丰隆、三间、合谷均为手足阳明经穴，与中脘相合可清泻胃热、调畅阳明经气血，与足太阴脾经相伍可健脾化湿；光明为足少阳胆经的络穴，太冲为足厥阴肝经的原穴，原络相伍共奏养血荣筋、明目开窍之效。

病例2

田某某，男，80岁。初诊日期：2020年9月25日。

主诉：双眼复视，左眼睑下垂10天。

现病史：病人于10天前出现双目复视，左眼睑下垂，眼球斜视，活动不灵活，遂至某医院眼科就诊，行眼底拍片、黄斑角膜等检查，均未见异常，颅脑磁共振未见异常，诊为动眼神经麻痹，予降压降糖药及维生素口服治疗，为寻求进一步治疗，来我院就诊。病人双目视一为二，左眼球外斜视，左右活动不及边，上睑下垂，视物模糊，行走跑偏，无头痛头晕，无肢体活动不利，眠可，纳好，二便调。舌质暗红，苔薄白，脉弦数。

中医诊断：①痿证（风痰阻络）；②视歧（肝肾不足，肝风内动）。

西医诊断：动眼神经麻痹。

治则：滋补肝肾，息风通络。

取穴：百会、风池、头维、睛明、鱼腰、球后、瞳子髎、臂臑、养老、足三里、光明、太溪、太冲、肝俞、肾俞。

手法：平补平泻法，留针30分钟，隔日1次。

中成药：知柏地黄丸和石斛夜光丸

诊疗经过：针刺治疗5次后，病人即诉双目视物清楚了很多，左眼睑有力，右眼复视已有好转，左眼仍复视，左眼球外斜视，行走仍向右跑偏，余无明显不适。继续针灸5次，病人复视明显好转，右眼已无复视，左眼复视亦明显好转，左眼睑抬起，眼球居中略偏左，活动较前灵活，行走可以走直线。针刺治疗 18 次后，眼球运动恢复正常，上睑下垂、斜视、复视症状完全消失，眼裂大小恢复正常。巩固 2 次后病情平稳，临床痊愈。

> **按语**：多种原因如脑外伤、眼外伤、炎症、糖尿病、脑梗死等神经脑部病变的损伤或压迫，均可导致动眼神经的全部麻痹或部分麻痹，主要的临床表现有瞳孔散大、高度的外斜视、对光调节反射减弱或者消失、上睑下垂、复视以及头痛等，严重影响眼球的外旋及其他方向的运动，降低病人的生活质量。
>
> 本病中医称之为"目偏视""上胞下垂""视歧""痿证""睑废"等，《灵枢·大惑论》载："五脏六腑之精气，皆上注于目而为之精。精之窠为眼，骨之精为瞳子，筋之精为黑眼，血之精为络，其窠气之精为白眼，肌肉之精为约束，裹撷筋骨血气之精而与脉并为系，上属于脑，后出于项中。"可见五脏六腑均系于目。本例病人年事已高，既往患糖尿病、高血压，素体肝肾不足，肝风内动，上扰清窍，眼窍闭塞，目失濡养，故出现视物不清、复视、斜视、眼睑下垂等症。百会为诸阳之会，可以去内外风，且有升阳举陷的作用，故为治疗眼睑下垂的重要穴位。风池、头维可以醒脑开窍、祛风通络。睛明、鱼腰、球后、瞳子髎为眼周腧穴，可调理眼部经络气血，治疗各种眼病。臂臑、养老、光明均有治疗眼部疾病的功效。足三里为足阳明经合穴，可补气养血，提升正气。太溪、太冲、肝俞、肾俞可滋补肝肾，濡养清窍。

第十七节 腓总神经麻痹

一、概说

腓总神经麻痹属于中医"痿证"范畴。坐骨神经行至大腿下段分出腓总神经，于膝外侧处变得浅表，绕过膝关节的侧面，在腓骨小头上面经过，以后向下走行。腓骨小头上面是腓总神经最易受小头压迫而受损的部位，盘腿而坐、蹲立劳动可导致腓总神经出现麻痹。该处受压时多损及深支，出现足趾和足的背屈力减弱，常表现为足下垂和跨阈步态，以及第一、第二趾间皮肤的感觉障碍，部分病人因浅支受损会出现足外翻以及足背大部的感觉障碍。肌电图的检查，尤其是腓骨小头近端与远端的肌肉动作电位的波幅相差 20%以上有诊断价值。中医认为本病以劳倦过度、起居失常为发病基础，直接病因如上所述，临床以膝部外侧气血瘀滞为主要病机，与足少阳经、足阳明经、足太阳经以及督脉气血运行关系密切。

二、辨证施治

1. 病因病机

多于蹲立过久、盘腿久坐后突然发生。发病前身体劳倦、起居失常导致膝外侧气血运行失常，阳气不振，小腿前外侧筋肉、皮部失养。

2. 主要症状

垂足，足和足趾不能背屈，小腿前外侧肌肉无力，甚则萎缩，小腿前外侧和足背外面麻痹不仁。舌质淡暗，苔白，脉沉、细、涩。

3. 证候分析

多因腓骨小头上方受压过久，致局部气血运行不畅，气滞血瘀，经脉失于濡养，致患肢小腿及足部肌肉痿软无力、肌肤不仁。由于气血瘀滞或阳气不足，失于温煦，部分病人自觉患肢局部有恶风、恶寒等不适感。

4. 治则

舒经通络。

5. 取穴

百会、神庭、命门、肾俞、关元俞、环跳、阳陵泉、解溪、悬钟、足三里。

6. 手法

肾俞、关元俞、足三里施补法，亦可加灸法，余穴施平补平泻法。

7. 穴解

根据周德安教授的"治病先治神"理论，以百会与神庭相伍，发挥镇静安神之效。命门可培补肾阳。腓骨小头上部邻近足少阳胆经、足阳明胃经、足太阳膀胱经，经脉所过、主治所及，因此本病与足三阳经关系密切。肾俞、关元俞为足太阳膀胱经穴位。肾俞是肾的背俞穴，具有滋补肾气的功能，关元俞具有统理下焦气血的功能，尤其可以调补丹田的元气，肾俞配合关元俞，可治疗下焦虚寒诸症，常用于腰膝冷痛，下肢痿软无力。环跳是足少阳胆经和足太阳膀胱经的交会穴，能疏经通络，祛湿散寒，是治疗下肢疼痛、瘫痪的常用穴。阳陵泉为胆经之合穴、八会穴之筋会，解溪为足阳明胃经之经穴，二穴均具有疏利关节等作用。悬钟为八会穴之髓会。足三里为足阳明胃经之合穴，可益气行血，通经活络，配合环跳、阳陵泉、悬钟可用于治疗下肢瘫痪、麻痹。

三、典型病例

病例 1

田某，女，37 岁。初诊日期：2011 年 11 月 1 日。

主诉： 左下肢垂足 3 周。

现病史： 病人 3 周前久蹲后第二天晨起时出现左下肢垂足，足部及足趾背屈不能，于外院神经内科诊断为"腓总神经麻痹"，肌电图腓总神经神经传导未引出。肌内注射甲钴胺 2 周。查体：神清，精神可。颅神经阴性，双上肢和右下肢肌力、肌张力正常。左小腿肌肉未见明显萎缩，左下肢不能完成足背屈、足趾背屈。左下肢膝腱反射、跟腱反射均存在。左下肢行走呈跨阈步态。为寻求非药物疗法治疗而来我院就诊。就诊时口服维生素 B_1、甲钴胺片，病情未改善。纳可，眠欠安，二便调，自觉平素恶风，双下肢怕凉。舌淡苔白，脉细。

中医诊断：痿证（气滞血虚，经脉失养）。

西医诊断：腓总神经麻痹。

治则：舒经活络。

取穴：百会、神庭、环跳、阳陵泉、悬钟、足三里、解溪。

手法：平补平泻法，留针 30 分钟，每周 3 次。

诊疗经过：针刺治疗 3 次后无明显好转；针刺治疗第 4 次时加命门、肾俞、关元俞，病人诉双下肢怕凉感有所减轻；继续此方案针刺治疗 9 次后，左足背和左足趾可以部分背屈；继续针刺治疗 6 周后，左足下垂完全恢复，双下肢怕凉感基本消失。

> **按语：**腓总神经麻痹临床较常见，以腓骨小头上方受压为主因，起病较急，以患肢垂足，步行呈跨阈步态，伴或不伴有足背、足趾感觉障碍为主要临床表现。本例在"治病先治神"的基础上，按照"经脉所过、主治所及"的原则，结合腓总神经是坐骨神经之延伸分支的生理特点，取环跳刺激坐骨神经，阳陵泉、悬钟刺激腓总神经；同时根据《素问·痿论》"治痿独取阳明"之说，取多气多血之足阳明胃经的足三里、解溪，有利于刺激麻痹之胫部前侧肌肉和肌腱组织。病人平素双下肢发凉，根据舌脉，考虑为阳气不荣经脉，故加用命门、肾俞、关元俞以补益元气、激发阳气。经上述治疗，不仅垂足症状消失，下肢怕凉感亦消除。

病例 2

李某某，男，41 岁。初诊日期：2010 年 1 月 23 日。

主诉：双下肢无力、足下垂半个月。

现病史：病人半个月前因野外工作，长蹲不当，适逢天气寒冷，出现双下肢无力，走路时右足趾抬不起来，休息后未见明显缓解，在当地医院就诊，予膏药贴敷无效，右小腿前外侧和足背感觉减退，行走时右足尖先落地，足踝、足趾不能上翘，回北京后到某医院就诊，肌电图检查示为：右腓总神经传导速度减慢，动作电位波幅降低，诊为"腓总神经麻痹"。予甲钴胺片等神经营养药并理疗治疗，症状无改善。为寻求进一步治疗来我院就诊，来诊时右侧足和足趾不能背屈，足下垂，走路呈跨阈步态。检查：踝关节不能背伸及外翻，足趾不能背伸，小腿外侧及足背皮肤感觉减退。舌质红，苔薄白，脉弦细。

中医诊断：痿证（寒湿阻络）。

西医诊断：腓总神经麻痹。

治则：温经散寒，除湿通络。

取穴：阳陵泉、足三里、委中、悬钟、解溪、丘墟、足临泣、八风。

手法：平补平泻法，留针30分钟，隔日1次。足踝部加红外线烤灯。足三里穴位注射甲钴胺。

中药处方：独活寄生汤加减。

独 活 10 g	桑寄生 15 g	杜 仲 10 g	牛 膝 10 g
秦 艽 10 g	姜 黄 10 g	熟地黄 10 g	细 辛 10 g
酒川芎 10 g	乌梢蛇 30 g	丹 参 15 g	当 归 10 g
人 参 15 g	茯 苓 15 g	桃 仁 10 g	炙甘草 6 g

7剂，水煎温服，每日2次，每次200 ml。

诊疗经过：针刺治疗5次后病人明显感觉双下肢有力，右下肢足踝向上有肌肉活动，小腿前外侧感觉减退好转，继续前方针灸加穴位注射甲钴胺，并嘱病人做外力上拉足踝及小腿的功能锻炼。针刺治疗10次后，足趾可以做背屈动作，足踝上翘45°，足下垂改善，步行时足跟可以着地，小腿外侧感觉恢复正常。继续针药治疗加运动康复，2个半月后病人下肢恢复正常。

> **按语**：腓总神经麻痹临床比较常见，常因外伤、长期盘腿、睡眠压迫、糖尿病、滑膜炎等原因引起。其临床表现为足和足趾背屈不能，足下垂，足跟行走不能，呈跨阈步态，伴小腿前外侧和足背感觉障碍。如及时进行正确诊疗，加运动康复，一般病人恢复良好。
>
> 本病属中医学"痿证"范畴，此病人因长蹲，又受寒湿之邪侵袭下肢，痹阻经脉，气血运行不畅，筋脉失养，而发下肢足踝不能行动，日久

出现肌肉萎缩。针灸"治痿独取阳明",故多取足阳明经穴位,取足三里、解溪,意在益气养血通络。取筋会阳陵泉,髓会悬钟,丘墟,使筋脉得养。腓神经行经腘窝及腓骨小头处,故取委中、足临泣可以刺激腓神经支配的肌纤维主动收缩,又可驱风散寒,通经活络。八风穴为局部通行血脉,改善末梢神经血液循环。在足阳明胃经之合穴足三里处注射甲钴胺,药物直接作用到下肢,充分达到营养腓总神经的目的。

第十八节 桡神经损伤

一、概说

桡神经损伤表现为患侧上肢不能伸腕、拇指不能背伸及外展，呈垂腕畸形，手背虎口处感觉障碍，往往有外伤史，或入睡后患侧上肢长时间受压，比如头枕一侧上臂入睡或者入睡后一侧上臂长时间压在床挡上，导致桡神经损伤。肌电图检查有助于诊断。根据临床表现，桡神经损伤应该属于中医"筋痿"的范畴。

二、辨证施治

（一）气血瘀滞

1. 病因病机

往往有外伤史，或入睡后患侧上肢长时间受压，比如头枕一侧上臂入睡或者入睡后一侧上臂长时间压在床挡上等原因，引起患侧上肢的皮肉筋脉受损，以致经络不通，经气运行受阻，瘀血壅滞局部而成。

2. 主要症状

急性或者亚急性起病，患侧上肢不能伸腕、拇指不能背伸及外展，呈垂腕畸形，手背虎口处感觉障碍。舌质暗红，苔薄白，脉弦涩。

3. 证候分析

外部因素引起患侧上肢的皮肉筋脉受损，以致经络不通，经气运行受阻，瘀血壅滞局部导致肢体局部筋脉弛缓，痿软无力，或伴有肢体局部麻木。舌暗红，脉弦涩为气血瘀滞之象。

4. 治则

行气活血化瘀，通经活络。

5. 取穴

患侧臂臑、手五里、肘髎、曲池、手三里、上廉、下廉、温溜、偏历、阳溪、合谷、外关、阳池、鱼际。

6. 手法

平补平泻法。亦可火针点刺上述穴位，每周 1~2 次。

7. 穴解

臂臑、手五里、肘髎、曲池、手三里、上廉、下廉、温溜、偏历、阳溪、合谷均为手阳明大肠经之穴。手阳明大肠经多气多血，况且在上肢的循行多与桡神经走行、支配感觉运动肌肉相一致，局部用穴可以疏通局部筋脉经络气血，故既可称为循经取穴，又可称为局部取穴。外关、阳池、鱼际均为局部取穴。

（二）肝肾亏虚

1. 病因病机

久病体虚，或劳伤过度，精血亏虚，筋脉失于精血气血的濡养而成。

2. 主要症状

病程迁延过长，患侧上肢不能伸腕、拇指不能背伸及外展，呈垂腕畸形等症状不见缓解，局部肌肉萎缩。舌质红，苔少，脉象沉细。

3. 证候分析

病程迁延过长，久病体虚，或劳伤过度，精血亏虚，筋脉失于精血气血的濡养，导致患侧上肢不能伸腕、拇指不能背伸及外展，呈垂腕畸形等症状不见缓解，而且局部肌肉萎缩。舌质红、苔少、脉象沉细均为肝肾亏虚之征。

4. 治则

补益肝肾，濡养筋脉。

5. 取穴

臂臑、手五里、肘髎、曲池、手三里、上廉、下廉、温溜、偏历、阳溪、合谷、外关、阳池、鱼际、肝俞、肾俞、太溪、太冲。

6. 手法

于手阳明大肠经（臂臑、手五里、肘髎、曲池、手三里、上廉、下廉、温溜、偏历、阳溪、合谷）排刺；外关、阳池、鱼际施平补平泻法；肝俞、肾俞、太溪、太冲施提插补法。

7. 穴解

臂臑、手五里、肘髎、曲池、手三里、上廉、下廉、温溜、偏历、阳溪、合谷排刺，外关、阳池、鱼际施平补平泻法以疏通局部筋脉气血，肝俞、肾俞、太溪、太冲施提插补法以补益肝肾之精血，濡养筋脉。

三、典型病例

高某，男，34岁。初诊日期：2015年6月2日。

主诉：左侧腕部及大拇指痿软无力15天。

现病史：病人于15天前因头枕左侧上臂入睡，1小时后醒来发现左手麻木，可抓握但力量很弱，左拇指不能背伸及外展，左腕关节不能背伸，呈垂腕。病人到某医院就诊，被诊为"正中神经损伤"，针灸治疗3次，症状无变化，遂来我院求诊。刻下症见：左拇指不能背伸及外展，左腕关节不能背伸，垂腕，寐安，纳食佳，二便调。舌质暗红，苔薄白，脉弦细。

中医诊断：筋痿（气血瘀滞）。

西医诊断：桡神经损伤。

治则：行气活血化瘀，通经活络。

取穴：患侧（左侧）臂臑、手五里、曲池、手三里、上廉、下廉、温溜、偏历、阳溪、合谷、阳池、鱼际。

手法：平补平泻法。

诊疗经过：第1次针刺治疗后，病人左手腕可以背伸，左拇指可以背伸，症状明显减轻。继续依前法治疗，病人症状逐渐缓解。经过12次治疗（每周3次），病人已完全治愈，恢复正常生活与工作。

> **按语**：桡神经损伤根据临床表现，应属中医学"筋痿"范畴。古人认为"治痿独取阳明"，况且阳明经多气多血，针刺阳明经可行气活血化瘀，通经活络。患侧臂臑、手五里、曲池、手三里、上廉、下廉、温溜、偏历、阳溪、合谷均为手阳明大肠经穴，而手阳明大肠经沿上肢桡侧循行，多为桡神经支配区，也可谓局部取穴。阳池位于腕背横纹中，指总伸肌腱边缘，可疏通腕部气血，疏理肌腱。鱼际位于拇指根部，可疏通拇指局部气血。

第十九节　臂丛神经损伤

一、概说

臂丛神经损伤为多种外伤、缺血、肿瘤、物理、代谢等原因所致的一种周围神经损伤，分为上臂丛、下臂丛或全臂丛神经损伤。臂丛神经有腋神经、肌皮神经、桡神经、正中神经、尺神经5个分支，临床表现取决于受累神经，特征是受累神经分布区感觉、运动及自主神经功能障碍，伴腱反射减低或消失。如见肩关节不能外展为腋神经损伤，肘关节不能屈曲为肌皮神经损伤，腕关节下垂、不能伸腕伸指为桡神经损伤，握拳无力、手指或拇指不能屈曲、大鱼际萎缩为正中神经损伤，爪形手和小鱼际萎缩为尺神经损伤，整个手臂完全不能伸举为臂丛神经混合损伤。

本病属于中医"痹证""痿证"范畴，与劳逸不当、外邪侵袭、跌打损伤、体虚、饮食内伤等机体内外损伤有关。寒湿留滞、瘀血阻遏经筋，气血运行不畅，肌肉筋脉失养，而致疼痛、活动不利、筋脉弛缓，日久肌肉萎缩。临床可分为寒湿阻痹、瘀血阻络、气血不足。

二、辨证施治

（一）寒湿阻痹

1. 病因病机

长期劳作，肢体筋肉、关节负重过度，又受寒湿之邪侵袭，则邪气痹阻经脉，气血运行不畅，不能濡养经筋，经筋束骨利机关的功能失常，而出现筋肉拘挛疼痛，麻木不仁，活动不利。

2. 主要症状

上肢肩、臂肌肉关节疼痛重着、筋骨酸疼、肩冷麻木不能上举，手臂挛痛，肩、臂、肘、腕关节屈伸不利，或软弱无力，畏寒肢冷，遇冷加重。舌质淡红，苔白，脉弦紧。

3. 证候分析

劳逸不当，加上外受寒湿之邪侵袭，所过之处，经脉痹阻，不通则痛，故见上肢肩臂肌肉关节疼痛。寒凝则肩冷，遇寒则重；湿邪黏腻重浊，故见肢体重着酸楚。经络壅塞、气血不和、经气不达四末，筋脉失养，经筋束骨利机关的功能失常，故见肩、臂、肘、腕关节屈伸不利，或软弱无力。舌脉为寒湿之象。

4. 治则

温经散寒，祛湿通络。

5. 取穴

风池、颈5～7夹脊穴、胸1夹脊穴、外关、后溪。病在肩部加肩三针（肩前、肩髃、肩髎）和肩贞、天宗；病在手腕、肘部加臂臑、手三里、合谷、八邪。

6. 手法

平补平泻法。亦可火针点刺上述腧穴及局部。

7. 穴解

风池为足少阳胆经与阳维脉的交会穴，有驱风散寒、通经活络的功效，还可舒缓颈部肌肉。针刺夹脊穴，可以达到舒经活络、调节脏腑、助运阳气的功效。外关为手少阳三焦经穴位，八脉交会穴之一，通阳维脉，可以通气血，有解痉止痛、通经活络之功。后溪为手太阳小肠经穴，通督脉，治疗颈椎和手指麻木不利。肩三针是肩前、肩髃、肩髎的合称。肩髃为手阳明大肠经与阳跷脉的交会穴，可疏散经络风湿，通利关节，主治手臂挛痛，臂细无力，筋骨酸疼。肩髎为手少阳三焦经穴位，可治疗肩重不举、臂痛。肩前为经外奇穴，主治肩臂痛，臂不能举。肩贞为手太阳小肠经穴位，主治肩臂不能上举，活动受限，手臂麻木。天宗为手太阳小肠经穴位，有舒筋活络的功效。臂臑为手阳明大肠经穴位，有舒筋通络、活血止痛的功效，可用于治疗上肢活动不利、疼痛、麻木，肘臂挛痛等运动系统疾病。手三里为手阳明大肠经穴位，古代文献记载其可治"手臂不仁，肘挛不伸""肘臂酸痛，屈伸难"。合谷为手阳明大肠经之原穴，可以疏风解表，行气活血，通络止痛，治疗手指、手腕屈曲不利。八邪是经外奇穴，可通经活络，治疗手指麻木。

（二）瘀血阻络

1. 病因病机

跌打外伤，损伤筋脉，或络破血溢，渗入肌肉腠理之间，气血运行不畅，形成瘀血阻遏，气血不通，瘀血不去，导致筋肉挛缩、肌筋结聚不伸；日久气血瘀滞不畅，筋脉失去气血的濡养，则骨软无力，麻木不仁，肌肉萎缩。

2. 主要症状

初期表现为损伤局部肿痛，肩、臂、肘、腕或手指活动不利，屈伸障碍，不能上举，手指拘挛，日久可见肢体麻木，痿软无力，肌肉萎缩。舌质暗红，苔白少津，脉弦细。

3. 证候分析

因跌打、挫伤、压伤、扭伤所致筋脉损伤，气血瘀阻不通，经脉痹阻，不通则痛，活动不利，屈伸障碍，不能上举，迁延日久，瘀血停留经筋，筋脉失养，导致筋肉挛缩、肌筋结聚不伸，可转变为慢性损伤，肢体麻木，痿软无力，肌肉萎缩，手指拘挛。日久气虚血瘀，气血失和，可见面色不华、舌暗红、苔白少津、脉弦细之象。

4. 治则

益气活血，舒筋活络。

5. 取穴

颈5~7夹脊穴、胸1夹脊穴、气海、膈俞、内关、三阴交。病在肩部加取肩三针（肩前、肩髃、肩髎）、肩贞、天宗；病在手腕、肘部加臂臑、手三里、合谷、八邪。

6. 手法

平补平泻法。亦可火针点刺上述腧穴及局部。

7. 穴解

气海为人体元气之海，针之可补益元气，又能生发阳气，推动气血运行。膈俞是血会，针之可活血行气化瘀。内关、三阴交可以通气血，活血化瘀，有解痉止痛、通经活络之功。合谷为手阳明大肠经原穴，可以行气活血，通络止痛，治疗手指、手腕活动不利。八邪是经外奇穴，可通经活络，治疗手指麻木，屈伸不利。余穴解同上一证型。

（三）气血不足

1. 病因病机

由于长期劳逸过度、起居不当、情志不舒，或平素体虚、年老、久病，脏腑功能下降，脾虚健运失常，气血生化无源，经脉失养，则肢体无力，痿软失用；肾精亏虚，不能主骨生髓，髓海不足，则腰膝酸软，肢节力弱；肝藏血主筋，肝郁血虚，筋脉失于濡养，则筋软乏力，肢体活动不利。

2. 主要症状

四肢痿软，上肢肩臂肌肉麻木不仁，肩、臂、肘、腕关节屈伸不利，上举无用，手指麻木力弱，肌肉松软无力，伴头晕、腰膝酸软，行动迟缓，气短乏力，纳少，口干。舌质淡红，苔薄白，脉沉细。

3. 证候分析

体虚久病、劳逸过度，而致肝、脾、肾脏腑功能下降。脾为气血生化之源，脾虚则气血生化失常，经脉失于濡养，血虚则麻、气虚则木，可见关节肌肉麻木不仁，肌肉松软无力，纳少，乏力。肝肾同源，肝藏血主筋，肾藏精生髓主骨，气血渗灌脏腑，筋骨依赖脏腑气血的滋养，如肝肾不足，气血不调，不能濡养筋肉肢节，则四肢痿软，肩、臂、肘、腕关节屈伸不利，上举无用，手指麻木力弱。腰为肾之府，肾主骨生髓，肾精亏虚，腰膝酸软，行动迟缓，口干。舌脉为气血不足、筋脉失养之象。

4. 治则

益气养血，濡养筋脉。

5. 取穴

肝俞、脾俞、肾俞、气海、足三里、太溪、颈 5~7 夹脊穴、胸 1 夹脊穴。病在肩部加肩三针（肩前、肩髃、肩髎）和肩贞；病在手腕、肘部加臂臑、手三里、内关、合谷、八邪。

6. 手法

补法。亦可火针点刺上述腧穴及局部。

7. 穴解

肝俞、脾俞、肾俞为背俞穴，针刺此穴可调补脏腑功能，使气血充足，经脉得养。气海为助气血物质充盛之地，可生发阳气，治一切虚证。足三里为足阳明胃经之合穴，针刺足三里可壮五脏六腑之海、助气血生化之源、补益气血以润宗筋、利关节。太溪为足少阴肾经之原穴，肾经为精血传输之地，针刺太溪可补益肾精。余穴解不再赘述。

本病属于中医"痹证""痿证"范畴。《素问·痹论》云："痹在于骨则重，在于脉则血凝而不流，在于筋则屈不伸，在于肉则不仁，在于皮则寒，故具此五者，则不痛也。"不只是痹证可表现出疼痛，痿证也可表现出疼痛，故与内外损伤有关的痹证和痿证不可截然分开。损伤早期出现肢体疼痛酸重、麻木不仁、活动不利，符合"痹证"。损伤日久，肢体筋脉弛缓不收，上肢软弱无力，则可见肌肉萎缩，不能上举、后伸、屈曲等"痿证"的表现。其治法以温经散寒、祛湿通络、活血化瘀、补益气血、调补肝肾等。

有关针灸治疗本病，多以经筋所伤论之。如《素问·痿论》云"宗筋主束骨而利机关也"，《素问·五脏生成》云"诸筋者皆属于节"。经筋证候多是指经筋循行所过之处的筋肉、关节等疾患，以疼痛和运动障碍为主。臂丛神经损伤病人长期痹痿、气血不和，筋脉瘀滞失养，终致"痿证"。《黄帝内经》论治经筋痹主要以针刺为主。从经脉循行看：手阳明经走行与臂丛神经走行相似，其下有肌皮神经、尺神经、桡神经及腋神经分布；手少阳三焦经、手太阳小肠经、手阳明大肠经均循行于肩、肘、腕关节的分布区域。从功效看："阳明者五脏六腑之海，主润宗筋"；"三焦者，原气之别使也"，可打通身体阳气通道，达到通利经脉的目的；手太阳可运化精微，通行气血。故取穴首重手三阳经穴位。《灵枢·经筋》反复强调"治在燔针劫刺，以知为数，以痛为输"的针刺疗法，即配合火针温通经脉，行气活血。

三、典型病例

病例1

董某某，男，70 岁。初诊日期：2006 年 12 月 20 日。

主诉：左肩部不能上举 5 天。

现病史：病人 5 天前做家务时，因用力不当导致左臂酸痛，自行热敷后疼痛缓解。第 2 天，病人左肩无力，不能抬举，左肘、腕活动尚可，剁馅、包饺子均无碍，未加以重视。第 5 天，病人症状无明显缓解，遂来我院就诊。

查体：病人肩关节完全不能抬起、内收、外展，肌力 0~2 级，肘以下可以自如活动，无明显压痛，左肩部深浅感觉减退，右上肢肱二头肌、肱三头肌反射存在，左霍夫曼征阳性，其余肢体正常。颈椎磁共振示 C5~C7 椎间盘突出，压迫硬脊膜，肩部磁共振示肩袖损伤，肌电图检查示肌肉收缩时，运动电位明显减少，神经源性病变。现症见：左肩无力，不能上举、外展，无明显疼痛，平素偶头晕，颈痛，双手发麻，气短，乏力，腰膝酸软，纳可，眠可，二便调。舌质淡红暗，苔白，脉弦。

中医诊断：痿证（气虚血瘀）。

西医诊断：上臂丛神经损伤——腋神经。

治则：益气活血，濡养筋脉。

取穴：大椎（灸）、气海、颈 5~7 夹脊穴、胸 1 夹脊穴、肩三针（肩前、肩髃、肩髎）、肩贞、臂臑、手三里、外关、合谷、足三里。

手法：补法，留针 30 分钟。火针点刺上述腧穴及局部。

中药处方：

黄 芪 30g	防 风 10g	当 归 15g	川 芎 10g
羌 活 10g	秦 艽 10g	桑 枝 10g	僵 蚕 10g
姜 黄 10g	桃 仁 10g	红 花 10g	路路通 10g

7 剂，水煎温服，每日 2 次。

本方由蠲痹汤合补阳还五汤加减而成。

诊疗经过：针刺治疗 10 次后病人左肩部感觉有所恢复，用力后可小幅度抬高，气短乏力消失。继续针灸治疗。为防止肩关节肌肉萎缩，嘱病人做被动和主动上肢功能锻炼，1 个月后上肢可以抬起，基本与肩平，力量增加。经 3 个月的针灸、中药及功能康复锻炼，病人左臂可以上举至头，能做内收、外展。1 个月后回访，左肩活动自如。

按语：本例肩关节不能够外展与上举，是由于腋神经损伤。本例属于中医"痿证"范畴。病人年老、颈椎久病，脏腑气血功能低下，气血亏虚，经筋失于濡养，又因劳逸不当，过度劳作，肢体筋肉、关节过度负重，使气血运行阻滞，瘀血停滞经筋，气虚无以行血，导致宗筋束骨、利机关之功能失常，筋肉失其解利，而发本病。

经筋所属筋肉、关节为主，亦可涉及相关的经脉、脏腑，有赖脏腑经脉气血以滋养，如《灵枢·本脏》云："经脉者，所以行血气而营阴阳，濡筋骨，利关节者也。"肾藏精，为先天之本；脾为气血生化之源，后天之本；肝藏血主筋；心主血脉，推动血液运行。本病病在筋骨关节，与经脉和脏腑的功能活动密切相关。针刺以燔针劫刺，以痛为输，借火气之力以温通经脉，行气活血。

针刺首重手三阳经穴位。取手三里、合谷、外关、后溪，以通手三阳之脉，行气活血，通经活络。大椎为督脉穴位，又为病灶所在，具有通阳行经、舒筋活络壮骨的功效。夹脊穴有舒经活络、调节脏腑、助运阳气的功效。肩髃：手阳明经与阳跷脉交会穴，可以疏散经络、通利关节。肩髎是手少阳三焦经穴位，主治肩重不举、臂痛。肩前是经外奇穴，主治肩臂痛、臂不能举。肩贞是手太阳小肠经穴位，主治肩臂不能上举、活动受限、手臂麻木。臂臑是手阳明大肠经穴位，具有舒筋通络、活血止痛的功效，可用于治疗上肢运动障碍。手三里治"手臂不仁，肘挛不伸""肘臂酸痛，屈伸难"。诸穴配合，标本同治。

中药方剂用补阳还五汤以益气养血，蠲痹汤以温经通络。方中：黄芪、当归、川芎益气养血活血，为君；羌活、秦艽、姜黄、僵蚕、防风助经脉得阳温煦、温经散寒，为臣；桃仁、红花、路路通通行血脉、通经活络，为佐；桑枝温通筋骨，引药上行为使。诸药相合，共达益气活血、

> 通行气血、通经活络的功效。
>
> 臂丛神经损伤后肢体长期失用，会出现关节僵硬、肌肉萎缩、组织粘连、疼痛等。针灸治疗过程中要积极配合规范化肢体功能康复训练，包括关节活动度训练、肌力训练等，以增强病人的肌肉力量，恢复关节功能活动。

病例2

赵某，男，65岁。初诊日期：2018年8月15日。

主诉：右上肢起疱疹伴麻木、疼痛、活动不利3月。

现病史：5月10日突发右上肢至右侧肩胛部出现米粒至黄豆大小丘疹、水疱，簇集分布伴麻木、烧灼样及刀割样疼痛，夜间最为明显，不能入睡，在我院皮肤科就诊，被诊为"带状疱疹"，予阿昔洛韦片口服、注射用腺苷钴胺（千安倍）肌内注射。12天后疱疹已破溃，大部分结痂，但疼痛无明显改善，曾在外院肌内注射注射用腺苷钴胺（千安倍）营养神经治疗，疼痛略有减轻，后为求针灸治疗至我院针灸科门诊。刻下：右上肢麻木、疼痛，右肩及三角肌区皮肤触摸痛，疱疹已结痂，右肩不能抬起，右上肢近段肌无力，抬臂困难，被动运动时右上肢疼痛加剧，局部肌肉萎缩。查体：神清，语利，颅神经阴性，右上肢近段和右侧肩胛部皮肤可见簇集性色素沉着斑点，右肩、肘、腕、指肌力分别为2°、−5°、−5°、−5°，余肢体肌力5°。右上肢肌张力减低，余肢体肌张力适中，右上肢肱二头肌腱反射减低，余腱反射对称适中，病理反射未引出。右肩胛冈上及冈下、右臂内侧均有痛点，痛如针刺、刀割样，右上肢针刺感减退。右肩关节屈曲及外展不能，可后伸。右冈上肌、冈下肌、三角肌、肱二头肌轻度萎缩。舌质暗红，苔薄黄，脉弦数。曾检查头颅磁共振，未见异常。

中医诊断：蛇串疮病导致的痿证（瘀血阻络，兼肝胆湿热）。

西医诊断：带状疱疹后臂丛神经损伤。

治则：活血祛瘀，清热利湿。

取穴：以手三阳经穴位为主：肩井、曲垣、秉风、会宗、肩髃、肩髎、臂臑、侠白、曲池、手三里、外关、合谷、后溪。

手法：平补平泻法，留针30分钟。每周5次。肩髃、臂臑接电针以加强针感。右肩部及右上肢予针刺放血拔罐。取痛点阿是穴，局部以75%酒精棉球常规消毒后，以一次性采血针头快速点刺 5～6 下，随即拔火罐以放血祛瘀。留罐 5～10 分钟后取罐，以干棉球擦净出血，隔日 1 次。

诊疗经过： 经上述方法治疗 2 个月，病人右上肢力量较前略改善，右上肢可抬举约 45°，且疼痛减轻。

按语： 带状疱疹由水痘－带状疱疹病毒引起，该病毒可以潜伏形式长期存在于脊神经后根神经节、三叉神经节及其他部位神经节细胞，当机体免疫力低下时（年老、免疫抑制剂治疗、放疗、患恶性肿瘤等），潜伏病毒可被激活和复制，直接或间接引起神经丛、神经干和神经节损害，导致按神经节段支配的皮肤区域内出现疱疹、疼痛及感觉异常等。本例病人首发右肩背部及右上肢皮肤有明显的区域分布的疱疹和剧烈疼痛，可确诊为"带状疱疹"，之后出现右上肢疼痛、麻木、活动不利及肌肉萎缩，头颅磁共振未见异常，故该病人虽未经肌电图检查，但依据其临床表现，应属带状疱疹性神经炎继发的右侧臂丛神经损伤。临床中带状疱疹引起的臂丛神经痛并不少见，但臂丛神经损伤致运动障碍、肌肉痿缩则较为罕见。据报道，1%～5% 的带状疱疹病人可并发运动瘫痪，多见于年龄大、全身抵抗力低或细胞免疫功能低下的病人。其原因可能与病毒从感觉神经节直接累及邻近的运动神经，造成神经损伤有关。

此外，本病人为老年人，平素体质较弱，抵抗力低，突发右上肢麻木、疼痛、活动不利，须与以下疾病相鉴别：①脑血管病。病人年老，为脑血管病高危人群。但是脑血管病所致活动不利多表现为偏侧肢体运动障碍，伴麻木，病理征阳性。从临床表现分析，不支持脑血管病的诊断，进一步查头颅磁共振也未见新发病灶，故可鉴别。②肩袖损伤和肩峰撞击综合征。一般应有明确的外伤史，如刺伤、摔伤、车祸等，多伴有锁骨及第一肋骨骨折，肩关节脱位等。该病人无外伤史，查肩关节平片也未见骨折及脱位，故可鉴别。

针对带状疱疹，西医治疗主要是抗病毒、营养神经、止痛，必要时可予臂丛神经封闭。中医认为带状疱疹属蛇串疮病，急性期属肝胆湿热、瘀血阻络、不通则痛，以清热利湿、活血祛瘀、通络止痛为法，恢复期多属湿热余毒未尽，气阴两虚，治疗上以清利肝胆、活血化瘀、益气扶正为主。治疗手段包括火针、放血、拔罐、针刺、中药等。疱疹后 1 个月以上可遗留神经痛，被称为带状疱疹后神经痛，因其疼痛较重，或因神经损伤造成部分运动障碍、肌肉萎缩等，且临床处理颇为棘手，故而引起临床医师广泛关注。本例病人属中医学"蛇串疮""痿证"范畴，证属湿热余毒为患、瘀血阻络、不通则痛，法当清热利湿、活血祛瘀、通络止痛，治疗上取右肩部及右上肢局部阿是穴点刺放血拔罐，祛瘀生新，清除局部湿热毒瘀，能祛邪扶正、通络止痛。同时配伍肩井、曲垣、秉风、会宗、肩髃、肩髎、臂臑、侠白、曲池、手三里、外关、合谷、后溪等局部腧穴，以通达手三阳经，加强通络止痛之力，以上诸穴合伍可共奏清热利湿、活血祛瘀、通络止痛之功，其病辨证妥当，因机证治相合，故而疗效显著。

第二十节　腕管综合征

一、概说

腕管综合征又名正中神经卡压综合征，是由于正中神经在腕管内受到了压迫，而引起的以手部麻木、桡侧3个半手指感觉异常、大鱼际肌不同程度的萎缩以及拇指对掌功能不同程度受限为特征的一种常见的周围神经卡压性疾病。本病属于中医学"痹证"范畴。《素问·阴阳应象大论》指出："气伤痛，形伤肿。"本病多因正气不足，腠理不密，卫外不固，外感风、寒、湿邪，或因外伤、积累性劳损等原因损伤筋脉，瘀血内停，脉络受阻，气血运行不畅所致，久之气血停滞，出现红肿疼痛，压迫神经，引起局部酸痛麻木。若不及时防治，可发生鱼际肌无力和萎缩，甚至丧失劳动能力，影响工作与生活。本病常与腕操作频繁的职业劳动有关，如电脑操作者、司机、厨师等，女性多于男性。

二、辨证施治

1. 病因病机

素体正气不足，外感风、寒、湿等邪气或外伤、劳损等，阻碍经络气血运行，血行不畅而发为本病。

2. 主要症状

发病初期则腕关节肿胀疼痛，夜间加剧，甚至痛醒。可伴有肢体麻木或发凉，关节僵硬，屈伸不利。后期出现肌肉萎缩，持物无力。

3. 证候分析

外邪阻滞或外伤劳损阻碍经络气血运行，故见局部肿胀疼痛；气血无法濡养筋脉，可见肢体麻木、发凉等症；血行不畅日久则筋失濡养，故见关节屈伸不利，甚至肌肉萎缩。

4. 治则

活血行气。

5. 取穴

劳宫、大陵、内关、阿是穴。

6. 手法

阿是穴艾灸，余穴施平补平泻法。

7. 穴解

劳宫、大陵为手厥阴心包经穴位，内关为手厥阴心包经之络穴，三穴均位于正中神经所过之处，针刺三穴可起到疏通经络的作用，配合局部阿是穴可增强活血行气、疏散外邪的作用，通过泻法可驱邪外出。

三、典型病例

李某，女，51 岁。初诊日期：2017 年 12 月 9 日。

主诉：右手疼痛麻木，屈曲受限 1 个月余。

现病史：病人 1 个月前无明显诱因出现右手疼痛、麻木、以食指和中指明显，夜间睡觉明显，甚至痛醒，受寒加重，无法使用右手接电话，肌电图提示：右侧正中神经损害。时有疲乏，纳可，大便偏溏。舌淡红胖大，苔薄白，脉细弱。查体：右手桡侧 3 个半手指痛觉减退，phalon 征阳性，右手指屈肌肌力 4 级。

中医诊断：痹证（寒邪阻络）。

西医诊断：腕管综合征。

治则：温经祛寒，通络止痛。

取穴：大陵、内关、阿是穴。

手法：每次选择最痛点施悬灸法，每次 30 分钟。灸后针刺腧穴，施平补平泻法，每日 1 次，每次留针 20 分钟。

诊疗经过：经询问，病人是杂货铺老板，平时用手劳作的时间长，有时还需要搬运重物。2 个月前病人做了一个心脏手术，自觉体力恢复慢，时感乏力。考虑病人的腕管综合征乃劳损后感受寒邪所致，在局部寻找最痛点施以悬灸，病人自述非常舒服，施灸和针刺 1 次后病人当晚休息安稳，仅醒来 1 次，疼痛轻微。之后按照这种方法治疗了 5 次，病人临床症状消失。在治疗过程中嘱病人夜间佩戴护腕。

按语：腕管综合征是腕部正中神经受到卡压而引起的一种神经病证。腕骨、尺桡骨末端、掌骨近端、骨间韧带、屈肌支持带、关节滑膜在内的组织损伤都能造成腕管内的压力变化，从而导致局部的疼痛。电生理检查是目前诊断此病的金标准，但也存在一定的漏诊率。本病好发于干家务活多的中年女性，一般右手比左手重。一般感觉纤维最先受累，治疗有效时也最早恢复。发病时仅出现桡侧 3 个半手指痛觉减退，而不会出现大鱼际的皮肤感觉问题，是因为正中神经在进入腕部之前就有感觉神经的分支发出，去支配大鱼际肌表面。

此例病人因长期腕部受力劳损，加上手术后损伤气血，经络不荣则痛，故用艾灸温通之性祛寒行气，通络止痛。大陵是手厥阴心包经之原穴，内关是手厥阴心包经之络穴，此二穴不仅能调整心包经和三焦经，从而改善正中神经的周围气血，还能调节病人心脏术后带来的气虚状态，从而起到标本兼治的作用。

另外，支具对腕管综合征的作用不可忽视，尤其是在夜间，支具能使腕部不处于过伸和过屈位，而是处于中立位，从而减轻腕管内的压力，改善症状。对于屈肌支持带卡压正中神经较轻者，也可以使用火针局部松解来减压，但建议在超声的引导下，确定好部位和进针方向和深度后施行，切勿伤及神经，以免出现神经损伤后不可恢复的后遗症。如果病人出现大鱼际萎缩，持物无力，严重影响腕部的功能，可能要选择用微创手术或者开放手术来减轻局部的压力。

第二十一节　肘管综合征

一、概说

肘管综合征属于中医"痿证"范畴。由于肘管狭窄压迫及长期以肘部支撑劳动损及尺神经所引起。尺骨鹰嘴、肱骨内上髁附着有尺侧腕屈肌的两个肌腱，腱膜下的尺神经被认为容易形成嵌压，在肘部处于屈曲位频繁地使用手工作时，可使得肘管变窄，并且可使症状加重。较多病人表现为双侧受累。主要临床表现是：①爪形手、小鱼际肌和骨间肌萎缩；②手背、手掌尺侧的小指、无名指尺侧感觉障碍；③夹指无力或不能，拇指处于外展状态。肌电图检查方面，尺神经肘上、肘下神经传导速度的测定常显示肘上肌肉动作电位的波幅较肘下低，提示受压部位的传导阻滞，可发现跨肘的运动或感觉神经传导速度减慢；尺神经支配肌肉可有失神经改变。中医认为本病的发生主要由于肘部的劳损所致。

二、辨证施治

1. 病因病机

劳作过度，肘部劳损导致肘部气血运行失常，气滞血瘀，经筋失养，属于经筋病范畴。

2. 主要症状

患侧前臂和手掌的尺侧以及第四、五指痿弱无力、麻木，第四、五指屈曲不能伸直，亦可伴有疼痛不适。舌脉无特殊之象。

3. 证候分析

肘部劳损，局部经筋受累，出现肘关节周围筋肉紧张、拘挛，气血运行不畅，久之导致经筋循行部位气滞血瘀，失于濡养，继而出现痿痹不用，麻木不仁。

4. 治则

舒筋解挛，通利关节。

5. 取穴

百会、神庭、肘部阿是穴、小海、少海、合谷、后溪、中渚。

6. 手法

肘部阿是穴施毫针泻法，亦可火针点刺。余穴施平补平泻法。

7. 穴解

根据周德安教授提出的"治病先治神"理论，取百会与神庭相伍以镇静安神。肘部阿是穴是经筋病劳损发生的重要部位，刺之得气后用泻法或用火针点刺以舒筋解挛。小海、少海分别位于尺骨鹰嘴、肱骨内上髁附近，针刺二穴可通利关节，发挥近治作用。合谷、后溪、中渚均位于手掌受力区域。合谷有通经、安神、镇痛等作用；后溪为小肠经之输穴、八脉交会穴，通督脉，可清心宁志，舒利关节；中渚为手少阳三焦经之输穴，有清热开窍、舒筋活血之功，配合合谷治疗指难屈伸。

三、典型病例

高某某，男，47岁。初诊日期：2017年8月1日。

主诉：双无名指、小指不能伸直伴麻木近6年。

现病史：病人6年前搬家时，打包多个纸箱后，自行使用面包车运输，到新址后，端举装满物品的沉重纸箱往返搬运数十次，第2天出现双肘疼痛不适感，以及双无名指、小指麻木感，持续不解，未予充分重视，后缓慢出现双无名指、小指屈曲不能伸直的症状，至外院骨科、神经内科等诊治，诊断为"双侧肘管综合征"。病人曾接受理疗，但效果不明显，且拒绝手术。查体：神清，精神可，颅神经阴性。双无名指、小指屈曲不能伸直，小鱼际肌和骨间肌无明显萎缩。手背、手掌尺侧的小指、无名指尺侧麻木感。肌电图显示：尺神经肘上－肘下段传导速度减慢，波幅肘上较肘下明显降低。病人双肘部疼痛不适感时轻时重,双无名指、小指不能伸直伴麻木。纳可,眠安,二便调。舌质淡,苔白,脉细。

中医诊断:痿证(气滞血虚,经筋失养)。

西医诊断:双侧肘管综合征。

治则:舒经活络。

取穴:百会、神庭、肘部阿是穴、小海、少海、合谷、后溪、中渚。

手法:肘部阿是穴施泻法。余穴施平补平泻法,留针30分钟。每周2次。

诊疗经过:针刺治疗1次后即感肘部疼痛不适感减轻,继续每周2次规律治疗。针刺1个月后双肘部疼痛已不明显,肘部阿是穴压痛显著减轻。继续针刺3个月后,双肘部疼痛、双无名指和小指麻木感均完全消失,但两指仍不能伸直。

> **按语**:肘管综合征临床不罕见,多因肘部肌肉筋膜等软组织劳损,致肘管结构变窄压迫尺神经而发病,虽从临床表现上来看当属中医"痿证"范畴,但从病因角度考虑属经筋病范畴。本例治疗遵从经筋病"以痛为输"和经络理论"经脉所过、主治所及"的原则,在百会、神庭安神治疗基础上,肘部阿是穴使用毫针泻法舒筋解挛,小海、少海通利肘关节,配合合谷、后溪、中渚疏通经络、改善患肢气血运行。病人惧怕火针,故未予火针点刺,如果使用火针点刺,则起效将更快、疗程将更短。该病人双无名指、小指治疗后仍不能伸直,考虑为病程过长,尺神经受压迫过久而致神经变性,使运动功能难以完全恢复。

第二十二节　吉兰 - 巴雷综合征

一、概说

吉兰 - 巴雷综合征，又称格林 - 巴利综合征，是一种自身免疫介导的周围神经病变，主要损害脊神经根和周围神经，也常累及脑神经。其病因未明，可能与感染有关，病人病前 1～3 周常有呼吸道或消化道感染病史。本病急性起病，首发症状多为肢体对称性肌无力，自远端渐向近端发展，常由双下肢开始，逐渐累及躯干肌、脑神经，多在数日到 2 周到达高峰，严重者可累及肋间肌和膈肌导致呼吸麻痹。多有烧灼感、麻木、刺痛等肢体感觉异常，呈手套、袜套样分布，可先于或与运动障碍同时出现。少数有肌肉压痛，尤以腓肠肌压痛为常见。本病具有自限性，预后较好，瘫痪多在 3 周后开始恢复，多数病人 2 个月至 1 年内恢复正常，10% 病人遗留严重后遗症。本病属于中医"痿证"范畴，多因外邪侵袭、饮食不洁、久病体虚等导致五脏受损、精津不足、气血亏耗，导致肌肉筋脉失养、痿弱，不能随意运用而发病。治疗以阳明经穴为主，基于"治痿独取阳明"之说。

二、辨证施治

（一）肺热津伤

1. 病因病机

温热毒邪内侵，耗伤津气，肺热叶焦，津伤失布，不能润泽五脏，五体失养而痿弱不用。

2. 主要症状

发病急，病起发热，热后突然出现肢体痿软无力，伴皮肤干燥，心烦口渴，咳呛少痰，咽干不利，小便黄赤或热痛，大便干燥。舌质红，苔黄，脉细数。

3. 证候分析

肺燥伤津，五脏失润，筋脉失养，则热后突然出现肢体软弱无力；热邪伤津，故见心烦口渴，溲短便燥；肺津不能上润，可见咽干不利，咳呛少痰。舌质红、苔黄、脉细数为津液失布之象。

4. 治则

清热润燥，疏通经络。

5. 取穴

大椎、尺泽、肩髃、曲池、合谷、髀关、足三里、颈部夹脊穴、腰部夹脊穴、解溪、外关、环跳、阳陵泉、悬钟。

6. 手法

大椎点刺放血，尺泽施泻法，余穴施平补平泻法。

7. 穴解

大椎为督脉穴位，为退热要穴；尺泽为肺经之合穴，可清宣肺气，泻火降逆。《素问·痿论》指出"治痿独取阳明"。阳明经多气多血，主润宗筋，故取上、下肢阳明经穴位以疏通经络，调理气血。夹脊穴位于督脉之旁，与膀胱经经气相通，用之可调和脏腑以增强肌力，宣通督脉以振奋阳气。外关、环跳可疏通上、下肢经络，阳陵泉为八会穴之筋会、悬钟为八会穴之髓会，二穴均有强筋壮骨之效。

（二）湿热浸淫

1. 病因病机

感受湿邪，湿热浸淫经脉，营卫运行受阻，或郁遏生热，导致湿热相蒸，浸淫筋脉，气血运行不畅，致筋脉失于滋养而致痿。

2. 主要症状

疾病初期，肢体逐渐痿软无力，下肢为重，兼见微肿麻木，足胫微热，身体困重，小便赤涩。舌质红，苔黄腻，脉濡数或滑数。

3. 证候分析

湿热浸渍，壅遏经脉，营卫运行不利，故肢体逐渐痿软无力，湿性重着趋下，故见下肢为重，手足麻木；湿热郁蒸，气机不化，故足胫微热，身体困重；湿热下注，故小便赤涩热痛。舌质红、苔黄腻、脉濡数或滑数皆为湿热之征。

4. 治则

清热利湿，疏通经络。

5. 取穴

肩髃、曲池、外关、合谷、环跳、髀关、足三里、阳陵泉、悬钟、解溪、颈部夹脊穴、腰部夹脊穴、中极、阴陵泉、内庭。

6. 手法

平补平泻法。

7. 穴解

阳明经多气多血，阳明经穴位可清泻阳明之热，又可培补后天，益气养血，从而濡养筋脉。夹脊穴可直接刺激脊神经根，改善神经根的代谢，从而加速神经功能恢复；中极属于任脉，为膀胱之募穴，可利小便，给湿热之邪以出路；阴陵泉为脾经之合穴，五行属水，可健脾化湿；内庭为胃经之荥穴，可清泄邪热，又为足部阳明经穴位，可疏通局部经络气血。

（三）脾胃虚弱

1. 病因病机

先天脾胃禀赋不足，后天失养，脾胃运化失常，气血生化乏源，不能充养四肢，故肌肉痿弱无力。

2. 主要症状

肢体痿软无力日久，食少纳呆，腹胀便溏，面浮无华，神疲乏力。舌淡或有齿痕，苔薄白，脉细弱。

3. 证候分析

脾失健运，生化乏源，气血亏虚，筋脉失养，而见肢体痿软无力。日久不能恢复，食少纳呆，腹胀便溏，气虚不能荣养肢体，运化水湿，故见面浮无华，神疲乏力。舌淡或有齿痕、苔薄白、脉细弱为脾虚运化无源、气血亏虚之征。

4. 治则

补中益气，疏通经络。

5. 取穴

肩髃、曲池、外关、合谷、环跳、髀关、足三里、悬钟、颈部夹脊穴、腰部夹脊穴、阳陵泉、三阴交、解溪、脾俞、胃俞、关元。

6. 手法

平补平泻法。关元可加灸。

7. 穴解

阳明经多气多血，选上下肢阳明经穴，可疏通经络，调理气血。夹脊穴为督脉旁络，可调脏腑阴阳，行气血；筋会阳陵泉，可疏调经筋。三阴交为足三阴经之交会穴，可健脾益肾，濡养筋脉；脾俞、胃俞为脾、胃背俞穴，可健脾益胃，化生气血；关元为强壮要穴，可培元固本，增强肌力。

三、典型病例

病例1

李某，女，32岁。初诊日期：2005年7月16日。

主诉：对称性四肢瘫伴饮水呛咳 40 天。

现病史：病人 40 天前突发右下肢无力，行走拖曳，2 天后逐渐出现左下肢无力，并逐渐向上肢发展，出现双上肢无力，伴饮水呛咳、声音嘶哑、面部表情减少，双手足自觉麻木，如手套、袜套样分布，病前 1 周曾有腹泻病史，遂至北京某医院住院治疗，行头颅磁共振检查未见异常，之后行腰穿并脑脊液检查：蛋白质 1052 mg/L，常规白细胞总数 0.01×10^9/L；免疫系列、风湿系列及肿瘤系列检测正常；血副肿瘤综合征抗体检测阴性；四肢肌电图示：四肢神经传导速度减低，f 波异常；肿瘤系列检查未见异常，诊断考虑急性吉兰 – 巴雷综合征，给于静脉注射人免疫球蛋白、血浆置换、呼吸机辅助通气、抗感染及营养支持治疗，病人病情明显好转，4 周后出院行康复及中药治疗，欲求针灸治疗，遂至我科门诊。刻下病人仍四肢无力，双上肢可抬举，但握物困难，双下肢可抬举，但行走困难，声音嘶哑，轻度饮水呛咳，有疲乏无力、食欲不振、心悸、口干、自汗出、四肢不温、眠差多梦，大便干，两日一行。舌质淡，苔中、根白厚腻，脉沉细弦滑。查体：神清，言语声音嘶哑，饮水轻度呛咳，余颅神经检查未见异常，颈软，四肢肌力 3 级，肌张力偏低，腱反射减弱，病理反射阳性，四肢手套、袜套样分布的痛觉、温觉减退，位置觉及振动觉正常，共济失调检查正常，

中医诊断：痿证（脾胃虚弱，湿热未尽）。

西医诊断：急性吉兰 – 巴雷综合征。

治则：健脾和胃，清利湿热。

取穴：中脘、气海、关元、天枢、足三里、阴陵泉、曲池、合谷、公孙、上巨虚、廉泉。

手法：中脘、气海、足三里均用补法，余穴施平补平泻法。

诊疗经过：治疗 1 个月后自觉双上肢及双下肢均较前有力，双手可握物，双下肢可在扶持下行走，声音较前清晰，饮水呛咳明显减轻，继用前法治疗。3 个月后病人诸症缓解。1 年后病人病愈。

> **按语**：吉兰 – 巴雷综合征是一种自身免疫介导的周围神经病，呈急性或亚急性起病，症状多在 2 周左右达到高峰，多呈单时相自限性病程。约 70% 病人发病前有前驱感染病史。目前最常见的致病菌为空肠弯曲菌，其他病原体还包括巨细胞病毒、EB 病毒、水痘 – 带状疱疹病毒、肺炎支原体、流感嗜血杆菌、人类免疫缺陷病毒及麻疹病毒及寨卡病毒等。经

典型吉兰－巴雷综合征主要临床表现为进展性肢体对称性弛缓性无力，多数病人发病时有肢体感觉异常，部分病人有不同程度的脑神经受累，以双侧面神经麻痹最常见，且可作为首发症状出现。还有部分病人有自主神经功能障碍。吉兰－巴雷综合征的变异型包括急性运动轴索性神经病、急性运动感觉轴索性神经病、米勒－费希尔综合征、急性感觉神经病、急性泛自主神经病。

本例病人为青年女性，急性起病，主要表现为始于下肢、逐渐向上发展的四肢对称性弛缓性瘫痪，且颅神经受损、蛋白细胞分离，肌电图示四肢神经传导速度减低，f波异常，符合经典的吉兰－巴雷综合征表现，在外院西医规范性治疗后，病人进入恢复期治疗，欲行针灸治疗。病人主要表现为四肢近端为主的肌无力伴吞咽障碍，属中医学"痿证"范畴。依据"脾主肌肉""治痿独取阳明"的理论，选取足阳明胃经、足太阴脾经的腧穴为主，培补后天之本，以壮气血生化之源，充养四肢肌肉。中脘、天枢、气海、足三里等穴（"老十针"）可健脾益气、扶正顾本；阴陵泉、曲池、合谷、公孙、上巨虚等健脾和胃，化湿行气，以治纳呆、汗出、苔腻、脉滑等湿热余邪之象。诸穴合用可健脾和胃、助运祛湿，因其契合病机，故而疗效显著。

病例 2

王某，男，51 岁。初诊日期：2017 年 10 月 3 日。

主诉：四肢无力 7 天。

现病史：病人 7 天前咽痛、发热后出现双下肢无力，逐渐加重，后又渐出现双上肢痿软无力，面部表情困难，无明显憋喘及吞咽困难，至北京某医院急诊就诊，诊断为"急性吉兰－巴雷综合征"，给予静脉注射静注人免疫球蛋白（pH4），病情稳定后来我院以求针灸康复治疗。来时症见：四肢软弱无力，不能坐立，言语含混，面部表情困难，无憋闷感，纳少，便干，小便可。查体：神清，言语不清，四肢肌力 1~2 级，肌张力降低，双侧肱二头肌腱反射、膝腱反射降低，病理征未引出，双侧浅感觉略减退。舌质淡红，苔黄，脉细数。

中医诊断：痿证（肺热津伤，脾胃虚弱）。

西医诊断：吉兰－巴雷综合征。

治则：清热润燥，健脾益气，疏通经络。

取穴：上脘、中脘、下脘、气海、关元、天枢、大椎、肩髃、曲池、尺泽、外关、合谷、环跳、足三里、阳陵泉、承泣、四白、地仓、颊车、颈部夹脊穴、腰部夹脊穴。

手法：气海、关元，艾灸 30 分钟。余穴施提插补法，每日 1 次，留针 30 分钟。

诊疗经过：针刺 1 周后，病人四肢肌力恢复至 2 ~ 3 级，可坐，言语含糊不清，面部表情少，饮食改善，继予针刺，并配合"督脉十三针"，以益精填髓。针刺 14 天后，病人肌力明显恢复，可搀扶站立，言语较前清晰。针刺 1 个月后，病人行走如常，遗留面部表情困难、双侧蹙眉不能、示齿不全，继续予以面部阳明经取穴针刺。

> **按语**：本病属于中医"痿证"范畴，本案因外邪侵袭导致五脏受损，精津不足，气血亏耗，导致肌肉筋脉失养、痿弱，不能随意运用而发病。病人发病时咽痛、发热，为温热毒邪内侵，伤津耗气，肺热叶焦，津伤失布，不能润泽五脏，故而出现四肢乏力痿弱不用。舌质淡红，苔黄，脉细数为肺热津伤之象。而四肢乏力、纳差又为脾胃虚弱之象。
>
> 　大椎、曲池、尺泽、外关、合谷可清解肺热；"老十针"可健脾益气，补益经脉气血；天枢、足三里、合谷等阳明经穴可补益阳明；环跳、阳陵泉、承泣、四白、地仓、颊车可促进局部经脉气血循行。痿证又多责于髓海空虚，因此，取督脉及夹脊穴以益精填髓而取得理想疗效。

第二十三节　脊髓压迫症

一、概说

脊髓压迫症属中医学"痿躄"范畴。本病是一组椎管内或椎骨占位性病变所引起的脊髓受压综合征，随病变进展出现布朗－塞卡综合征、脊髓横贯性损害及椎管梗阻，脊神经根和血管不同程度受累。急性脊髓压迫症常于数小时至数日内脊髓功能完全丧失。多表现为脊髓横贯性损害，出现脊髓休克，病变水平以下呈弛缓性瘫痪，各种感觉及反射消失，尿便潴留。慢性脊髓压迫症病情进展缓慢，早期症状和体征可不明显。通常可分为三期：根痛期、脊髓部分受压期、脊髓完全受压期。三期表现并非截然分开，常有重叠，界限不清。中医认为本病的发生是由于外感湿热毒邪、跌打损伤、内伤情志、饮食劳倦、先天不足、房事不节以及接触神经毒性药物等致使五脏受损、精津不足、气血亏耗、肌肉筋脉失养而发病。临床可分为肺热津伤、肝肾阴虚、脾胃湿热和脉络瘀阻等不同证型。

二、辨证施治

(一) 肺热津伤

1. 病因病机

外感风热之邪，首伤上焦肺卫。肺为娇脏，加之风火相煽，肺热叶焦，津液耗伤，津液不足无以敷布全身，筋脉失其濡养，故见下肢痿软不用。

2. 主要症状

病起发热，或热后突然出现肢体软弱无力，可较快发生肌肉瘦削，皮肤干燥，心烦口渴，咳呛少痰，咽干不利，小便黄赤或热痛，大便干燥。舌质红，苔黄，脉细数。

3. 证候分析

肺为华盖，因肺位最高，故外感风热首先犯肺。肺叶灼伤，津液耗伤，则无以濡养筋脉。肺主宣发肃降，今肺热叶焦，无以宣发布散津液，也可导致筋脉失养，症见肢体痿软无力。津液不足，气血运行失常，四肢五体失养故见肌肉瘦削。肺主一身之皮毛，肺热津伤则见皮肤干燥。津液不足故见口渴。热扰心神故见心烦。肺燥，失其宣肃，故见呛咳少痰，咽干不利。热伤津液，故小便黄赤或热痛。肺与大肠相表里，肺热下移大肠则大便干燥。舌质红、苔黄、脉细数等皆因热盛伤津所致。

4. 治则

清热润燥，养阴生津。

5. 取穴

百会、神庭、曲池、鱼际、太溪、三阴交、血海、承浆、发病节段"王氏夹脊穴"。

6. 手法

曲池、鱼际施泻法，余穴施平补平泻法。

7. 穴解

百会为督脉穴位，配伍神庭穴以镇静安神。曲池为手阳明大肠经原穴，亦为清热之要穴。鱼际为手太阴肺经之荥穴，荥主身热，故针刺鱼际可泻肺热。因肺经和大肠经相表里，故同时针刺鱼际和曲池可达到表里双解的目的。太溪为肾经之原穴，与脾经之三阴交合用以养阴生津。血海为四海之一，刺之可活血，亦可养血润燥。承浆位于下唇之下，犹如处方遣药之引经药，使所生之阴津可上达于上焦肺系。"王氏夹脊穴"为局部取穴，意在疏通局部经络。

（二）肝肾阴虚

1. 病因病机

本病多因情志内伤或饮食劳倦，或先天不足、房事不节，导致肝肾受损，精津不足，气血亏耗，肌肉筋脉失养，而发为痿证。《素问·痿论》云："思想无穷，所愿不得，意淫于外，入房太甚，宗筋弛纵，发为筋痿。"

2. 主要症状

渐见肢体痿软无力，尤以下肢明显，或见腰膝酸软，不能久行，甚则步履全废。肢体肌肉萎缩明显，或可出现头晕、目眩、耳鸣、咽干，男性可见遗精、阳痿、早泄，女性可见月经不调。舌红少津，脉弦细或细数。

3. 证候分析

腰为肾之府，肾藏精，为先天之本，主骨生髓，为作强之官。肝藏血，主筋，为罢极之本。由于先天不足或房事不节，内伤积损，伤及中气，阴精亏损，导致肾中水亏火旺，筋脉失其营养，肝肾亏损，骨软筋疲，致腰脊及四肢痿软。甚者，肝肾之阴竭败，髓枯筋痿，致不能行走，甚至不能站立之重症。男性遗精、遗尿、阳痿、早泄，女性月经不调为肾阴肾阳均虚而致。头晕目眩、咽干耳鸣为肝肾阴虚、虚火上炎所致。舌红少津、脉弦细或细数为阴虚火旺之象。

4. 治则

滋补肝肾，强筋壮骨。

5. 取穴

气冲、阴廉、箕门、太溪、阳陵泉、悬钟、太冲、肝俞、肾俞、大肠俞、三阴交、发病节段"王氏夹脊穴"。

6. 手法

肝俞、肾俞施补法，余穴施平补平泻法。

7. 穴解

气冲为胃经穴位，可补养宗筋，强健关节。阴廉益肝阴，柔筋活络。箕门为脾经穴位，可益气通脉。太溪为肾经原穴，可激发肾经经气，益阴生津。阳陵泉为八会穴之筋会，悬钟为八会穴之髓会，二穴相合可达补肾益髓、强筋壮骨之效。肝俞、肾俞、大肠俞滋补肝肾，强健腰膝。其他诸穴不再赘述。

（三）脾胃湿热

1. 病因病机

本病多因脾胃虚弱，或因饮食不节，过食肥甘厚味，损伤脾胃，以致脾之运化与胃之受纳功能失调，气血生化无权，不能濡养筋肉而成。或久处湿地，感受外来湿邪，郁而化热，湿热浸淫经脉，营卫运行受阻，筋脉失于濡养而成痿。如《症因脉治》说："脾热痿软之因，或因水饮不谨，水积热生，或因膏粱积热，湿热伤脾，脾主肌肉，故常不仁，脾主四肢，故常痿软。"《证治汇补·痿躄》说："湿痰痿者，肥盛之人，血气不能运动其痰，致湿痰内停，客于经脉，使腰膝麻痹，脉来沉滑，故膏粱酒湿之故，所谓土太过，令人四肢不举是也。"《素问·痿论》说："有渐于湿，以水为事，若有所留，居处相湿，肌肉濡渍，痹而不仁，发为肉痿。"

2. 主要症状

肢体困重，痿软无力，以双下肢痿弱为甚，伴双足无力或肿胀，体胖懒言，行走缓慢，或有发热汗出，脘腹胀满，纳呆，大便黏腻不爽。舌质红或舌体胖、边有齿痕，苔黄腻，脉滑或滑数。

3. 证候分析

脾胃为后天之本、气血生化之源。现今社会人们长期伏案工作，缺乏锻炼，腠理疏松，加上空调长时间供应，违反四季气温交替变化，导致寒温失调。在内过食辛辣燥热之品，致脾胃虚弱、胃阴不足、胃火内生；在外心情烦闷、劳心伤神，致肝郁化火，木旺克土，此均酿湿生热。湿热困于中焦，气血失却长养，宗筋失润，纵而不收，四肢不用，终致痿证。因湿性重浊，故见肢体困重，以下肢为甚；湿热下注，见双足肿胀；体胖懒言，行走缓慢为湿邪困脾之征；湿热存内，可见发热汗出；湿阻中焦，故见脘腹胀满，纳呆；大便黏腻不爽亦为脾虚湿盛之象。舌体胖大、边有齿痕为脾虚，舌红、苔黄腻为兼见胃热之象，脉象滑数为湿热夹杂。

4. 治则

健脾和胃，清热化湿。

5. 取穴

百会、神庭、中脘、气海、关元、天枢、曲池、内关、合谷、阴陵泉、足三里、丰隆、公孙、太冲、发病节段"王氏夹脊穴"。体胖头重加列缺、水道、商丘。

6. 手法

头及腹部穴位施平补平泻法，肢体穴位施泻法。

7. 穴解

列缺、丰隆、阴陵泉、商丘、足三里、天枢、水道组合，可宣肺、化湿、利水。中脘、天枢、气海、关元、内关、公孙可调畅胸腹气机，对胸腹胁肋之满胀有较好作用。曲池可泄热。其他诸穴见上所述。

（四）脉络瘀阻

1. 病因病机

跌仆损伤，瘀血阻络，新血不生，经气运行不利，脑失神明之用，发为痿证；或产后恶露未尽，瘀血流注于腰膝，以致气血瘀阻不畅，脉道不利，四肢失其濡润滋养而发病。

2. 主要症状

四肢痿弱，肌肉瘦削，手足麻木不仁，四肢青筋显露，可伴有肌肉活动时隐痛不适。舌痿不能伸缩，舌质暗淡或有瘀点、瘀斑，脉弦或细涩。

3. 证候分析

跌仆损伤，经脉受损，血溢脉外而成瘀血，瘀血流注四肢阻于经络，经脉失养，故见四肢痿弱。日久气血运行不畅，可见肌肉瘦削，手足麻木不仁。瘀阻四肢络脉，故青筋尽显经络不通，故时有隐痛。瘀血内阻，精津不能上乘，故舌痿不能伸缩；舌质暗或有瘀点、瘀斑，脉弦为血瘀之象；舌质淡、脉细涩为气虚脉道不利之象。

4. 治则

活血化瘀，荣养经脉。

5. 取穴

百会、神庭、气海、血海、手三里、内关、合谷、阳陵泉、足三里、三阴交、太冲、膈俞、廉泉。外伤加"王氏夹脊穴"、损伤平面相应督脉穴位，下肢肌肉隐痛加环跳、承山。

6. 手法

头及腹部穴位施平补平泻法，肢体穴位施泻法。

7. 穴解

血海为足太阴脾经腧位，位于大腿内侧，髌底内侧端上 2 寸，当股四头肌内侧头隆起处。《金针梅花诗钞》"血海"条曰："缘何血海动波澜，统血无权血妄行。"可见血海在功能上有引血归经，治疗血分诸病的作用。血海是治疗血证的要穴，具有活血化瘀、补血养血、引血归经之功效。膈俞是足太阳膀胱经第十七穴，位于背部第七胸椎棘突下，正中线旁开 1.5 寸处，因本穴内应横膈，故名膈俞。膈俞为八会穴之血会，因此针刺膈俞有活血化瘀之功。临床上常将膈俞与血海相配伍治疗多种血瘀病证。膈俞配环跳、承山等可治腰、腿肌肉隐痛。刺灸膈俞不仅有活血化瘀的作用，还兼具养血生血、健脾补心之力，对于痿证日久、气虚血瘀者可选用。廉泉为局部取穴，可治疗舌痿不能伸缩。其他诸穴见上所述。

《黄帝内经》提出"治痿者独取阳明"，因阳明者乃多气多血之经，主润宗筋，可束骨而利机关，故针刺阳明经穴（如手足三里、合谷等穴）可使气血充盛、筋肉得养，束骨力强而肢体关节活动自如灵活，弛缓的筋骨肉脉得以恢复。此外，"治痿者独取阳明"还有补脾虚、清胃火、祛湿热以滋养五脏的含义。脾主升清，将精华上输于心肺，而肝肾之精血亦有赖于脾胃的生化。《灵枢·根结》云："故痿疾者取之阳明，视有余不足。无所止息者，真气稽留，邪气居之也。"又《症因脉治·痿证论》云："今言独取阳明者，以痿证及阳明实热致病耳……清除积热，则二便如常，脾胃清合，输化水谷，生精养血，主润宗筋，而利机关。"可见清阳明之热亦属"独取阳明"的范畴。前者可以指导我们的针刺选穴治疗，后者则可以提示我们临床的遣方用药。

痿证的预后与病因、病程有关。外邪致痿，务必及时救治，免成痼疾。多数早期急性病例，病情较轻浅，治疗效果较好，功能较易恢复；若失治或治疗不当，以及内伤致病或慢性病例，病势缠绵，渐致四肢百节缓纵不收，脏气损伤加重，大多沉疴难愈。年老体弱发病者，预后较差。

三、典型病例

孙某，男，54岁。初诊日期：2019年7月11日。

主诉：进行性肢体活动不利、肌肉萎缩10年，加重1年。

现病史：10年前病人受凉后出现右上肢乏力、右侧肩臂部酸痛，逐渐加重至右上肢抬举困难，右肩背部肌肉萎缩，右侧髋部酸痛，行走时右下肢拖沓，自行外用膏药，症状仍呈进行性加重，时有摔倒，未诊治。1年前病人受凉后出现左侧肩臂部乏力、酸痛，性质同右侧，热敷后症状未缓解，左上肢活动受限，影响日常生活。就诊于北京某医院，行肌电图检查，诊断为"肌肉萎缩"，予甲钴胺片及止痛药（具体不详）治疗，症状改善不明显，后自行停药。此后肌肉萎缩及肢体活动不利逐渐加重。就诊时症见：双上肢抬举困难，仅可抬离躯干约15°，难以自行穿脱衣服，双侧肩部、上背部、腋前及上臂肌肉明显萎缩、酸痛，时有"肉跳"，行走时右下肢拖曳，时有摔倒，右侧髋部、臀部、股外侧肌肉萎缩、酸痛无力。平素时有头晕、胸闷，无吞咽困难或饮食水呛咳，可见舌肌纤颤，无明显舌肌萎缩，纳可，大便3~4日1行，便质干，排便费力，小便尚调。舌质暗红，苔黄腻，脉沉细弦。

中医诊断：痿证（脾胃湿热）。

西医诊断：肌肉萎缩待查。

治则：健脾和胃，化湿濡筋。

取穴：百会、神庭、攒竹、中脘、气海、关元、天枢、手三里、内关、合谷、阴陵泉、足三里、丰隆、公孙、太冲。

手法：头及腹部穴施平补平泻法，肢体穴施泻法。

诊疗经过：针刺治疗3次后头晕减轻，未再心慌胸闷，肢体活动不利未再进展；针刺治疗5次后，排便改善，检查后明确诊断为"脊髓受压，脊髓型颈椎病"，加"王氏夹脊穴"，并与"督脉十三针"交替使用；针刺治疗10次后，肢体活动不利较前减轻，右上肢可抬离躯干45°，行走时拖曳改善，排便1~2日一行，无头晕、胸闷。

> **按语**：脊髓压迫症是一种由于肿瘤、炎症、外伤等多种原因导致脊髓受压而出现相应症状的疾病。本病早在《素问·痿论》里就已明确阐述。在治疗上大多遵从《素问·痿论》"治痿独取阳明"之说。
>
> 百会配神庭，具有清热开窍、健脑宁神、平肝息风和升阳举陷之功；中脘为任脉穴位、胃之募穴，脾胃相表里，脾主肌肉，故取中脘以健脾和胃，调畅气血；天枢、手三里、足三里均为手足阳明胃经穴位，与中脘相合可共奏调畅气机、通腹泻热之效；任脉的关元为小肠之募穴，具有培肾固本、补元益气之功；后期加"王氏夹脊穴"及"督脉十三针"，既可加强针刺治疗的针对性，又对全身阳气有振奋的作用。
>
> 王乐亭先生提出"治痿首选督脉"。督脉总督一身之阳，是阳脉之海，具有强筋壮骨、促进气血运行之功，因此王老认为治痿必当首选督脉。王老在20世纪60年代即总结出一套治疗规律。他当时所用的11组针灸处方是治疗外伤性截瘫的，而外伤性截瘫在中医属于"痿证"范畴。所谓截瘫，是由于脊柱突然受到外界直接或间接暴力，引起骨折或脊椎脱位，完全或不完全地损伤了脊髓或马尾神经所造成的（脊髓损伤部位以下）肢体感觉和运动功能完全或不完全丧失，以及二便功能障碍等。外伤性截瘫病情较一般脊髓压迫症病人发病突然，病情更为严重。王老的治瘫十一法概括起来为：①治督法；②治夹脊法；③治背俞法；④治膀胱法；⑤治任脉法；⑥治脾胃法；⑦治肝胆法；⑧治足三阴法；⑨治手三阳法；⑩治手三阴法；⑪调理阴阳法。在临床实践中，治督法中的"督脉十三针"及治夹脊法中的"王氏夹脊穴"经常被用到。

第二十四节　脊髓空洞症

一、概说

脊髓空洞症属于中医"痿证""痹证"范畴。本病是一种慢性进行性脊髓变性病变，病变多位于颈、胸髓，亦可累及延髓，称为延髓空洞症。脊髓空洞症是多种致病因素所致的综合征，其基本病变多是空洞形成或胶质增生。该病发病于青壮年，起病隐匿，进展缓慢，其主要临床表现可见节段性分离性感觉障碍，表现为单侧或双侧手、臂尺侧、颈、胸部的痛温觉丧失，出现肢体麻木、疼痛、寒冷、蚁行、刺痒等感觉，以及肌无力、肌萎缩、肌束颤动、皮肤和关节营养障碍。

中医认为先天不足、胎元失养、髓海失充是本病发生的根本原因。后天脾胃虚弱，若脾失健运，不能化生气血，使肾精不足，髓海空虚，则脊髓肌肉失养，也可出现肌肉麻木萎缩，肢体不用。背为督阳之处，若督阳匮乏，无以温煦，气血不畅，经脉失养，则出现循行部位的麻木不仁疼痛。临床可分肝肾不足、脾胃虚弱、瘀血阻络等证型。

二、辨证施治

（一）肝肾不足

1. 病因病机

先天禀赋不足或房劳过度，肾精不充。肝藏血，肾藏精，肝肾同源，若肝肾精血不足，筋骨失于濡养，则出现肌肉不仁，不知冷热温度，麻木疼痛，软弱无力，肌肉萎缩。

2. 主要症状

颈、胸背侧感觉分离区及上肢或下肢麻木，不知冷热温度，上肢多见，患处无力，日久萎缩，伴腰膝酸软，口干乏力，头晕耳鸣。舌质红，苔薄白或少苔，脉沉细。

3. 证候分析

先天不足，肾精亏虚则不能生髓，肝肾不足，精血亏虚，髓海不足则不能养筋骨，故出现肢体皮肤麻木不仁，无力痿软。在上不能濡养清窍，则头晕耳鸣；在下不能荣养腰膝，则腰膝酸软、乏力肢软。舌脉为肝肾不足之象。

4. 治则

滋补肝肾，濡养筋脉。

5. 取穴

大椎、灵台、筋缩、至阳、脊中、命门、腰阳关、肝俞、肾俞、发病节段"王氏夹脊穴"、太溪、后溪、申脉。手指萎缩可加八邪。

6. 手法

补法。大椎、灵台、筋缩、至阳不宜深刺，以防伤及内脏、脊髓。

7. 穴解

本病病位在脊柱神经节段，为督脉、夹脊穴所过之处。督脉主一身之阳，其穴在脊柱之间。"王氏夹脊穴"增加了颈椎部位的夹脊穴，取穴在脊柱旁0.3~0.5寸左右，可疏通经络，调畅气血。肝俞、肾俞是背俞穴，有调补肝肾之功。太溪为足少阴肾经之原穴，可以补益肾精。后溪是手太阳小肠经之输穴，通于督脉，统治颈肩疾病，申脉为足太阳膀胱经穴位，通阳跷脉，有补阳益气、疏导水湿之功效，两穴相配可通督助阳，补精益气，舒经活络。

（二）脾胃虚弱

1. 病因病机

饮食不节，劳倦过度，伤及脾胃而致脾胃虚弱，脾胃失养。脾胃为后天之本、气血生化之源，脾胃虚弱则气血不能化生，阳气不能生长，筋肉失养，发为痿证。

2. 主要症状

颈、胸背侧感觉分离区及上肢或下肢麻木，不知冷热温度，上肢多见，患处无力，日久萎缩。气短乏力，腹胀纳少，面色无华。舌淡胖、边有齿痕，脉沉细无力。

3. 证候分析

饮食不节，而致脾胃虚弱，气血生化不足、运行不畅，气虚则麻，血虚则木，皮肤肌肉筋脉失于濡养，故见肌肉皮肤麻木不仁，肌肉不生。脾胃为后天之本，又为气血生化之源，脾胃虚弱则纳少，腹胀。气血不足则可致肢体无力，全身乏力、气短、面色㿠白。舌淡胖且边有齿痕、脉沉细无力为脾胃两虚之象。

4. 治则

健脾养胃，补益气血。

5. 取穴

大椎、灵台、筋缩、至阳、发病节段"王氏夹脊穴"、中脘、气海、天枢、足三里、内关、公孙、后溪、申脉。

6. 手法

督脉和气海用灸法。夹脊穴直刺0.5~0.8寸。余穴施补法。

7. 穴解

中脘为胃之募穴、八会穴之腑会，可助脾胃运化，促气血生成以益后天，是调理脾胃的要穴。气海藏先天之气，为人体元气之海，可补益元气，又能生发阳气，有健运后天脾土之效。天枢为足阳明胃经穴位、大肠之募穴，与中脘配合，生脾胃正气。足三里为足阳明胃经之合穴，也是治疗痿证之要穴，可补脾健胃，增强免疫功能，同时还能消除疲劳，改善食欲。内关、公孙均为八脉交会穴。内关为手厥阴心包经之络穴，通阴维脉，公孙为足太阴脾经之络穴，别走阳明，有联络脾、胃二经各部气血的作用，又通于冲脉，两穴相配可健运脾胃，治疗胃心胸之证。后溪是手太阳小肠经之输穴、八脉交会穴，通于督脉，统治颈肩疾病，申脉为足太阳膀胱经穴位、八脉交会穴，通阳跷，有补阳益气、疏导水湿之功效，两穴相配可通督助阳，补精益气，舒经活络。艾灸气海加强温补脾胃之力。余穴解见上一证型。

（三）瘀血阻络

1. 病因病机

劳作过度损伤，或情绪不舒，日久气血运行不畅，瘀阻筋脉，筋脉失养，故见肢体麻木不仁；不通则痛，则见肢体疼痛发沉，冷热不知。

2. 主要症状

颈、胸背侧感觉分离区及上肢或下肢麻木，不知冷热温度，上肢多见，自觉患处疼痛，日久萎缩。心烦，胸胁胀，口唇发紫。舌质暗，苔白，脉细涩。

3. 证候分析

劳倦损伤筋脉，情绪不舒，日久不愈，必致气血内停。气为血之帅，气不行，则瘀血停于经脉，经脉闭阻，气血运行不畅，不通则痛，经脉失于气血濡养，则肢体麻木不仁，冷热不知，伴有疼痛不适。上肢及头颈常用易损，上肢多见。肝主气机、主条达。情绪不舒，肝气郁滞，故见心烦、胸胁胀。舌脉为血瘀之象。

4. 治则

活血化瘀，通经活络。

5. 取穴

发病节段"王氏夹脊穴"、膻中、期门、中脘、气海、手三里、内关、合谷、足三里、阳陵泉、三阴交。血瘀加膈俞、肝俞。

6. 手法

"王氏夹脊穴"直刺0.5～0.8寸，膻中平刺0.3～0.5寸。余穴施平补平泻法。

7. 穴解

膻中为任脉穴位、八会穴之气会，可宣散心肝郁热，治疗心烦心悸。期门为肝之募穴，可疏肝顺气。中脘为胃之募穴、八会穴之腑会，可助脾胃运化功能，和期门相配，可疏肝健脾，对胸腹胁肋之满胀有较好作用。气海为人体元气之海，补益元气，又能生发阳气，主气运行，生气行则血行之效。手三里为手阳明大肠经穴位，治"手臂不仁，肘挛不伸"，和内关、合谷相配可行气活血，治疗上肢痿软麻木等症。足三里为足阳明胃经之合穴，也是治疗痿证之要穴。阳陵泉为足少阳胆经之合穴、八会穴之筋会，胆附于肝，故阳陵泉可以治疗半身不遂、下肢痿痹、麻木，还可清热利肝。三阴交活血祛瘀。膈俞为血会，肝主藏血，肝俞合膈俞亦有活血祛瘀的作用。其他诸穴见上所述。

脊髓空洞症的临床表现为肌肤麻木、不知温痛，肌肉萎缩无力，可归属于中医"痿证""痹证"范畴。本病病在脊髓，病机为精气亏损，督脉亏虚，髓海不足，筋脉失养。中医学认为髓由先天之精化生，在生长过程中，先天之精依赖后天水谷之精奉养资助。肾精不足，脾失健运，肝失条达，则不能行血生髓，而致髓海空虚，发为痿证；气血运行不畅，脉络瘀阻，不通则痛，而为痹证。正如张子和所述：不仁或痛为痹，弱而不用为痿。本病之证候与肝、脾、肾三脏关系密切，治法为补益肝肾、健运脾胃、补益气血、活血化瘀、温经活络等。三才封髓丹、圣愈汤、桃红四物汤、养血荣筋丸对该病多有疗效。

针灸治疗本病时应重视温煦督脉，因督脉贯脊通脑，总督一身阳气，是手足三阳经及督脉之会。王乐亭提出："治痿首选督脉。"夹脊穴夹督脉而行，有辅助督脉之功。"王氏夹脊穴"是在"华佗夹脊穴"的基础上，根据患病部位和针感敏感区，增加了颈段夹脊穴。夹脊穴位于督脉和膀胱经之间，与背俞穴平行。针刺受累脊髓节段的夹脊穴，可以达到舒经活络、调节脏腑、助运督阳的功效。治疗本病多取阳脉之穴（补法为主），以及脏腑募穴、背俞穴、八脉交会穴等，应重视脏腑阴阳平衡、气血的充盛，以利髓海充足。患处感觉缺失，尤以温度触觉减退，艾灸时应观察局部皮肤颜色和感受局部灸条的温度，做相应调整，切不可因病人不自知而加大火力，烫伤皮肤。

三、典型病例

李某，女，30岁。初诊日期：2002年5月12日。

主诉：右侧背部麻木不仁，右上肢无力2年。

现病史：病人2年前自觉右侧肩胛骨内侧麻木不适，洗澡时感觉不到温度的变化，以为受凉，故用膏药贴敷及热敷局部，致皮肤有轻度烫伤，遂到北京某医院骨科、神经内科就诊。经神经科检查，确诊为脊髓空洞症，予营养神经、促进代谢等治疗后右侧颈背麻木缓解不明显，渐出现右上肢麻木无力，为寻求进一步治疗，故来我院针灸科就诊。病人无家族史，未婚，无外伤史，体形微胖，肤白，有时头晕乏力，右上肢外侧麻木明显，后背肩胛内侧麻胀不适，不知冷热刺激，但存在疼痛刺激，未见明显萎缩。纳食正常，便溏，乏力。舌质淡红，苔薄白，脉沉细。

中医诊断：痿证（脾胃虚弱）。

西医诊断：脊髓空洞症（颈胸段）。

治则：健脾养胃，补益气血。

取穴：大椎、灵台、筋缩、至阳、发病节段"王氏夹脊穴"、中脘、天枢、气海、足三里、内关、公孙、后溪、申脉。

手法：督脉穴位和气海用灸法。夹脊穴直刺0.5～0.8寸，留针30分钟。余穴施补法。隔日1次。

中药处方：

鹿角霜 15 g	鹿角胶 15 g	党 参 10 g	炙黄芪 30 g
当 归 20 g	炒白术 10 g	茯 苓 10 g	炒苍术 10 g
桂 枝 6 g	广陈皮 10 g	全 蝎 6 g	络石藤 10 g
乌梢蛇 30 g	升 麻 6 g		

7剂，水煎温服，每日2次，每次200 ml。

诊疗经过：针刺治疗10次后病人感觉右上肢及后背部麻木感减轻，洗澡时仍不知水温，乏力感明显好转，纳可，大便成形。继续上方服药，针刺治疗。1个月后，中药去苍术、络石藤、桂枝，加用黑附片30 g，片姜黄10 g，紫河车30 g。经过2个月的针药结合治疗后，病人右上肢及肩胛麻木明显好转，感觉分离区明显缩小，可以感觉温度的刺激，上肢有力，全身症状改善。继续针灸中药治疗1个月，病人麻木感消失，可以明显感觉水温刺激，临床基本痊愈。后期追踪，15 年后偶遇病人，肢体症状未出现明显加重。

> **按语**：脊髓空洞症是起病隐袭、进展缓慢的脊髓变性病变。临床上可见上肢麻木，温觉减退或丧失，单侧或双侧肌无力、肌萎缩等，有些阳性体征并不典型，查颈髓、胸髓磁共振可以明确诊断。现代医学认为本病不是由单独病因所引起的独立疾病，而是多种致病因素所致的综合征。本病多因先天性发育异常、脑脊液动力学异常、血液循环异常，造成脊髓外形膨大或萎缩，基本病变是空洞形成和胶质增生。
>
> 中医早有对麻木类病证的阐述，如"痿属血虚""木属气虚""气虚则麻""血虚则木"等。本病病位在脊髓，病机为督脉空虚、髓海失养，治当填精益髓、充督活络。肾为先天之本，肾藏精主骨生髓；肝藏血主筋；脾主运化、主肌肉，五脏六腑运行通畅，则气血精津充足。本病的发生与肝、脾、肾关系密切。
>
> 针灸治疗本病首选督脉和发病节段"王氏夹脊穴"，多配以阳脉之穴，以及背俞穴、募穴、八脉交会穴。督脉取大椎、灵台、筋缩、至阳。针刺督脉、夹脊穴可以改善局部循环、脊髓及神经的营养以促进恢复。中脘调理中焦、健运脾胃。气海补益阳气。天枢疏调肠腑，枢理气血，与中脘配合，可升脾胃正气；肝俞、肾俞调补肝肾。足三里是治疗痿证之要穴。内关、公孙为八脉交会穴，两穴相配可健运脾胃，治疗胃、心、胸之证。后溪、申脉两穴相配通督助阳，补精益气。太溪补益肾精。手三里治"手臂不仁，肘挛不伸"，和内关、合谷相配行气活血，艾灸气海加强温补脾胃之力。
>
> 本例中药方为补中益气汤化裁。鹿角胶、鹿角霜通督脉、补肾阳、益精血、强筋骨；党参、炙黄芪、炒白术、炒苍术、茯苓补中益气，健运脾胃；升麻升胃中清气，引药上行；陈皮理气；当归和血；全蝎、络石藤、乌梢蛇通经活络；黑附片有扩张血管，增加血流，改善血液循环作用；片姜黄、桂枝温阳通络；紫河车补肾益精，益气养血。
>
> 此病以补肾阳、健脾胃、益精血、通经脉之药合用，取得了良好的临床疗效。

第二十五节　运动神经元病

一、概说

运动神经元病又称"渐冻症"，是一组病因未明的选择性侵犯脊髓前角细胞、脑干运动神经元、皮质锥体细胞及锥体束的慢性进行性神经系统变性疾病。根据该病临床表现可参考中医"痿证""瘖痱""风痱""颤证""痉证"论治。

一般认为，运动神经元病多以五脏虚弱为主，如《素问·痿论》云："肺主身之皮毛，心主身之血脉，肝主身之筋膜，脾主身之肌肉，肾主身之骨髓。故肺热叶焦，则皮毛虚弱，急薄，着则生痿躄也。"又如《三因极一病证方论·五痿叙论》云："痿则属五内气不足之所为也，审之。"此外，本病亦与肝风内动、湿毒侵犯、瘀血阻络有关。《素问·生气通天论》云："因于湿，首如裹，湿热不攘，大筋緛短，小筋弛长，緛短为拘，弛长为痿。"临床多从肝、脾、肾三脏论治，如《三因极一病证方论·五痿叙论》云："人身之有皮毛、血脉、筋膜、肌肉、骨髓以成形，内则有肝、心、脾、肺、肾以主之，若随情妄用，喜怒不节，劳佚兼并，致五内精血虚耗，荣卫失度，发为寒热，使皮血、筋骨、肌肉痿弱，无力以运动，故致痿。"

二、辨证施治

（一）湿阻中焦

1. 病因病机

外感湿邪或脾胃功能素虚或饮食失节、好食肥甘厚味而湿浊内生，阻滞于中焦，以致脾不升清，不能温润宗筋，筋肉失养，而成肌痿无力。

2. 主要症状

渐进性肌无力、肌萎缩、肌束震颤。其人常感困倦、乏力，嗜睡，纳呆，便溏或有或无。舌质胖、边有齿痕，舌苔厚腻，甚者如积粉，或有腐苔，脉沉缓而濡。

3. 证候分析

湿邪困于中焦，阻遏脾阳，脾不升清，不能布散水谷精微至四末及全身肌肉，故见肌无力、肌萎缩、困倦、乏力；脾失健运，升降失常，水谷不得运化，故纳呆、便溏；湿浊之邪上蒙清窍，故见嗜睡。

4. 治则

化湿祛湿，祛邪外出。

5. 取穴

中脘、内关、公孙、列缺、丰隆等。

6. 手法

平补平泻法。

7. 穴解

中脘为胃之募穴、八会穴之腑会，具有健脾和胃、行气化痰之效；内关为心包经之络穴，既可清心开窍，又可宽胸理气，能加强中脘的开胃化痰作用；公孙为脾经之络穴，又为八脉交会穴之一，可健脾和胃，减少生痰之源，与内关相配，可治胃、心、胸之疾；列缺为肺经之络穴，可宣通肺气，理气化痰；丰隆为胃经之络穴，是健脾化痰的经验穴。

（二）脾胃气虚

1. 病因病机

素体脾胃气虚，不能荣养筋骨肌肉，而成本病；或患病日久，邪留脏腑、经络、肌肉之间，损害脾胃正气，水谷精微无以化生，肌肉筋骨无以充养。

2. 主要症状

肢体痿软无力日重，食少纳呆，腹胀，便溏，面浮不华，气短，神疲乏力。舌质淡胖大，苔薄白，脉沉细或沉弱。

3. 证候分析

《脾胃论·脾胃胜衰论》云："大抵脾胃虚弱，阳气不能生长，是春夏之令不行，五脏之气不生。脾病则下流乘肾，……则骨乏无力，是为骨痿。"脾胃虚弱，无以化生水谷精微，充养筋骨肌肉故见肢体痿软无力伴神疲乏力、气短等气虚之象。

4. 治则

健脾益气。

5. 取穴

百会、中脘、手三里、足三里、气海、太渊、三阴交。

6. 手法

平补平泻法。

7. 穴解

百会可益气升阳、帅血运行、通经活络；中脘为胃之募穴、八会穴之腑会，可健脾和胃、消食导滞；手三里、足三里为多气多血的阳明经的同名穴，与中脘合用发挥补中益气、调和气血、升清降浊等功效，周德安教授常将此二穴用以益气活血；气海具补气、调气之功；太渊为肺经之原穴，可益气养血、行气活血；三阴交为足太阴脾经、足厥阴肝经、足少阴肾经三条足阴经的交会穴，可健脾益气、补血调经，兼补脾肾之阴。

（三）肝肾亏虚（含虚风内动）

1. 病因病机

先天肝肾不足，不能荣养筋骨肌肉，可致本病；患病日久，邪留脏腑、经络、肌肉之间，损害脾胃正气，耗伤肝肾精血亦可致本病。

2. 主要症状

下肢痿软无力为主，腰脊酸软，不能久立，或伴眩晕、耳鸣、遗精早泄、或月经不调，甚至步履全废，腿胫大肉渐脱。舌红少苔，脉沉细数。甚者伴肌束震颤、肌张力增高，锥体束征阳性，或有舌肌震颤。

3. 证候分析

肝主筋，肾主骨。先天禀赋不足，或湿热之邪耗伤肝肾，或脾胃虚损日久、生化乏源，不能奉养肝肾，肝肾不足则见筋骨痿弱。

4. 治则

补益肝肾，滋阴清热。

5. 取穴

双侧合谷、太冲。

6. 手法

平补平泻法。

7. 穴解

四关穴即合谷、太冲。《针灸大成》云："四关四穴，即两合谷、两太冲穴是也。"四关穴由大肠经的原穴和肝经的原穴组成，是手、足经脉分布于四肢的重要关口。太冲属阴主血，位居于下，可调和气血、平肝潜阳，兼有疏泄下焦湿热的功能。针刺两合谷、两太冲，能发挥调和气血、平肝潜阳之效。

三、典型病例

病例1

周某，男，46岁。初诊日期：2019年8月12日。

主诉：渐进性四肢无力酸沉伴行走不稳、言语含糊3年。

现病史：3 年前无诱因逐渐出现左上肢力弱，抬举费力，之后出现左下肢、右上肢及右下肢无力，行走不稳，言语含糊，在外院诊断为"肌萎缩侧索硬化"。口服利鲁唑片（鲁南贝特）治疗，现四肢无力酸沉，疲乏不稳，言语轻度含糊，饮水略呛咳，伴腰酸，夜尿每晚 2～3 次，大便稀，怕风怕冷，手足不温。神经系统查体：神清，言语含糊，咽反射略迟钝，双手大、小鱼际肌肉萎缩，四肢肌力 4 级，肌张力偏高，双上肢霍夫曼征及双下肢巴宾斯基征阳性，深浅感觉检查未见异常。舌质淡，苔白黄腻，脉沉弦滑。

中医诊断：痿证（肝肾不足，阳虚络阻）。

西医诊断：肌萎缩侧索硬化。

治则：调补肝肾，温阳通络。

取穴：百会、神庭、中脘、关元、天枢、手三里、合谷、足三里、丰隆、三阴交、太溪、太冲、肩髃透臂臑、髀关、梁丘。

手法：关元、足三里施补法，亦可加灸法。余穴平补平泻。

诊疗经过：经治 1 周后自觉双上肢较前略改善，双上肢可抬举，左上肢可抬举约 45°，右上肢可抬举与肩平，肢体僵紧，仍疲乏无力，舌淡苔白，脉沉细弦。治疗 2 周后全身疲乏无力减轻，怕风冷减轻，大便较前成形，双上肢较前略有力，仍双下肢无力。

按语：运动神经元病是一组病因未明的选择性侵犯脊髓前角细胞、脑干运动神经元、大脑运动皮质锥体细胞及锥体束的慢性进行性神经系统变性疾病。本病发病率为 2/100 000～5/100 000，其中 80% 以上为肌萎缩侧索硬化，即同时具有上、下运动神经元损害的运动神经元病，其他运动神经元病还包括进行性脊肌萎缩症、原发性侧索硬化、进行性球麻痹等。肌萎缩侧索硬化具有高致残率及高死亡率，一般病程为 2～5 年，多隐匿起病，缓慢加重，主要表现为四肢远端进行性肌萎缩、无力、肌张力高、肌束颤动、行动困难、呼吸和吞咽障碍等，一般无感觉障碍和括约肌功能障碍。本病以中年人受累最多，男性病人是女性病人的 2～3 倍，部分病人有阳性家族史，通常为常染色体显性遗传。本病病因不清，可能与兴奋性氨基酸毒性作用、自由基氧化损伤、神经营养因子合成不能或功能丧失、自身免疫、环境因素、先期病毒感染、遗传等有关，但至今尚无定论。目前无有效治疗方法，一般以营养支持及对症治疗为主。现唯一经美国食品与药物管理局批准用于本病的新药利鲁唑（Riluzole）

是一种谷氨酸拮抗剂。研究表明，该药可改善肌力，延缓肌萎缩侧索硬化进程，并能提高延髓起病的病人的存活率，但对肢体起病的肌萎缩侧索硬化等生存优势不明显。该药价格昂贵，其副作用包括肌无力、肌痉挛、转氨酶升高及血压升高。到目前为止，运动神经元病仍是一个世界性的难题，有人称其为"不是癌症的癌症"。

医文献无运动神经元病病名。一般认为，运动神经元病属中医学中"痿证"范畴，其症状表现以下肢较严重者又可称为"痿躄"。《素问·生气通天论》云："因于湿，首如裹，湿热不攘，大筋緛短，小筋弛长，緛短为拘，弛长为痿。"《素问·痿论》提出了"五痿"的分类与命名，提出了"痿辟足"、"脉痿"、"筋痿"、"肉痿"、"骨痿"的命名。而本病在五痿之中，多属"肉痿"和"筋痿"。亦有学者提出本病应属"喑痱"。因"肉痿"仅强调了肌肉的萎缩无力，不包括肌肉跳动，更未反映运动神经元病出现的构音不清、饮食呛咳等延髓麻痹症状，而"喑痱"一名则能涵盖上述病证。喑痱的提出，可上溯至《黄帝内经》，《奇效良方·风门》对喑痱的临床表现进行了概括："喑痱之状，舌喑不能语，足废不为用。"喑痱包括了运动神经元病的基本特征：一是肢体的萎废不用，一是延髓麻痹的构音不清等。

在病因病机方面，由于运动神经元病起病隐匿，目前病因及发病机制尚不明确，中医学多审证求因，辨证论治。依据历史文献记载及现代文献报道：多数学者认为本病多为虚证，或虚实夹杂之证；多数医家宗《黄帝内经》"治痿独取阳明"之旨，认为本病因脾胃虚衰而起；不少医家根据肝肾同源及脾肾先后天之关系，认为本病同时存在肝、脾、肾的亏虚；还有学者提出奇经亏损、八脉失养等发病理论；王永炎等认为本病属本虚标实、虚实夹杂，本为肝、脾、肾三脏虚损，标为湿、毒、瘀等，而本病缠绵难愈的主要机制为久病入络。

本例病人主因真元亏耗、精血不足、阳气衰弱、阴阳俱损而起病。脾肾阳虚则腰酸腿软、大便稀溏；阴阳俱损、气化不及则夜尿频多；脾主四肢肌肉，肝主筋，肾主骨，先天不足后天失养，肝、脾、肾三脏虚损，则肌肉筋骨失于充养，故表现为肌肉无力、筋骨不健，渐至肌肉萎废不用；脾肾两虚，阳虚不能温煦筋脉，遇寒则肢体僵硬症状加重；阴阳两亏，阴精耗损，不能濡养筋脉，或湿热瘀阻，筋脉不舒，"湿热不攘，大筋緛短，小筋弛长，緛短为拘，弛长为痿"，故可见步履艰难，肢体僵硬；脾主运化，胃主摄纳，虚损者摄纳运化无权，清阳不升，浊阴不降，脾肺气虚，气失宣降，咽门不利，故吞咽饮食功能亦随之低下。舌质淡、苔白黄腻、脉沉弦滑俱为肝肾不足、阳虚络阻、湿毒内生之象。综上所述本例属肝肾不足、阳虚络阻之证，故以调补肝肾、温阳通络立法，以选穴组方施治。

中脘为胃之募穴、八会穴之腑会，可助脾胃运化，益气血生化之源。关元为人体的强壮穴之一，与足三阴经相交会，又为小肠之募穴，小肠主吸收水谷之精微，故选此穴针后加灸可培肾固本、补益元气、扶阳益阴。天枢、足三里为足阳明胃经穴位，与腹部诸穴组成"老十针"，配伍足三阴经之交会穴三阴交、足少阴肾经之原穴太溪，可温补脾肾、益气养血。丰隆为足阳明胃经之络穴，为化痰要穴，与中脘相配可和胃健脾、化痰通络，与足阳明经之荥穴内庭相配可清热利湿。以上足阳明经诸穴合用体现了"治痿独重阳明"之义。上肢手三里、合谷、臂臑及下肢髀关等局部腧穴可疏通气血经络，远近相配，标本兼治，具扶正祛邪、通经活络之功。上述诸穴合用共成温补脾肾、清热利湿、解毒通络之功。

简而言之，针灸在治疗运动神经元病方面，尤其是在改善临床症状、提高病人生存质量方面具有一定的潜在优势。将针灸治疗与其他中西医治疗相结合以改善病人的预后与转归，仍是目前临床研究的重大课题之一。

病例 2

杨某，女，63 岁。初诊日期：2021 年 7 月 5 日。

主诉：进行性四肢乏力、肉跳 4 年，憋气 6 个月。

现病史：病人 2016 年 12 月久坐后外出受凉，发现右下肢活动不利、跛行。2017 年年初因右下肢活动不利而摔倒在地，尚可自主站立，他人发现其跛行，10 月时因右下肢活动不利摔倒致右股骨粗隆间骨折，术后右髋局部常有疼痛，并逐渐发现左下肢活动欠灵活。2018 年双下肢活动不利加重，并出现右下肢"肉跳"，9 月时查肌电图提示"双侧 L5 神经根性电生理改变"，以右侧为重，可见明显自发电位，11 月时复查肌电图提示"双下肢神经源性损害，胸段脊旁肌（T10～T12）静息时可见自发电位，舌肌静息时未见自发电位，胸锁乳突肌未见神经源性损害"，考虑"运动神经元病"，予利鲁唑片（鲁南贝特）、丁苯酞软胶囊（恩必普）、依达拉奉注射液（必存）等对症治疗，12 月时做基因检测。2019 年开始出现右上肢抬举费力，并逐渐出现腰部软弱乏力、颈软无力。近 6 个月出现 2 次夜间睡眠中憋醒。入院症见：腰部及双下肢软弱乏力、右下肢为重，自主于床面翻身困难，站立不稳、需他人搀扶，时有双下肢"肉跳"，情绪紧张或受凉后右下肢可有不自主震颤，右侧髋部活动时疼痛，颈部软弱乏力，久坐后常觉头部沉重、不欲抬起，双上肢抬举较前笨拙，右侧为著，右手尚可持物、书写；时有憋气、夜间平卧时偶有憋醒，他人可闻及喉间少量痰鸣；偶有饮水呛咳，口干，无吞咽困难，无言语不利或声音嘶哑；纳可，眠浅易醒，二便调。

查体：左侧血压 123/64 mmHg，右侧血压 118/84 mmHg，心率 99 次/分，心律绝对不齐，第一心音强弱不等，脉搏短绌。双肺呼吸音粗。双下肢无水肿。神志清醒，言语流利清晰，高级皮层功能正常，瞳孔对称，对光反射灵敏，无复视，眼球运动及边，双眼水平粗大眼震，伸舌向右偏，可见舌肌纤颤。双侧肌张力正常，双侧上肢腱反射未引出，双侧下肢腱反射亢进，双侧踝阵挛阳性。屈颈力弱。双下肢臀肌、股四头肌轻度萎缩。左上肢肩、肘、腕、指肌力 5°、−5°、−5°、−5°，左下肢髋、膝、踝、趾肌力 4°、−5°、−5°、−5°，右上肢肩、肘、腕、指肌力 4°、−4°、−5°、−5°，右下肢髋、膝、踝、趾肌力 3°、−4°、−5°、−5°，双侧霍夫曼征、罗索利莫征均阴性。双侧针刺痛觉对称，深感觉对称正常。双侧跟 − 膝 − 胫试验欠稳准。屈颈试验阴性，克尼格征阴性。舌暗红，苔薄白腻，脉弦细。少神，言语清晰流利，未闻及异常气味及声音。

中医诊断：痿证（脾胃气虚，兼瘀血阻络）。

西医诊断：运动神经元病（肌萎缩侧索硬化）。

治则：益气活血，通络养筋。

取穴：中府、膻中、中脘、气海、关元、曲池、足三里、肩髃、三阴交、太冲、涌泉、合谷、后溪、臂臑。

手法：采用透刺法，肩髃透臂臑、曲池透臂臑、太冲透涌泉、合谷透后溪以疏通经气。余穴施平补平泻法，留针 30 分钟；艾条灸关元、气海以益气温阳、活血通络。

中药处方：

生黄芪 30 g   当归尾 15 g   赤 芍 15 g   地 龙 10 g

川　芎 10 g　　红　花 5 g　　陈　皮 10 g　　薄　荷 10 g

山茱萸 9 g　　附　子 6 g　　五味子 6 g　　党　参 15 g

水煎，分早晚 2 次温服，每次 200 ml。

诊疗经过：治疗 1 周后，肉跳、震颤、眠差、憋气明显改善，调整治疗方案：肺俞、肩髃、肩胛骨阿是穴及肩部阿是穴采用火针快速点刺，肩髃透刺臂臑，大椎施泻法，脾俞、命门、腰阳关施补法，天突、璇玑、百会、气海、关元、膻中、曲池、足三里、阳陵泉、至阳、筋缩、心俞、肝俞、膈俞、肾俞。施平补平泻法。治疗 2 周后，病人肌力持续增长，肌肉萎缩症状明显好转，双臂活动明显改善，活动耐力增强。

> **按语：**本病人主因"进行性四肢乏力、肉跳 4 年，憋气 6 个月"入院，当属中医学"肌痿"范畴，其双侧肢体活动不利且疼痛不明显，易与"偏枯""痹证"鉴别。病人为老年女性，隐匿起病，病变部位在经脉肌肉，但根本原因在于五脏虚损，久病体虚，伤及肝肾，精损难复，生化乏源，筋脉失养，不能束骨而利关节，以致肌肉软弱无力，发为本病。又舌暗红、苔薄白腻、脉弦细，四诊合参考虑为气虚血瘀证。

第二十六节　脊髓性肌萎缩

一、概说

脊髓性肌萎缩是运动神经元病的其中一个类型，是一组以脊髓前角细胞和脑干运动性脑神经核的进行性变性为主要特征的遗传疾病，临床并不少见。本病临床表现差异较大，根据病人起病年龄和临床病程，由重到轻分可为4型，其共同特点是脊髓前角细胞变性，临床表现为进行性、对称性，肢体近端为主的广泛性弛缓性麻痹与肌萎缩。其中成年型脊髓性肌萎缩属于晚发型，多起病隐匿，早期运动发育正常，起病后出现肢体近端无力，进展缓慢，多为良性病程，预期寿命不缩短。本病当属中医学"痿证"范畴。痿证是以肢体软弱无力，筋脉弛缓，甚则肌肉萎缩为主要表现的病证，多由邪热伤津，或气血不能濡养筋脉引起。外感邪热致病者，病情演变较快，迅速出现肢体痿废不用；内伤劳倦、饮食不节者，则起病缓慢，慢性损耗渐至肢体痿废。成年型脊髓性肌萎缩起病隐匿，病情进展缓慢，多责之于慢性虚损之内因，由情志失调、劳倦过度、饮食不节等引起脾胃失运、肝肾亏虚、气血不足而成。临床可分脾肾阳虚、肝肾阴虚和脾胃虚弱等不同证型。

二、辨证施治

(一) 脾肾阳虚

1. 病因病机

先天不足，又饮食失节，脾胃功能虚弱，日久土虚水败，脾肾阳气不振，不能温润宗筋，筋肉失养，而致四肢肌肉痿弱无力。

2. 主要症状

四肢畏寒无力，下肢尤甚，伴纳呆气短，腹胀便溏，面色㿠白，甚或动则气喘。舌质淡胖、边有齿痕，苔白，脉沉细。

3. 证候分析

因先天不足，后天失养，阳气不振，不能温煦四末，故觉四肢发凉。脾主肌肉，脾阳不足，故肌肉失养，四肢无力抬举。脾为后天之本，主受纳吸收，又为气血生化之源，故脾虚而致纳呆，腹胀便溏。脾虚气血乏源则致乏力气短、面色㿠白。畏寒肢冷、动则气喘，为肾阳不振、摄纳无权而成。舌质淡胖且边有齿痕、脉沉细等皆因脾肾阳虚所致。

4. 治则

补肾健脾，温阳举陷。

5. 取穴

百会、神庭、攒竹、中脘、神阙、气海、关元、天枢、合谷、手三里、足三里、内关、太渊、三阴交、太白、太冲、脾俞、肾俞。

6. 手法

气海、关元、足三里施补法，也可加温针灸。神阙施灸法。脾俞、肾俞以火针快速点刺，不留针。余穴平补平泻。

7. 穴解

百会位于头部最高处，因头为诸阳之会，百脉朝会之所，故百会具有益气升阳之功；神庭为神所居之高贵处；攒竹为足太阳膀胱经位于头面部的腧穴。攒竹与百会、神庭相伍，共奏镇静安神之功。中脘为胃之募穴、八会穴之腑会，可助脾胃运化，补益气血以充后天。神阙、气海、关元均为任脉穴位，具有补元益气、强身健体之效，灸神阙、关元二穴可有效提高人体免疫力，具有补肾壮阳的作用。天枢、合谷、手三里、足三里均为阳明经穴位，阳明经为多气多血之经，四穴相伍，可达益气行血，通经活络之功，有"治痿独取阳明"之意。内关宽胸理气。太渊为肺经之原穴、八会穴之脉会，可大补肺气。三阴交、太白均为脾经穴位，两穴共用可加强益气养血之效。太冲为肝经之原穴，具有养血柔肝、息风通络之功。脾俞、肾俞为背俞穴，是脏腑之气在足太阳膀胱经上的输注之处，以火针快速点刺此二穴，可达到温补脾肾的作用。

（二）肝肾阴虚

1. 病因病机

情志不舒、劳倦过度或房事不节而暗耗真阴，致肝肾不足，气阴两伤，筋肉失养，最终致肢体痿软无力、足不能任身之"痿躄"。《素问·痿论》云："思想无穷，所愿不得，意淫于外，入房太甚，宗筋弛纵，发为筋痿。"

2. 主要症状

四肢痿软无力，以腰脊及下肢尤甚，可见明显肌肉萎缩，形体瘦削，不能久行，严重者甚至不能久立，步履不能，可出现头晕耳鸣，咽干少津，五心烦热。舌绛红欠津，苔少，脉细数。

3. 证候分析

肾藏精，主骨生髓，肝藏血，主筋，为罢极之本。由于先天不足或房事不节，致肾精亏虚，肾虚则不能生髓，髓海不足则不能养骨，骨不健则腰脊及四肢痿软；或因情志不舒、劳倦过度而致肝血不足，肝血虚则感筋软身倦；终因肝肾亏虚而致骨软筋疲，甚至不能站立之重症。腰为肾之府，膝为筋之府，肝肾不足则腰脊及下肢无力尤甚。头晕耳鸣、咽干少津、五心烦热均为肝肾阴虚、虚火上炎所致。舌绛红欠津、苔少、脉细数为阴虚火旺之象。

4. 治则

补益肝肾，滋阴清热。

5. 取穴

百会、神庭、攒竹、中脘、天枢、关元、手三里、尺泽、太溪、阳陵泉、悬钟、足三里、三阴交、太冲。

6. 手法

平补平泻法。

7. 穴解

尺泽为肺经之合穴，有养阴清热之效。太溪为肾经之原穴，既可补肾纳气，又能滋肾水，与尺泽相伍其力更雄。阳陵泉为八会穴之筋会，悬钟为八会穴之髓会，二穴相合可达补肾益髓、强筋壮骨之效。其余诸穴不再赘述。

(三) 脾胃虚弱，湿热浸淫

1. 病因病机

多因脾胃功能素虚，或因饮食不节，损伤脾胃，以致脾之运化与胃之受纳功能失调，不能运化水谷精微，气血生化无权，且脾胃虚弱失于健运，痰湿内生，郁久生热，加之过食肥甘厚味之品，助热生湿，湿热之邪浸淫筋脉，筋肉失于濡养而成痿证。如《症因脉治》云："脾热痿软之因，或因水饮不谨，水积热生，或因膏粱积热，湿热伤脾，脾主肌肉，故常不仁，脾主四肢，故常痿软。"《证治汇补·痿躄》云："湿痰痿者，肥盛之人，血气不能运动其痰，致湿痰内停，客于经脉，使腰膝麻痹，脉来沉滑，故膏粱酒湿之故，所谓土太过，令人四肢不举是也。"

2. 主要症状

四肢痿软，腰膝无力，面似有膏泽，体胖懒言，行动缓慢，胸胁脘腹均觉胀满，纳呆乏力，排便不畅，有里急后重感。舌质淡胖，苔黄腻，脉沉滑。

3. 证候分析

脾胃为后天之本、气血生化之源。脾主四肢肌肉，脾虚则运化失司，故觉肌肉松软无力。胃主受纳，胃气不足则纳谷不甘，受纳无权，则气血生成乏源，进一步加重痿软无力，行动缓慢。脾虚不能运化水湿，湿邪重着，胶固黏滞，故显体胖懒言。湿邪郁久化热，湿热熏蒸，可见油脂分泌增多，面似有膏泽。脘腹胸胁胀满，纳呆乏力，排便不畅，皆因脾虚湿重、失于运化而成。舌脉之象为脾胃虚弱、湿郁化热所致。

4. 治则

健运脾胃，化湿濡筋。

5. 取穴

①曲池、丰隆、阴陵泉、天枢、水道、中脘、内关、公孙、百会、神庭、攒竹、气海、关元、合谷、足三里、太冲。②"督脉十三针"或五脏俞加膈俞。两组穴位交替使用，隔日1次。

6. 手法

头面及腹部穴位施平补平泻法，肢体穴位施泻法。

7. 穴解

曲池、丰隆、阴陵泉、天枢、水道相伍，可宣肺、通腑、化湿、利水；中脘、天枢、内关、公孙可通降胸腹气机，对胸腹胁肋之满胀有较好作用。其余诸穴见上所述。《素问·痿论》为论痿专篇，其中有"治痿独取阳明"之说，后世医家在此基础上多有发挥，开创滋阴泻火、清肺润燥、调补肝肾、活血化瘀等诸多治法。针灸方面，王乐亭创制"瘫痿针治十一法"，提出"治痿首选督脉"的论断。督脉总督一身之阳，是阳脉之海，具有强筋壮骨、促进气血运行之功，因此治痿除选用阳明经穴位外可选督脉，选用王氏"督脉十三针"，即百会、风府、大椎、陶道、身柱、神道、至阳、筋缩、脊中、悬枢、命门、腰阳关、长强。此外，还可选用王老的经典穴方"五脏俞加膈俞"，即肺俞、心俞、脾俞、肝俞、肾俞、膈俞，该穴方具有调节五脏、益气养血之功。针刺两组穴位均需取俯卧位，故可与上述仰卧位针刺穴组交替进行。

三、典型病例

吕某，男，53岁。初诊日期：2016年12月22日。

主诉：肉跳伴双下肢力弱3年，双上肢力弱渐进性加重10月。

现病史：病人于2013年12月无明显诱因出现双侧大腿肉跳、抽筋，未予重视，2014年3月踢毽子时摔倒，自觉双下肢无力，蹲起略困难，于北京某医院查肌电图提示神经源性损害，考虑"神经肌肉病变性质待定"，予溴吡斯的明片、维生素 B_1 等药物治疗，症状缓解不明显，下肢无力症状逐渐加重。同年11月就诊于北京另一医院，肌电图示广泛神经源性损害，诊断为

"下运动神经元综合征"，予丁苯酞软胶囊、甲钴胺片等药物治疗。此后双下肢无力症状渐进性加重，双大腿肌肉逐渐萎缩，行走需拄拐。2016年3月出现双上肢无力，双手不能抬举过肩，肩臂及双手肌肉萎缩，站立、行走需他人搀扶，再次就诊于该医院，被诊断为"运动神经元病——脊髓性肌萎缩"，口服利鲁唑片、静脉滴注依达拉奉注射液，效果不佳，遂来诊。刻下症见：四肢肌肉萎弱无力，伴肉跳、抽筋，双下肢可勉强于床面平移，他人搀扶下可在平地缓慢行走，双上肢不能抬举过肩，双手精细活动差，无吞咽困难，无言语不利，无胸闷憋气，体胖懒言，面似有膏泽，脘腹胀满，双下肢略浮肿，纳少，眠安，小便调，大便黏滞不爽。舌质胖大、边有齿痕，苔黄厚腻，脉沉滑数。

中医诊断： 痿证（脾胃虚弱，湿热浸淫）。

西医诊断： 运动神经元病——脊髓性肌萎缩。

治则： 健脾益气，清热化湿。

取穴： 第一组穴位包括百会、神庭、攒竹、中脘、气海、关元、天枢、水道、曲池、内关、合谷、血海、阴陵泉、足三里、丰隆、三阴交、太白、公孙、太冲。上肢加肩髃、臂臑，下肢加髀关、伏兔。第二组穴位包括大椎、肺俞、心俞、脾俞、肝俞、肾俞、膈俞、长强、秩边、委中、太溪。

以上两组穴位轮替施治。

手法： 中脘、气海、关元、足三里及背俞穴用补法，余穴施平补平泻法，留针30分钟。

中药处方：

当 归 10 g	北沙参 15 g	麦 冬 15 g	炙黄芪 30 g
怀山药 15 g	厚 朴 6 g	陈 皮 10 g	炒苍术 10 g
炒白术 10 g	茯 苓 15 g	泽 泻 10 g	柴 胡 6 g
五爪龙 30 g	车前子 10 g	滑 石 10 g	生薏苡仁 15 g
无柄灵芝 10 g			

7剂，水煎温服，每日2次，每次200 ml。

本方由补中益气汤合胃苓汤加减而成。

诊疗经过： 经针灸治疗两个月（24次）后，病人二便通畅，脘腹胀满减轻，纳食增多，自觉神清气爽，四肢无力、少气懒言有所改善，时有口干口苦，中药汤剂去无柄灵芝、五爪龙，柴胡加量至10 g，加郁金10 g、石斛15 g。又经针药结合治疗1个月后，病人诸症好转，肉跳及抽筋均减轻，双上肢活动较前轻松，可自行拄拐缓慢行走，可完成下蹲动作。后每周针灸 1~2 次，疗效可维持，病人症状未出现明显进展加重，每于假期由家人陪伴驾车远游，生活质量得到极大提高。

> **按语**：病人为中老年男性，无家族史，起病隐匿，起初表现为双下肢无力，行走时易跌倒，后缓慢加重累及上肢，出现双臂抬举费力，并逐渐进展至双手活动软弱无力，手内在肌萎缩，系衣服扣、拾小物件及写字困难。病程中无自发疼痛和感觉异常，舌肌萎缩、软腭运动障碍伴发音及吞咽困难症状亦未产生。根据该病人的起病年龄、形式、症状及体征，考虑诊断为"成年型脊髓性肌萎缩"，该型属于晚发型，预后相对良好，远期寿命不受影响，但肢体无力及肌肉萎缩渐进加重，极为影响病人生活质量及心理状态。此外，该病在无家族遗传史的人群中也可见散发病例本病属于中医"痿证"。《素问·生气通天论》云："因于湿，首如裹，湿热不攘，大筋緛短，小筋弛长，緛短为拘，弛长为痿。"该书另有专篇论痿，如《素问·痿论》云："脾气热，则胃干而渴，肌肉不仁，发为肉痿……有渐于湿，以水为事，若有所留，居处相湿，肌肉濡渍，痹而不仁，发为肉痿。"又云："阳明者，五脏六腑之海，主润宗筋，宗筋主束骨而利机关也……故阳明虚则宗筋纵，带脉不引，故足痿不用也。"《素问·示从容论》云："四肢懈惰，此脾精之不行也。"由此可见，四肢肌肉萎缩无力，发为"肉痿"，多责之于脾胃虚弱，湿热浸淫，筋肉失养。本病病机与本例病人较为契合，故针灸治疗方面突出益气健脾。中脘为胃之募穴，又为八会穴之腑会，可助脾胃运化。气海、关元补元益气。天枢、曲池、合谷、足三里为手、足阳明经穴位，阳明经为多气多血之经，主润宗筋，可束骨而利机关，针刺阳明经可使气血充盛、筋肉得养，束骨力强而肢体关节活动自如灵活，故此四穴相伍可达益气行血之功。三阴交、太白均为脾经穴位，两穴共用可加强益气健脾之效。脾胃运化不利，中焦气机失常，湿热中阻，则用丰隆、阴陵泉、天枢、水道相伍，以调畅气机，行气祛湿，使湿热得清，中焦气机恢复如常，则后天脾胃气血生化有权。上、下肢以近端肌肉萎缩为甚，故上肢取肩髃、臂臑，下肢取髀关、伏兔，既可激发局部经气，调动气血濡养肌肉，又因四穴分属手、足阳明经，合"治痿独取阳明"之意。太冲为肝经之原

穴，具有养血息风通络之功，与血海相配，可达到治风先治血、血行风自灭之功，能有效减少肌肉跳动及抽筋。另一组穴位以督脉穴位加膀胱经背俞穴为主，取自王乐亭创制的"瘫痿针治十一法"，注重激发阳气，调节一身之气血，加之秩边、委中调理膀胱经气，通经活络，强壮腰脊，则下肢更为矫健有力。太溪为肾经之原穴，可补肾气、滋肾水、固腰膝。中药选用补中益气汤合胃苓汤加减。其中，炙黄芪补中益气，五爪龙又有南芪之称，与北黄芪作用相近，可加强补中益气之力，无柄灵芝补而不燥，可提高人体正气，为强身健体之品。合用胃苓汤及车前子、生薏苡仁、滑石等药，意在祛除壅滞在中、下焦的湿热邪气，气机运行之道路通畅，则脾胃运化复常，气血精微得以濡养四肢肌肉。

　　本例所患疾病属于运动神经元病中一种相对少见的类型，目前尚无法彻底治愈，西医缺乏有效治疗手段。中医自古以来即有丰富的治疗痿证的理论及实践经验，通过辨证施治，针药结合调养，可使病人症状改善、生活质量提高、病程得到延缓，这体现出传统医学在本病治疗上的优势。

第二十七节　多系统萎缩

一、概说

多系统萎缩是一组成年期发病、散发性的神经系统变性疾病，临床上根据主要症状分为两型，即以运动迟缓、肢体僵直、姿势性震颤为主要表现的帕金森型和以构音障碍、眼球震颤、躯干为主的共济失调为主要表现的小脑型，两型均可伴随自主神经功能紊乱、二便障碍、快动眼睡眠期行为障碍等非运动症状。有国外流行病学调查显示大于 50 岁的人群中多系统萎缩的年发病率约为 3/100 000。我国目前尚无完整的流行病学资料。目前本病国内外治疗方法有限，临床上主要以综合对症治疗为主，尚无特效疗法及相应药物。

因本病临床症状较复杂，中医学并无对应病名，依据不同症状当属中医学"颤证""眩晕""喑痱""痿证"等范畴。以运动迟缓、肢体震颤为主要临床表现者，可归属于中医学"颤证"范畴；以头晕、视物旋转、站立不稳为主要特征者，可归属于中医学"眩晕"范畴；以吞咽困难、言语不畅、肢体活动不利为病变表现者，可归属于中医学"喑痱"范畴，以肢体肌肉萎缩不用、吞咽困难、言语不能为主要症状者，可归属于中医学"痿证"范畴。中医学认为本病与肝、脾、肾虚亏，痰瘀阻滞，髓海、经脉失养，阴阳失衡等相关。因无论何种分型的多系统萎缩，最终均会出现肢体萎废不用、吞咽不能、言语不能、尿失禁等症状，因此应以"痿证"论治。

二、辨证施治

（一）脾肾亏虚

1. 病因病机

先天不足，脾胃功能素虚，又饮食失节，脾肾阳气不振，不能温润宗筋，筋肉失养，而成肌痿无力。

2. 主要症状

四肢畏寒无力，下肢尤甚，肌肉萎缩不用，甚则吞咽困难，伴纳呆气短，腹胀便溏，面色㿠白，甚或动则气喘。舌质淡胖、边有齿痕，苔白，脉沉细。

3. 证候分析

因先天不足后天失养，阳气不振，不能温润四末，故觉四肢发凉；阳气衰微，不能鼓动气血运行，脾主肌肉，脾阳不足，故肌肉筋脉失养、萎缩不用；足少阴肾经贯行舌根，足太阴脾经上行夹咽，连舌本，散于舌下。脾肾精气虚损则舌体失去支持；脾气虚损，无力升清，肾气虚衰，宗气不足，可见吞咽困难等凶险之候。脾为后天之本，主受纳吸收，又为气血生化之源，故脾虚则致纳呆、腹胀便溏，脾虚气血乏源则致乏力、气短、面色㿠白。畏寒肢冷、动则气喘，为肾阳不振、无权纳气而成。舌质淡胖且边有齿痕、脉沉细等皆因脾肾两虚所致。

4. 治则

补肾健脾，温阳益气。

5. 取穴

百会、神庭、印堂、中脘、上脘、下脘、气海、关元、天枢、足三里、内关、阳陵泉、三阴交。

6. 手法

补法。中脘、关元加灸法。

7. 穴解

百会、神庭、印堂同属督脉，三穴相配，具有醒脑开窍、填髓益智、镇静安神之功。中脘为胃之募穴、八会穴之腑会，针刺中脘可通过脾升胃降的调节来疏调中焦之气，联合上脘、下脘可助水谷化生气血。气海属于任脉，位于脐下一寸半，为"生气之海"，是肾中元气生发之所，刺之可温元固肾、补调肾气和调理下焦。关元亦为人体的强壮穴之一，具有补肾健脾、益阴扶阳、补虚泻实、调节气血、延年保健等多重作用。天枢、足三里为足阳明胃经穴位，两穴相伍，可益气行血，通经活络，有"治痿独取阳明"之意。内关解郁宽中。阳陵泉为八会穴之筋会，可通调诸筋。三阴交可健脾益肾，濡养筋脉。诸穴合用补肾健脾，扶本培元，调理三焦气化，使气血阴阳充足，津液运行通畅，肌肉筋脉得养而可正常运行。

（二）肝肾亏虚

1. 病因病机

多因情志不舒或劳倦过度，或房事不节，暗耗真阴，致气阴两伤，筋肉失养，而成骨软无力，不能任身之证。《素问·痿论》云："思想无穷，所愿不得，意淫于外，入房太甚，宗筋弛纵，发为筋痿。"

2. 主要症状

四肢痿软无力，腰脊及下肢尤甚，可见明显肌肉萎缩，不能久行，严重者甚至不能久立，步履完全不能，或伴眩晕耳鸣，咽干少津，语言不清，吞咽困难。还可见遗精、遗尿、阳痿、早泄等。舌红少津，脉弦细或细数。腰脊酸软，不能久立，或伴眩晕耳鸣，下肢瘫痪，腿胫肌肉萎缩严重。舌红苔少，脉细数。

3. 证候分析

腰为肾之府，肾藏精生髓，主骨，为作强之官。肝藏血，主筋，为罢极之本。由于先天不足或房事不节，致肾精亏虚，肾虚则不能生髓，髓海不足则不能养骨，骨不健则腰脊及四肢痿软；或因情志不舒，劳倦过度而致肝血不足，又，肝主筋，肝血虚则感筋软身倦；终因肝肾两亏而致骨软筋疲，不能行走，甚至不能站立之重症。遗精遗尿、阳痿早泄为肾阴肾阳均虚而致，眩晕耳鸣、咽干少津为肝肾阴虚、虚火上炎所致，语言不清、吞咽困难亦为筋疲肉痿所致。舌红苔少、脉细数为阴虚火旺之象。

4. 治则

滋补肝肾，强筋壮骨。

5. 取穴

百会、神庭、印堂、合谷、太冲、内关、人中、曲池、足三里、三阴交、阳陵泉、太溪。

6. 手法

补法。

7. 穴解

合谷、太冲均为原穴，二穴一上一下，一阴一阳，共居人体四肢虎口冲要之处，左右共四穴，称之为"四关"。开"四关"既可疏肝解郁，又可镇静安神。内关为八脉交会穴之一，属手厥阴心包经之络，通于阴维脉。人中为督脉、手阳明经、足阳明经的交会穴。内关、人中合用具有调神开窍启闭之效。曲池为手阳明经穴位，取之有"治痿独取阳明"之意，可调理气血，疏通经络。太冲为肝经之原穴，太溪为肾经之原穴，两穴相配可滋补肝肾。其他诸穴不再赘述。

除上述两证型之外，该病还有气阴两虚证和痰瘀内阻证。气阴两虚证加气海、三阴交，痰瘀内阻证加血海、丰隆以活血化痰通窍。该病病机分析：气血阴阳失调，气血无以上充于脑，则脑髓空虚，神窍失司；三焦气化失司，膀胱气化不利，则水液输布失常，遂致尿频、尿急等排尿困难症状；四肢筋脉失于濡养而致肢体无力；加之本病日久，病人生活自理能力下降，情绪低落，日久可致抑郁、失眠。该病以醒脑开窍调神、滋补肝肾、疏通经络、通利三焦为原则，综合治疗。在治疗痿证时，无论是针灸取穴，还是选方用药，都应调理脾胃，根据病人病情变化，泻其有余而补其不足。

三、典型病例

李某，女，74岁。初诊日期：2020年6月12日。

主诉：双下肢力弱5年余，加重伴认知功能减退1年。

现病史：病人5年前无诱因出现双下肢无力，行走不稳，病人未予重视，后自觉双下肢无力逐渐加重，行走困难，精神状态差，反应迟钝。病人2015年5月出现间断尿失禁，2015年7月无明显诱因出现双下肢无力加重，左手运动过程中出现不自主颤动，持物不稳，就诊于我科，行相关检查。我科考虑诊断为"多系统萎缩"，予多巴丝肼胶囊 0.25 g 口服，每日 3 次。病人双下肢无力及小便失禁较前好转，症状平稳出院。出院后病人未规律服用多巴丝肼胶囊，自行停药。1 年前病人双下肢无力再次加重，行走不能，伴尿失禁、认知功能明显下降，未予重视及诊治。现病人为求进一步诊治收入院。双下肢无力，行走不能，不可独站，时有左手不自主颤动，情绪激动及执行任务时加重，反应迟钝，认知功能减退，偶可进行简单对答，时有饮水呛咳，无吞咽困难，时有头晕，体位改变时明显，偶有心慌胸闷，偶有反酸烧心，汗出，纳可，思睡，小便时有失禁，大便可。舌红，少苔，有裂痕，脉沉细。

专科情况：思睡，语言流利清晰。高级皮层功能：记忆力、计算力、反应力、理解力、定向力均减退，瞳孔对称，对光反射灵敏，无复视，眼球运动及边，无眼震，额纹对称、鼻唇沟对称，伸舌居中。余颅神经大致正常，双侧肌张力升高，双侧腱反射减弱，右上肢肩、肘、腕、指肌力 4°、－4°、－4°、－4°，右下肢髋、膝、踝、趾肌力 2°、－2°、－2°、－2°，左上肢肩、肘、腕、指肌力 4°、－4°、－4°、－4°，左下肢髋、膝、踝、趾肌力 3°、－3°、－3°、－3°，双侧霍夫曼征未引出，右侧巴宾斯基征阳性，双侧针刺痛觉对称，深感觉检查不能配合，共济试验不能配合，龙贝格征不能配合，屈颈试验阴性，克尼格征阴性。

既往史：高血压病史 15 年，2 型糖尿病病史 10 余年，2 型糖尿病周围神经病病史 4 年，抑郁状态病史 4 年，高脂血症病史多年。2009 年患脑出血，自诉未遗留后遗症。2017 年患脑梗死，未遗留明显后遗症。脑动脉硬化、右侧大脑前动脉闭塞 3 年。泌尿系感染病史半年。

中医诊断：痿痹（肝肾亏虚）。

西医诊断：多系统萎缩（瘫痪、认知障碍、吞咽障碍、尿失禁）。

治则：滋补肝肾，强筋壮骨。

取穴：百会、神庭、印堂、合谷、内关、人中、曲池、气海、阳陵泉、三阴交、足三里、太冲、复溜、太溪。

手法：平补平泻法。

诊疗经过：针刺治疗联合西医改善循环、营养神经、改善自主神经功能、降脂稳斑等治疗。针刺治疗 3 周后，病人行动迟缓伴右手不自主颤动较前好转，仍有双下肢无力，对答较流畅，饮水呛咳较前好转，无明显吞咽困难，纳眠可，小便失禁，大便可。查体：血压 119/66 mmHg。心肺腹查体同前，双下肢无水肿。思睡，语言流利清晰，高级皮层功能减退，瞳孔对光反射灵敏，额纹对称、鼻唇沟对称，伸舌居中，余神经系统查体大致同前。舌红，少苔，有裂纹，脉沉细。病情好转。

按语： 多系统萎缩在 1969 年被首次提出，历史上对这一疾病曾经有不同的命名，如纹状体黑质变性、橄榄体脑桥小脑萎缩和夏伊-德拉格综合征。目前认为多系统萎缩是一种散发性神经系统退行性疾病，临床表现主要包括自主神经功能障碍、帕金森综合征、共济失调和锥体系统功能障碍等，主要分为两种临床类型：帕金森型和小脑型。不同病人可表现为各种症状重叠组合。目前，多系统萎缩的诊断共识是将其分为"确诊""很可能"和"可能" 3 个等级。对于多系统萎缩的诊断，病理是金标准，脑组织病理学证实在少突胶质细胞胞浆内存在以 α - 突触核蛋白为主要成分的嗜酸性包涵体，并伴有橄榄脑桥小脑萎缩或纹状体黑质变性，则确诊为多系统萎缩。在临床上则首先将存在左旋多巴反应不良的帕金森综合征或小脑功能障碍之一，且成年起病并具散发性、进展性的病人纳入多系统萎缩可疑范围中，排除不支持多系统萎缩诊断的临床特征后，判断是否存在自主神经功能衰竭，存在者考虑为很可能的多系统萎缩，若仅表现为自主神经功能不全，则考虑诊断为可能的多系统萎缩。目前，该病多依据临床表现进行诊断。多系统萎缩病人的早期诊断难度较大，且首发症状复杂多样，易出现误诊。帕金森型最明显的首发症状是震颤、肌强直、步态异常、动作迟缓、尿便障碍、直立性低血压、性功能障碍。小脑型的首发症状是共济失调、构音障碍、尿便障碍、眼球震颤、直立性低血压、性功能障碍、锥体束征。

自主神经功能障碍为多系统萎缩各亚型的共同特征，包括以下几个方面：①体位性低血压：病人感觉站立行走时头晕，平卧时症状改善，日间困倦，尤其是餐后更为明显。也有个别存在明显的体位性低血压的病人自觉症状不明显，测量血压显示收缩压下降大于 20 mmHg（1 mmHg = 0.133 kPa）或舒张压下降大于 10 mmHg。②泌尿生殖系统功能障碍：主要表现为尿频、尿急、尿失禁和夜尿增多，残余尿量增加。女性病人尿失禁更为明显，而男性病人尿不净感更为明显，常被误诊为前列腺肥大，但手术后症状无改善。此外，男性病人还常伴有勃起功能障碍。③排便费力：病人常感觉排便无力，这不同于老年人常有的大便干燥引起的便秘。④排汗异常：大多数病人自觉排汗减少，尤其是下肢皮肤干燥，严重者可在夏季出现体温升高。

辅助检查方面，在头颅磁共振平扫上，T2加权像上的壳核裂隙征、壳核萎缩、壳核后部低信号、脑桥十字征、小脑萎缩、小脑中脚高信号等都被认为是多系统萎缩的特征性影像学表现。肛门括约肌肌电图可以从电生理的角度对自主神经功能状况进行客观评估。

多系统萎缩目前尚无统一的中医病名，可将以行走不稳为主要特征者归为"骨繇"范畴，《灵枢·根结》曰："枢折即骨繇而不安于地，故骨繇者取之少阳，视有余不足，骨繇者，节缓而不收也。所谓骨繇者，摇故也。""繇"者"摇"也，是指骨节弛缓不收、不能自持、动摇不定，故骨繇又称骨摇，具有足能伸而行不稳，手能举而抓不准的特点，其含义基本与现代小脑性共济失调的表现相符。对于言语不清、吞咽困难及下肢无力者，可以归为"喑痱"。《素问·脉解》曰"内夺而厥，则为喑痱，此肾虚也，少阴不至者厥也"，《奇效良方》曰"喑痱之状，舌喑不能语，足废不为用"，故"喑痱"主要临床表现为舌强、舌痿的言语不能及下肢或上下肢活动不利，发病多由阴精亏损、厥气上逆导致，与现代医学的锥体束损害表现基本吻合。亦有学者将多系统萎缩归为中医"风痱"，该病以双手笨拙、动作失灵、取物不准、站立不稳、步履不正、行走摇摆、手足震颤、躯体晃动、动则加剧等运动失调症状为主要临床表现。此外，根据病人不同患病阶段、不同证型的主要临床特征，将以运动迟缓、肢体震颤为主者归为"颤证"，以头晕、晕厥和二便障碍为主要表现者分别归于"眩晕""厥证"及"遗尿""便秘"等范畴。

多系统萎缩病程进展快，生存期较短，平均病程8~9年，早期出现自主神经功能障碍的病人预后不良。多系统萎缩的早期诊断和干预极为重要，目前仍缺乏有效治疗手段，主要以对症治疗和神经保护治疗为主。中医药治疗（包括针灸治疗）对于改善症状、提高生活质量有一定帮助。国外报道本病死亡原因以猝死及感染最为常见，中晚期病人应预防肺部感染、尿路感染。

第二十八节 重症肌无力

一、概说

重症肌无力属于中医痿证范畴，而单纯眼肌型则称"睢目""侵风""睑废"等。本病是一种发生于神经肌肉接头处的自身免疫性疾病，是因乙酰胆碱受体减少而出现传递障碍所形成的。其主要临床表现为受累骨骼肌容易疲劳，休息后可有一定缓解，有朝轻暮重之象。本病可累及全身各个部位，可因受累部位不同而出现不同的症状，如眼肌受累可表现为眼睑下垂、复视、眼球活动受限等。若肢体受累则感觉四肢无力，上肢重下肢轻，近心端重，远心端轻。

中医认为本病的发生是由于情志失调、劳倦过度、饮食不节等引起脾胃失健、肝肾亏虚、气血不足而成。临床可分脾肾阳虚、肝肾阴虚和脾湿胃热等不同证型。

二、辨证施治

(一) 脾肾阳虚

1. 病因病机

先天不足，脾胃功能素虚，又饮食失节，脾肾阳气不振，不能温润宗筋，筋肉失养，而成肌痿无力，或目睑下垂，不能上举。

2. 主要症状

四肢畏寒无力，下肢尤甚，眼睑下垂，伴纳呆气短，腹胀便溏，面色㿠白，甚或动则气喘。舌质淡胖、边有齿痕，苔白，脉沉细。

3. 证候分析

因先天不足、后天失养，阳气不振，不能温润四末，故觉四肢发凉；阳气衰微，不能鼓动气血运行，眼睑为脾之所主，脾阳不足，故眼睑下垂而不能上抬；脾为后天之本，主受纳吸收，又为气血生化之源，故脾虚而致纳呆、腹胀便溏，脾虚气血乏源则可致乏力、气短、面色㿠白。畏寒肢冷、动则气喘为肾阳不振、无权纳气而成。舌质淡胖且边有齿痕、脉沉细等皆因脾肾两虚所致。

4. 治则

补肾健脾，温阳举陷。

5. 取穴

百会、神庭、攒竹、阳白、中脘、气海、关元、手三里、合谷、天枢、足三里、内关、太冲、三阴交、太白。

6. 手法

气海、关元、足三里施补法，亦可加灸法。余穴平补平泻。

7. 穴解

百会位于督脉之巅，具有益气升阳之功，与神庭、攒竹相伍，又有镇静安神之效。攒竹、阳白为目之邻近穴，有疏通局部气血，通经活络之功。中脘为胃之募穴、八会穴之腑会，可助脾胃运化功能，促气血生成以益后天。气海为人体元气之海，具有强身健体、益气抗疲劳之效，春灸气海可养生保健，益寿延年。关元为人体的强壮穴之一，具有补肾健脾、益阴扶阳、补虚泻实、调节气血、延年保健等多重作用，此穴常被喻为独参汤。秋灸关元，与气海相呼应，保健功效更强。手三里、合谷为手阳明大肠经穴，天枢、足三里为足阳明胃经穴，阳明经为多气多血之经，四穴相伍，可益气行血，通经活络，大有"治痿独取阳明"之意。内关解郁宽中。太冲为足厥阴肝经之原穴，既可明目，又可行气活血，从而加强眼睑抬举功能。三阴交、太白均为脾经穴位，脾胃为后天之本、气血生化之源，两穴共用可加强益气养血之效。

(二) 肝肾阴虚

1. 病因病机

本病多因情志不舒或劳倦过度，或房事不节，暗耗真阴，致气阴两伤，筋肉失养，而成骨软无力，不能任身之证。《素问·痿论》云："思想无穷，所愿不得，意淫于外，入房太甚，宗筋弛纵，发为筋痿。"

2. 主要症状

四肢痿软无力，腰脊及下肢尤甚，可见明显肌肉萎缩，不能久行，严重者甚至不能久立，步履完全不能，或可出现头晕目眩，咽干少津，语言不清，吞咽困难。还可见遗精、遗尿、阳痿、早泄等。舌红少津，脉弦细或细数。

3. 证候分析

腰为肾之府，肾藏精生髓，主骨，为作强之官。肝藏血，主筋，为罢极之本。因先天不足或房事不节而致肾精亏虚，肾虚则不能生髓，髓海不足则不能养骨，骨不健则腰脊及四肢痿软；或因情志不舒，劳倦过度而致肝血不足，又肝主筋，肝血虚则感筋软身倦；终因肝肾两亏而致骨软筋疲，不能行走，甚至不能站立之重症。遗精遗尿、阳痿早泄为肾阴肾阳均虚而致；头晕目眩、咽干少津为肝肾阴虚、虚火上炎所致；语言不清，吞咽困难亦为筋疲肉痿所致；舌红少津、脉弦细或细数为阴虚火旺之象。

4. 治则

滋补肝肾，强筋壮骨。

5. 取穴

百会、神庭、攒竹、四白、中脘、天枢、关元、手三里、尺泽、太溪、阳陵泉、悬钟、足三里、三阴交、太冲。

6. 手法

平补平泻法。

7. 穴解

四白为多气多血的足阳明胃经穴位，位于眼周，可疏通局部气血，濡养筋脉；尺泽为肺经之合穴，有养阴清热、凉血止痛之效；太溪为肾经之原穴，可激发肾经经气，益阴生津，与尺泽相伍其力更雄；阳陵泉为八会穴之筋会，悬钟为八会穴之髓会，二穴相合可达补肾益髓、强筋壮骨之效；其他诸穴不再赘述。

（三）脾湿胃热

1. 病因病机

本病多因脾胃功能素虚，或因饮食不节，过食肥甘厚味之品，损伤脾胃，以致脾之运化与胃之受纳功能失调，气血生化无权，不能濡养筋肉而成。如《症因脉治》说："脾热痿软之因，或因水饮不谨，水积热生，或因膏粱积热，湿热伤脾，脾主肌肉，故常不仁，脾主四肢，故常痿软。"《证治汇补·痿躄》说："湿痰痿者，肥盛之人，血气不能运动其痰，致湿痰内停，客于经脉，使腰膝麻痹，脉来沉滑，故膏粱酒湿之故，所谓土太过，令人四肢不举是也。"《素问·痿论》说："有渐于湿，以水为事，若有所留，居处相湿，肌肉濡渍，痹而不仁，发为肉痿。"

2. 主要症状

四肢痿软，腰膝无力，双睑下垂，两目难睁，体胖懒言，行走缓慢，胸胁脘腹均觉胀满，纳呆乏力，大便虽不干但排解较难。舌质淡胖，苔黄腻，脉沉滑。

3. 证候分析

脾胃为后天之本、气血生化之源。脾主四肢肌肉，脾虚则运化失司，故觉肌肉松软无力；胃主受纳，胃气不足则纳谷不馨，受纳无权，则气血生成乏源，进一步加重痿软无力，不愿行走；湿邪重着，胶固黏滞，故显体胖懒言，行走缓慢；脘腹胸胁胀满，皆因脾虚湿重，失于运化而成。舌脉之象为湿郁化热所致。

4. 治则

健脾和胃，化湿濡筋。

5. 取穴

百会、神庭、攒竹、中脘、气海、关元、天枢、手三里、内关、合谷、阴陵泉、足三里、丰隆、公孙、太冲。双睑下垂，二目难睁加阳白、四白；体胖头重者加列缺、水道、商丘。

6. 手法

头面及腹部穴位施平补平泻法，肢体穴位施泻法。

7. 穴解

列缺、丰隆、阴陵泉、商丘、天枢、水道组合，可宣肺化湿利水；中脘、天枢、内关、公孙具开胸顺气、健脾通腹顺气之效，其他诸穴见上所述。

有关痿证的论述，古今医籍多有记载，其治疗方法也不胜枚举，如《素问·痿论》即为论痿的专篇，后世的张仲景、巢元方、张从正、李东垣、朱丹溪、张景岳、叶天士等多位名家对痿证都有自己的认识，其治法包括祛风散寒、滋阴泻火、清肺润燥、补益气血、调补肝肾、活血化瘀等，亦出现二妙丸、虎潜丸等众多治痿名方。

有关针灸治痿，早在《素问·痿论》中即有"治痿独取阳明"之说。阳明经为多气多血之经，主润宗筋，可束骨而利机关，针刺阳明经可使气血充盛、筋肉得养，束骨力强而肢体关节活动自如灵活，弛缓的筋骨肉脉得以恢复。王乐亭则提出"治痿首选督脉"的论断。督脉总督一身之阳，是阳脉之海，具有强筋壮骨、促进气血运行之功，因此王老认为治痿必当首选督脉。

三、典型病例

病例1

杨某，女，72岁。初诊日期：2008年11月23日。

主诉：左眼睑抬举无力1个月余。

现病史：病人 1 个半月之前无明显诱因出现左眼睑抬举无力，于北京某医院神经内科诊断为"重症肌无力"，口服西药 2 周（药名不详），症状略有好转，但因肠梗阻而停药。为寻求非药物疗法而来我处就诊，来诊时自觉眼皮发紧，上举困难，尤其在反复睁闭眼以后再无力上抬（疲劳试验阳性），休息片刻后稍好转，平时有朝轻暮重感，偶伴头晕头痛和双上肢轻度麻木感，口干口渴，喜热饮，纳可，眠欠安，二便调。舌质红，苔少，脉细数。

中医诊断：痿证（肝肾阴虚）。

西医诊断：重症肌无力（眼肌型）。

治则：益气养阴，滋补肝肾。

取穴：百会、神庭、攒竹、承光、阳白、承泣透睛明、太阳、中脘、关元、天枢、手三里、足三里、三间、悬钟、光明、太冲。

手法：平补平泻法，留针 30 分钟。

中药处方：

党　参 10 g	炙黄芪 30 g	当　归 10 g	炒白术 10 g
茯　苓 10 g	炒苍术 10 g	柴　胡 6 g	广陈皮 10 g
丹　参 10 g	菟丝子 10 g	黄　精 15 g	枸杞子 10 g
沙　参 15 g	覆盆子 10 g	升　麻 6 g	五味子 6 g
炙甘草 6 g	车前子 10 g		

7 剂，水煎温服，每日 2 次，每次 200 ml。

诊疗经过：针刺治疗 1 次后即诉左眼睑有轻松感，睡眠亦有好转；针刺治疗 3 次后，左眼睑已能抬举，眼睑之开合功能与右眼无区别，但自觉双眼内均有一层膜感；针刺治疗 4 次后，双眼睑开合自如，麻木感亦减轻；经过 2 个月的针药结合治疗后，左眼睑下垂完全恢复，病告痊愈。

按语：重症肌无力是一种神经-肌肉接头部位乙酰胆碱受体减少而出现传递障碍的自身免疫性疾病。本病早在《素问·痿论》里就已明确阐述。阳明经为多气多血之经，阳明虚则诸经不足，宗筋失于濡润致上睑不能抬举；脾主四肢肌肉，主升清，脾失健运，气虚下陷，升降不利，可导致上睑下垂，开合功能失常而成本病。因此，我们在治疗上遵从《素问·痿论》"治痿独取阳明"之说，根据病人的不同情况再结合临床经验，将独取变为主取阳明，因此穴方中还配以少阳和太阳经穴，以加强局部气血的运行，滋养胞睑之筋脉，最终达到治疗目的。

脾胃为后天之本、气血生化之源，脾胃虚弱则影响气血的生成，气血亏虚则无力运化。病人晨起后，气血暂复，尚可温煦经脉，午后正气渐耗，虚乏之阳气尤为困顿，难以自持，温煦之功渐失，因而形成朝轻暮重之势，这进一步体现了本病与脾胃的关系和"治痿独取阳明"的意义。

百会配神庭具有清热开窍、健脑宁神、平肝息风、升阳举陷之效。足太阳经筋为"目上纲"，足少阳之筋为病"目不开"，故本方取足太阳经穴承光、攒竹、睛明，足少阳经穴阳白、悬钟、光明，以及奇穴太阳。中脘为任脉经穴，为胃之募穴，脾胃相表里，脾主肌肉，眼睑为脾所主，故取中脘以健脾和胃，调畅气血，升阳举陷而治胞睑无力。承泣、天枢、手三里、足三里、三间均为手、足阳明经穴位，与中脘相合可补中土而滋化源，益气生血，气血双补。任脉的关元与足三阴经相交会，又为小肠之募穴，小肠主吸收水谷之精微，具有培肾固本、补元益气之功，是人体的重要强壮穴之一。光明为足少阳胆经之络穴，太冲为足厥阴肝经之原穴，原络相伍共奏养血荣筋、明目开窍之效。

中药方剂以补中益气汤合五子衍宗丸为主，加减施治。方中：党参、炙黄芪、当归、炒苍术、炒白术、茯苓、丹参等为君，补益气血；菟丝子、枸杞子、覆盆子、五味子、车前子五子为臣，补肾固精；黄精、沙参为佐，养阴益气；陈皮、柴胡、升麻、炙甘草为使。

病例2

崔某，男，42岁。初诊日期：2015年10月15日。

主诉：双眼睑下垂伴视物双影2年加重1月。

现病史：病人2年前无诱因出现双侧上眼睑逐渐下垂，视物成双影，视物时眼前遮挡感，言语尚利，吞咽及四肢活动正常，双上眼睑下垂，于每日下午或傍晚劳累后加重，晨起或休息后减轻。在外院曾行疲劳试验及新斯的明试验，均为阳性，诊断为"重症肌无力（眼肌型）"，口服溴吡斯的明片维持治疗，症状时轻时重，常反复，近1个月因工作压力大、疲劳导致上述症状加重。刻下：双上眼睑下垂，视物双影，有遮挡感，伴疲乏无力，气短、食欲不振，大便偏稀，腰酸，手足不温，怕风怕冷，为求针灸治疗，故来我科门诊。

中医诊断：痿证（脾肾阳虚）。

西医诊断：重症肌无力（眼肌型）。

治则：健脾补肾、益气升阳。

取穴：中脘、气海、关元、足三里、三阴交、列缺、神庭、百会、阳白、浮白、攒竹、丝竹空。

手法：中脘、气海、关元、足三里、三阴交施补法，余穴施平补平泻法。

诊疗经过：治疗1周后自觉双眼睑可轻微抬起，疲乏无力减轻。治疗2周后全身疲乏无力减轻，怕风冷减轻，大便较前成形。治疗4周后双眼睑下垂明显减轻，视物无明显遮挡感。

按语：重症肌无力是一种神经－肌肉接头传递障碍的获得性自身免疫病，其主要症状表现为肌无力，且有每日波动性的特点，即肌无力于下午或傍晚劳累后加重，晨起或休息后减轻，此种波动现象称之为"朝轻暮重"。此外，全身骨骼肌均可受累，以眼外肌受累最为常见，其次是面部及咽喉肌以及四肢近端肌肉受累。肌无力常从一组肌群开始，范围逐步扩大，首发症状常为一侧或双侧眼外肌麻痹，如上睑下垂、斜视和复视，重者眼球运动明显受限，甚至眼球固定，但瞳孔括约肌不受累。面部及咽喉肌受累时出现表情淡漠、苦笑面容，连续咀嚼无力、饮水呛咳、吞咽困难，说话带鼻音、发音障碍等。累及胸锁乳突肌和斜方肌时则表现为颈软，抬头困难，转颈、耸肩无力。四肢肌肉受累以近端无力为重，表现为抬臂、梳头、上楼梯困难，腱反射通常不受影响，感觉正常。呼吸肌受累往往会导致不良后果，出现严重的呼吸困难时称之为"危象"，诱发因素包括呼吸道感染、手术（包括胸腺切除术）、精神紧张、全身疾病等。心肌偶可受累，受累则可引起突然死亡。除了肌无力症状以外，重症肌无力还可以合并胸腺瘤和胸腺增生以及其他与自身免疫有关的疾病，如甲状腺功能亢进、甲状腺功能减退、视神经脊髓炎、多发性硬化、系统性红斑狼疮、多发性肌炎、类风湿关节炎和兰伯特－伊顿肌无力综合征。治疗重症肌无力时多采用胆碱酯酶抑制剂、糖皮质激素、免疫抑制剂、免疫球蛋白注射等方法，这些方法可显著改善症状，但需长期服用，停药后易反复，且不良反应大。本病属于中医学"痿证"范畴。《素问·痿论》云"五脏皆使人痿"，又云"故肺热叶焦，则皮毛

虚弱，急薄，著则生痿躄也"，在治法上则明确指出"治痿独取阳明"。邪气久留，伤及正气，日久正气不足，脾气亏虚，肌肉无主，故眼睑下垂；足太阴脾经上行夹咽，连舌本、散舌下，而足少阴肾经，入肺中，循喉咙，夹舌本，若久病及肾，脾肾虚弱，则吞咽困难、饮水呛咳、言语不清；脾气亏虚，中气不足，则气短、乏力、食欲不振，大便偏稀。由此可见本案病人属脾肾两虚、清阳不升之证，法当健脾补肾、益气升阳。中脘、气海、关元、足三里、三阴交、列缺、神庭等穴可健脾补肾、益气升阳；百会、阳白、浮白、丝竹空、攒竹等穴可升提眼睑，以达针灸的近治作用。此外，重症肌无力常出现吞咽困难、饮水呛咳等症，可加金津、玉液、廉泉、夹廉泉等穴进行治疗。上述治疗还可结合中药，加强健脾补肾、益气升阳之功，从而使正气充足，邪气自退，诸痿自愈。

第二十九节 进行性肌营养不良

一、概说

进行性肌营养不良（在此主要论述杜氏型）是一种在我国常见的 X 连锁隐形遗传的肌病。其临床特征主要是进行性加重的近端肌无力，小腿腓肠肌假性肥大以及肌肉萎缩。本病的发生主要是由于体内编码抗肌萎缩蛋白的基因发生突变，以至于缺乏该蛋白，最终造成肌细胞膜的稳定性下降，进而表现为细胞的坏死和功能缺失。该病通常在 3～6 岁时隐匿发病，且随年龄的增长症状呈进行性加重，12 岁时丧失独立行走能力，20 岁左右时死于呼吸和（或）循环功能衰竭，目前尚无特效治疗方法。因为此病属于遗传性疾病，故中医的治疗也只能以缓解症状、延缓病情进展为目标。治疗上针药配合尤为重要。

本病主要因先天不足、后天失养而发病，辨证以脾肾亏虚为主。

二、辨证施治

进行性肌营养不良在临床上的主要证型为脾肾亏虚。

1. 病因病机

先天肾精不足，形而有损，加之后天之本脾胃有虚，先后天不能互养所致。

2. 主要症状

双下肢肌肉无力，行走缓慢，甚或脚尖着地，易于跌跤，可有上楼及蹲起站立困难，行走呈"鸭步"状或兼有下肢假性肥大等。神疲少语，畏寒怕冷，食少便溏。舌质胖，苔白，脉弱无力。

3. 证候分析

肾为先天禀赋之本，藏精，精化气，气成形。若先天肾精不足，则化气不行,形而有损。此病为遗传性疾病,故有先天肾精不足之因。肌肉痿软无力是此病的主要表现,因脾主肌肉、四肢,故该表现为脾虚之象。后天之精生成不足无以滋养先天,而致先后天不足,形成先天肾精日益匮乏,后天之精化源枯竭,脾肾亏虚,四肢肌肉得不到充养而日益痿软无力。

4. 治则

补肾健脾,温中益气。

5. 取穴

脾俞、肾俞、章门、期门、中脘、关元、太溪、太白、足三里。

6. 手法

平补平泻法。

7. 穴解

脾俞、肾俞为背俞穴。章门、期门和中脘为募穴。章门和中脘同时又是八会穴之脏会、腑会。章门与脾俞相配属俞募配穴法。太溪、太白为肾经和脾经之原穴。足三里为足阳明胃经之合穴。取上诸穴以达到脾肾双补之功。

《素问·痿论》提出"治痿独取阳明"的基本治则,另有从"肺热叶焦"角度加入肺系相关穴位的方法,故可取肺俞、中府、太渊,通过补肺气以宣发肃降,通调全身气机,气行则精血至,筋肉得养,痿证自除。另有认为病情稳定期出现假性肥大可从脾虚痰瘀入手者。脾虚痰瘀可加丰隆等祛痰行气之穴,同时可配合健脾化痰、活血化瘀之汤剂。

三、典型病例

张某,男,10岁。初诊日期:2017年6月29日。

主诉:四肢痿软无力7年。

现病史:病人家属代述,病人于7年前无明显诱因出现四肢无力,近期无明显诱因双下肢大腿部无力,膝关节屈伸不利情况加重。刻下见:病人神清,精神可,上下楼梯及蹲起动作困难,行走不利,步态不稳,四肢欠温,平素畏寒怕冷,纳差,盗汗,小便可,大便溏,舌淡红,苔薄白,脉细弱。

查：肌酸激酶 20 000 + U/L，肌酸激酶同工酶 360 U/L。

中医诊断：痿证（脾肾亏虚）。

西医诊断：进行性肌营养不良。

治则：温补脾肾。

取穴：申脉、中脘、足三里、关元、太溪、太白、章门、脾俞、肾俞、太渊。

手法：平补平泻法。

中药处方：

生甘草 3 g	牛 膝 10 g	盐益智仁 10 g	制远志 10 g	紫河车粉 6 g
煅龙骨 10 g	肉 桂 5 g	炙黄芪 10 g	茯 神 10 g	柏子仁 10 g
盐补骨脂 5 g	拳 参 5 g	煨肉豆蔻 5 g	千年健 10 g	烫狗脊 15 g
盐胡芦巴 6 g	麸炒白术 10 g	伸筋草 6 g	草 薢 10 g	续 断 10 g
桑寄生 10 g				

水煎服，每日 2 次，每次 200 ml。

诊疗经过：中药配合针灸治疗后，病人反馈良好，蹲起、行走及步态状况较前好转，纳食情况改善，盗汗止，遂效不更方，仅剂量稍有加减。半年后随访，肌酸激酶下降至 10 000 + U/L，肌酸激酶同工酶 267.5 U/L，无力症状较前大有好转，走路时间及距离增加。

按语：该患儿上下楼梯困难，双侧大腿部无力，膝盖屈伸不利，盗汗，畏寒，纳差，四肢欠温，脉细数，为典型的儿童脾肾阳虚证。本病为遗传性疾病，与先天禀赋不足及后天调养不当有关。肾为先天之本，脾为后天之本，故从脾肾入手，再者因"治痿独取阳明""肺热叶焦"之论，故又当考虑肺胃。十二经脉为河流，奇经八脉为大泽，河不足，当引大泽。阳跷、阴跷为足太阳、足少阳之支脉，"跷"字有足跟和跷捷的含意，其走行自下肢内、外上行头面，具有交通一身阴阳之气、调节肢体运动的功用，故能使下肢灵活跷捷。《灵枢·脉度》言："男子数其阳，女子数其阴，当数者为经，不当数者为络也。"意指男子多动，以阳跷为主，女子多静，以阴跷为主。脾之募穴，脾经之俞穴、原穴，肾经之原穴、俞穴，肺经之原穴，胃经之合穴，胃之募穴，加之关元以求充盛元气。再合温补脾肾之汤药治疗，共谋化病。

第三十节　进行性面偏侧萎缩症

一、概说

进行性面偏侧萎缩症，又称 Parry – Romberg 综合征，有时简称偏侧萎缩症，这是一种进行性单侧面部组织的营养障碍性疾病，以颜面部一侧软组织及颌骨发展缓慢的进行性萎缩为主要临床特征。从病变发展的临床观察中发现，该病有时累及颈、肩、背及躯干。此病多发于 20 岁前的青少年人群中，偶在周岁左右的幼儿也有发病，其中以女性病人多见。其病发病原因不明，从临床表现判断疑似与外伤和面部神经疾病有一定关系。由于萎缩区与三叉神经分布相一致，故有人认为该病与三叉神经炎等疾病所引起的三叉神经分布区神经营养障碍有关。

本病属于中医学"痿证"范畴。中医认为本病的发生与脾胃功能密切相关。脾胃虚弱，脾失健运、湿邪濡渍肌肉，闭阻筋脉，失于濡养，使肌肉不仁；脾气热，而胃干而渴，气阴两伤，津液亏损，肌肉失于濡养而成肉痿。临床可分为脾虚湿阻、胃阴亏虚等证。

二、辨证施治

（一）脾虚湿阻

1. 病因病机

先天不足，脾胃功能素虚，又饮食失节，可致脾失运化，湿邪不化，阻遏气机，不能温润筋肉，而发为局部肌肉萎缩、麻木。

2. 主要症状

面颊、颧、肩、背、臀部如刀痕状向下凹陷，皮色略浅，略有麻木感，面部肌肉活动功能正常。四肢畏寒困重，伴腹胀纳呆，面色萎黄，便溏，舌质胖淡、边有齿痕，苔白腻，脉沉细滑。

3. 证候分析

因先天不足后天失养，脾胃功能不足，阳气不振，湿邪不化。《素问·痿论》云："有渐于湿，以水为事，若有所留，居处相湿，肌肉濡渍，痹而不仁，发为肉痿。"故出现肌肉萎缩，皮色浅，麻木。脾虚而致纳呆，腹胀便溏。脾虚气血乏源则可致乏力。舌质淡胖且边有齿痕为脾气虚之象，苔白腻为脾湿不化之象，脉沉细滑为脾虚湿盛之象。

4. 治则

健脾化湿，温阳举陷。

5. 取穴

凹陷处阿是穴，中脘、气海、天枢、足三里、阴陵泉、内关、公孙、合谷。

6. 手法

阿是穴火针密刺、速刺，中脘、气海、足三里施补法，四肢穴施平补平泻法。

7. 穴解

以火针密刺患处为主。火针的温热由表浅而入深，借助火力可激发经气，温通经络，加快气血的流通，使受损的组织得到气血的濡养，组织再生，从而获愈。火针密刺患处可温阳益气、温运脾胃之阳气、激发经气、调理脏腑功能、运行气血、濡养筋脉。

中脘为胃之募穴、八会穴之腑会，可助脾胃运化功能，促气血生成以益后天，达和胃健脾、降逆利水之效。气海藏先天之气，为人体元气之海，针之有补益元气、生发阳气、健运后天脾土之效。天枢为足阳明胃经穴位、大肠之募穴，是升降清浊之枢纽，与中脘配合，可生脾胃正气，清脾胃之湿浊。足三里为足阳明胃经之合穴，也是治疗痿证之要穴，可补脾健胃、增强免疫功能，同时还能消除疲劳、延年益寿。阴陵泉为足太阴脾经之合穴，与足三里合用有燥化脾湿、生发胃气之功效。内关、公孙均为八脉交会穴。内关为手厥阴心包络穴，通阴维脉。公孙是足太阴脾经的络穴，别走阳明，横向输散至脾、胃二经，有联络脾、胃二经各部气血的作用，又通于冲脉，故公孙既能治足太阴脾经的病，又能治冲脉的病，脾经与冲脉的气血相会后在此化为天部的水湿风气。内关、公孙两穴相配有健脾益胃、通调冲脉、消除痞疾之功。合谷为手阳明大肠经之原穴，"面口合谷收"，故合谷可治疗面部之症，又有调理汗液之效。

（二）胃阴亏虚

1. 病因病机

本病多因饮食不节，过食肥甘辛辣之品，胃热日久伤及胃阴，又热客于筋脉肌肉，不能得到阴津濡养而成。

2. 主要症状

面颊、颧、肩、背、臀部如刀痕状向下凹陷，皮色有色素沉着或变浅，面部和肢体肌肉活动功能正常，面色微红，乏力口渴，无汗或少汗。舌质红，苔少，脉细数。

3. 证候分析

陈世铎强调：痿证无不成于阳明之火。阳明脾胃为后天之本，阳明火灼伤后天阴津，筋脉失于阴津濡养，筋脉不用，故出现面颊、颧、肩、背、臀部向下凹陷，皮色有色素沉着或变浅。面红口渴为胃中虚热阴伤、阴津不能上滋之象。阴虚津液不能正常输布，闭阻经脉，故可见无汗和少汗。舌质红、苔少、脉细数为胃热阴伤之象。

4. 治则

滋阴清热，濡养筋脉。

5. 取穴

凹陷处阿是穴，中脘、关元、天枢、足三里、列缺、照海、合谷。

6. 手法

阿是穴火针密刺、速刺，中脘、关元、足三里施补法，四肢穴平补平泻法。

7. 穴解

以火针密刺患处为主。该疗法的机制是以火制火：火针的温热由表浅而入深，至萎缩肌肉之局部，从而使阳明亢盛之火无力伤津。该疗法又可借助火力激发经气，温通经络，加快气血的流通，使受损的组织得到气血的濡养，组织再生，从而获愈。火针密刺患处可温阳益气，温运脾胃之阳气，激发经气，调理脏腑功能，运行气血，濡养筋脉。

中脘为胃之募穴、八会穴之腑会，可助脾胃运化功能，促气血生成以益后天，有和胃健脾、降逆利水以清胃之效，是治疗脾胃之疾的要穴。关元是小肠之募穴，小肠之气结聚此穴并经此穴输转至皮部，为人身元阴元阳交关之处，可滋阴以助濡养筋脉。天枢属足阳明胃经，为大肠之募穴，是升降清浊之枢纽，与中脘配合，能调理脾胃、清胃火，既可治疗便溏也可治疗便秘，是调理大便的要穴。足三里为足阳明胃经之合穴，可补脾健胃，增强免疫功能，同时还能消除疲劳，延年益寿，是胃经要穴，也是治疗痿证之要穴。列缺、照海均为八脉交会穴。列缺为手太阴肺经之络穴，经水从此溢出，有清热滋阴泻上焦火之功。照海属足少阴肾经，有蒸发内热、滋阴止渴的作用。列缺、照海两穴相配有滋肾水、生阴津而达止渴之效。合谷为手阳明大肠经之原穴，"面口合谷收"，故合谷可治疗面部之症。

有关痿证，早在《素问》一书就提到根据痿证累及的五脏部位不同分为五痿，即：痿躄、脉痿、筋痿、肉痿、骨痿。本病因发病部位在肉（脂肪），故属于"肉痿"。该病发病原因多与脾胃密切相关。因脾胃功能素虚，又因饮食不节，阳气不振，湿邪不化，阻遏经脉气血运行，不能温润筋肉；或多食肥甘酒辣之品，感受燥热之气，日久伤及阴津，阴虚津液不能正常输布，筋脉失于濡养，造成肉痿。病性为虚，病位在脾胃。《素问·痿论》云："脾气热，则胃干而渴，肌肉不仁，发为肉痿。"其治疗宜健脾利湿、益胃滋阴、温补气血等，可用补中益气汤、四妙丸、养血荣筋丸等方。

针灸治疗本病，当从阳明脾胃论之。本病发于肉，与脾胃密切相关，因脾主肌肉，又脾胃相表里。阳明经为多气多血之经，又为气血生化之源，主润宗筋，针刺阳明经可使气血充盛，脾胃健运，筋肉得养，协同健脾利湿、滋阴濡养之穴，可使脏腑功能调达，助运脾胃。局部选用火针可温通筋脉、开闭活血以利气血充盛。

三、典型病例

病例1

舒某，男性，45岁。初诊日期：2001年3月10日。

主诉：左面颊颧部向下凹陷1年余。

现病史：病人1年前无明显诱因发现左面颊的颧部向下凹陷，在德国诊治后（具体不详），未见明显改善，故来中国寻求中医治疗。病人左面颊颧部下有一面积为3 cm×1 cm、深约0.5 cm、与面中线略平行的较深"刀痕"凹陷，皮色略浅，略有麻的感觉，浅感觉稍有减退，面部表情肌、咀嚼肌、舌肌运动功能无障碍，面部无汗或少汗，对侧面部及肢体无萎缩。病人体胖，腹胀，纳可，大便不成形。舌质淡红，苔白略厚，脉沉滑。

中医诊断：痿证（脾虚湿阻）。

西医诊断：进行性面偏侧萎缩症。

治则：健脾化湿，温阳举陷。

取穴：凹陷处阿是穴，中脘、气海、天枢、内关、公孙、合谷、足三里、阴陵泉。留针30分钟。隔日1次。

手法：阿是穴火针密刺、速刺，中脘、气海、足三里施补法，四肢穴位施平补平泻法。具体操作：局部火针密刺，选用细火针（直径0.5 mm），在点燃的酒精灯或用止血钳夹持的95%酒精棉球上烧红后进针。每次选用穴位视病灶面积大小而定。在萎缩处用密刺法点刺，不留针。火针进针要迅速、准确，一般每针相隔2~5 mm，病重则缩小间隔，针刺深浅以针尖透过皮肤病变组织为宜。针刺后，要在患处用消毒棉球按压，可止痛，并避免出血和感染。

中药处方：

党 参15 g	黄 芪20 g	炒白术15 g	陈 皮10 g
山 药10 g	茯 苓20 g	苍 术15 g	升 麻6 g
人 参10 g	当 归10 g	清半夏10 g	白 芷6 g

每日 1 剂，水煎服。

本方由补中益气汤加减而成。

诊疗经过：针灸配合火针治疗 12 次后，病人面部萎缩处凸起，皮色润红，与对侧面部对称，腹胀、便溏之症明显改善。

病例 2

高某某，女性，23 岁。初诊日期：2001 年 9 月 18 日。

主诉：左侧臀部凹陷 4 个月。

现病史：4 个月前被朋友发现其左侧臀部有一长条凹陷，色淡，不疼，遂到某医院就诊，腰椎检查未见异常，局部病理为肌肉营养不良，接受维生素类药物治疗无效后转至我科就诊。病人体型偏瘦，左侧臀部腰眼附近有 1 处面积为 7 cm×2 cm、深约 1 cm 的"刀痕"状凹陷，凹陷处皮肤色白如白斑，局部有麻木不适感，按之不痛无弹性，腰部及腿部活动自如，无外伤史。平素喜食辛辣，口渴喜冷饮，纳可，便干。舌质红、偏瘦，苔少，脉细数。

中医诊断：痿证（胃阴亏虚）。

西医诊断：进行性面偏侧萎缩症。

治则：滋阴清热，濡养筋脉。

取穴：凹陷处阿是穴、中脘、关元、天枢、合谷、足三里、列缺、照海。留针 30 分钟。隔日 1 次。

手法：阿是穴火针密刺、速刺；中脘、关元、足三里施补法；四肢穴施平补平泻法。具体操作：局部火针密刺，选用细火针（直径 0.5 mm），在点燃的酒精灯或用止血钳夹持的 95% 酒精棉球上烧红后进针。每次选用穴位视病灶面积大小而定。在萎缩处用密刺法点刺，不留针。火针进针要迅速、准确，一般每针相隔 2～5 mm，病重则缩小间隔，针刺深浅以针尖透过皮肤病变组织为宜。针刺后，要在患处用消毒棉球按压，可止痛，并避免出血和感染。

诊疗经过：经用针灸配合火针治疗 5 次后，口渴、便秘明显改善，萎缩处皮肤及皮下组织皮色变粉红，继续针灸治疗。治疗 22 次后，萎缩部位隆起，弹性恢复正常，皮色同对侧相同，接近临床痊愈。

> **按语**：进行性面偏侧萎缩症是一种病因不明的散发性疾病，其特征是半侧面部或颈、肩、背皮下结缔组织和脂肪组织出现局部进行性萎缩和变形。萎缩不是脑损伤所致，没有神经症状，神经系统检查无异常。有种罕见的情况，即脑部磁共振显示同侧大脑半球萎缩。进行性面偏

侧萎缩症（Progressive Hemifacial Atrophy，PHA）可出现三叉神经痛、局灶性癫痫等神经症状。组织学表现为增生性间质性神经血管炎。慢性局限性脑膜脑炎伴血管受累可能是 PHA 偶尔脑受累的原因。

本病属于中医"痿证"中的"肉痿"，与脾胃功能异常密切相关。脾主运化、主肌肉，全身肌肉的充盈，有赖于脾胃化生的水谷精微、气血津液的营养滋润。胃和脾相表里，同属中焦，主受纳，吸收饮食水谷之精华，在脾的运化下，把水谷精华化生为气血，输布全身，所以脾胃是气血生化之源。如果脾气虚，湿热不去，胃热而阴不足等导致脾胃运化失常，则水谷精微和气血津液生成、输布和排泄障碍，肌肉无有所养，导致肌肉萎缩。故本病首以脾胃论之。

针刺治疗本病重视整体辨证和局部取穴，应用火针局部密刺和补泻手法相配，以补为主。《黄帝内经》谓火针为"燔针""焠刺"。经过历代医家的临床实践，火针疗法应用广泛。明代高武论火针："火针亦行气，火针惟借火力，无补泻虚实之害。"即火针既有助火力温补脏腑之效，又有开闭散邪之功。手法为局部密刺、快刺，视部位深度刺激0.5～0.8 cm 为宜。火主升主动，配以补气健脾运化水湿、滋阴养血通经活络的腧穴，达到补益气血、推动气血运行的目的。

病例1 中药方剂为补中益气汤加减，方中以党参、黄芪、当归、炒白术等为君，健脾补益气血，茯苓、苍术、半夏为臣，健脾利湿，而人参、山药为佐，养阴益气，白芷、陈皮、升麻为使。

第二章　痛

第一节 原发性三叉神经痛

一、概说

原发性三叉神经痛，中医称为"面痛"，归属于古代文献中的"颌痛""颊痛""口齿痛""眉棱痛""头风""面风"等范畴。原发性三叉神经痛主要发病人群为中老年人，发病年龄高峰在 50~70 岁，多见于 40 岁以上女性。原发性三叉神经痛的病因及发病机制尚不明确，临床表现为三叉神经支配区域内反复发作的短暂的阵发性电击样、刀割样、撕裂样剧痛，可持续数秒、数十秒至两分钟，常局限于一侧，最常累及上颌支、下颌支，常由说话、咀嚼、刷牙、洗脸等动作诱发。该病常有触发点（又称扳机点），多位于口唇及其周围、鼻翼、颊部、舌缘等处，轻触或口舌运动即可诱发疼痛。为此，病人常不洗脸，少饮食，少说话，以致营养状况下降。病程呈慢性经过，周期性发作，缓解期短则几日，长则几年，以后发作渐频，缓解期缩短，很少自愈。现代医学对原发性三叉神经痛的治疗主要集中于药物治疗和手术治疗，由于药物的副作用、手术的高风险，部分病人的疼痛仍得不到充分缓解。中医认为本病多与外感邪气、情志不调等因素有关。风寒、风热毒邪侵袭面部，或情志不调，或久病成瘀，使气血瘀滞，面部经络气血闭阻，产生面痛。中医辨治方面，面痛与手、足三阳经关系密切，临床可分为风邪袭络、风痰阻络、胃火上炎、气滞血瘀、气血亏虚、肝郁化火等证型。

二、辨证施治

（一）风邪袭络

1. 病因病机

气虚卫外不固，或劳汗、睡卧当风，风寒乘虚而入；或风热外侵；或风寒化热。

2. 主要症状

起病突然，颜面部抽掣疼痛、灼热疼痛等。素体阳气不足者畏风怕冷，遇风寒易诱发或加重，可见自汗、少气、乏力；素体气阴两虚者，邪气引动热象，可见面红耳赤，口苦微渴，便秘溲赤。舌质淡红或舌红少苔，苔薄白或薄黄，脉浮紧或浮数。

3. 证候分析

若素体阳气不足，卫外功能减弱，或劳累汗出致脉络空虚，风寒之邪易乘虚而入，或睡卧之时阳入于阴，卫外失司，面部气血阻滞，脉络失养而发病。舌淡红、苔薄白，浮紧脉为风寒阻络之象。若素体气阴两虚，或受风热之邪侵袭，或风寒热化，则热邪燔灼炎上，面部受邪，气血阻滞。舌红苔少提示素体阴虚，苔薄黄、脉浮数为风热之象。

4. 治则

疏风散邪，通经活络。

5. 取穴

百会、神庭、大椎、风池、翳风、足三里、合谷、太冲、阿是穴。气阴两虚可加太溪、三阴交。

6. 手法

平补平泻法。阳虚、风寒可大椎、翳风加灸。阿是穴可点刺放血。

7. 穴解

百会、神庭以安其神，是以"治病先治神"。大椎、风池疏风散邪。大椎、翳风加灸，配合足三里以助阳扶正。"面口合谷收，头项寻列缺"，合谷、列缺可治头面部诸疾，是治面痛的重要腧穴。合谷、太冲合称四关穴，可镇静安神、疏风清热、活血通经。阿是穴点刺放血，活血行气，直接引邪外出。太溪、三阴交育阴以清虚热。

（二）风痰阻络

1. 病因病机

平素喜食肥甘厚味，脾胃虚弱，运化失司，酿湿成痰，随风邪走窜上至头面。

2. 主要症状

颜面部疼痛时作，或见颜面麻木作胀，或形体肥胖，或头重昏蒙，或胸膈满闷，呕吐痰涎。舌质胖大、边有齿痕，苔白腻，脉弦滑。

3. 证候分析

因平素喜食肥甘厚味，素体脾胃虚弱，运化功能减弱而湿盛，日久酿湿成痰，随风邪走窜至颜面，气血阻滞，故出现上述症状。舌质胖大且边有齿痕提示素体脾胃虚弱，苔白腻、脉弦滑为风痰壅络之象。

4. 治则

疏风化痰。

5. 取穴

百会、神庭、中脘、天枢、气海、足三里、丰隆、内关、阿是穴。

6. 手法

平补平泻法。阿是穴可点刺放血。久痛可火针点刺阿是穴。

7. 穴解

百会、神庭镇静安神。中脘、天枢（双）、气海，出自王乐亭"老十针"，周德安教授称其为"腹四针"，有益气、健脾、化痰多种功效。合谷、足三里、丰隆以行气化痰、调理脾胃气机。阿是穴放血以治血调气。发病日久者可火针点刺阿是穴以温土通止痛、濡养经脉。

（三）胃火上炎

1. 病因病机

平素喜食辛辣香燥，脾胃运化失司，积热内蕴，循经上炎至头面。

2. 主要症状

颜面部灼热疼痛，遇热易发，或见面红目赤，或见齿痛龈肿，口臭且干。舌质红，苔黄燥，脉滑数。

3. 证候分析

因平素喜食辛辣香燥，脾胃运化力弱，日久积热，循经络上炎至颜面，气血阻滞，故出现上述症状。舌质红、苔黄燥为脾胃积热，脉滑数为胃火上炎之象。

4. 治则

清胃泻火，通经活络。

5. 取穴

百会、神庭、合谷、内庭、阿是穴。

6. 手法

平补平泻法。阿是穴可点刺放血。

7. 穴解

百会、神庭安神。合谷治面部诸疾。内庭为足阳明胃经之荥穴，可清阳明之火。阿是穴放血以治血调气。

（四）气滞血瘀

1. 病因病机

平素情志不遂，抑郁忧虑，气行不畅，气滞则血瘀，颜面局部气血凝滞不通。

2. 主要症状

颜面部剧痛，或如锥刺刀割，痛处拒按，无明显寒热诱发因素，严重者可见肌肤甲错。舌质紫暗或有瘀斑，苔薄，脉涩。

3. 证候分析

因平素情志不遂，气机阻滞，血行不利而生瘀，颜面局部气血阻滞不通。舌质紫暗或有瘀斑、脉涩为气滞血瘀之象。

4. 治则

行气活血，化瘀通络。

5. 取穴

百会、神庭、膻中、期门、合谷、太冲、阿是穴。

6. 手法

平补平泻法。阿是穴可点刺放血。

7. 穴解

百会、神庭镇静安神。膻中为八会穴之气会，期门为肝之募穴，二者配合以宽胸理气、疏肝行气，气行则血行。合谷、太冲合称四关穴，可行气止痛、活血化瘀、疏经通络。阿是穴放血以治血调气。

（五）气血亏虚

1. 病因病机

平素劳逸失度，饮食失节，或久病不愈，气血耗伤，生化乏源，无以上承濡养，颜面局部气血不足，不荣则痛。

2. 主要症状

颜面部隐隐作痛，或有空痛感，起则痛甚，卧则痛减，面色苍白，或可见头晕、气短、乏力、自汗、纳少等。舌质淡，苔白，脉细。

3. 证候分析

因平素劳逸失度，饮食失节，耗伤气血，或久病不愈，气血耗伤更甚，脏腑机能减弱，气血不足以濡养机体，难以上乘濡养颜面，局部气血亏虚，不荣则痛。舌质淡、苔白示气虚之象，脉细为气血亏虚之象。

4. 治则

益气养血通经。

5. 取穴

百会、神庭、气海、血海、三阴交、手三里、足三里、关元、阿是穴。

6. 手法

平补平泻法。足三里、关元加灸。阿是穴可火针点刺。

7. 穴解

百会、神庭镇静安神。气海、血海、手三里、三阴交益气养血，调节全身气血。足三里、关元施以灸法，可助阳扶正、益气行血。阿是穴行火针以温通止痛。

本病以面部局部治疗结合辨证分型治疗，毫针、火针、放血疗法相互配合进一步提高疗效。面部毫针应注意进针宜浅，手法轻柔。

局部取穴：累及眼支选用太阳、攒竹、阳白、鱼腰（眶上孔）；累及上颌支多选用下关、四白（眶下孔）、颧髎、上关、迎香；累及下颌支选用地仓、颊车、夹承浆（颏孔）、大迎、翳风。

（六）肝郁化火

1. 病因病机

平素情绪抑郁不畅，致肝气郁结，郁而化火，夹胃热循经上扰。

2. 主要症状

面部呈灼烧性疼痛，兼见烦躁易怒，口渴，便秘。苔黄而干，脉弦数。

3. 证候分析

因平素情绪不畅，肝气常郁，郁久化火，火性炎上，火热循胃经上达头目，蒸灼阳明，致气血凝滞，发为面痛。

4. 治则

益气养阴，散风清热。

5. 取穴

合谷、二间、内庭、下关、天枢、行间、蠡沟、丘墟。

6. 手法

平补平泻法。

7. 穴解

二间、内庭分别为手、足阳明经之荥穴，可清热泻火，通利阳明。行间为足厥阴肝经之荥穴，以清肝经之热。蠡沟为足厥阴肝经之络穴，取之以祛邪。丘墟为足少阳胆经之原穴，有疏肝解郁之功。

三、典型病例

病例1

王某某，女，48岁。初诊日期：2013年6月9日。

主诉：右侧前额、鼻翼、上唇疼痛7年余，加重3个月余。

现病史：病人7年余前受凉后出现右前额放电样疼痛，于当地医院诊为"三叉神经痛"，予卡马西平片、甲钴胺片、维生素B_1以及中药治疗，治疗1个月后疼痛消失。3年前感冒后复发，疼痛部位、性质、程度大致同前，可由吹风、触摸、吃饭、喝水诱发，当地医院口服中药后缓解。3个月前，病人因压力大疼痛再次发作。现症见：右前额放电样疼痛，20 余次/天，持续数秒后缓解，可由触摸、洗脸等动作诱发。情绪不佳、劳累后疼痛加重，疼痛可由前额放射至右鼻翼至上唇，纳可，眠差，二便调。舌淡，苔白腻，脉细弱。

中医诊断：面痛（气血亏虚）。

西医诊断：三叉神经痛。

治则：益气养血通经。

取穴：百会、神庭、阿是穴、太阳、率谷、气海、血海、关元、三阴交、足三里、外关。

手法：面部穴位浅刺，不做特殊手法；余穴施平补平泻法。每周 3 次。

诊疗经过：治疗 1 周后，疼痛频率减少至 5 次/天，疼痛程度略减轻。治疗 2 周后，疼痛程度进一步减轻，每日偶有发作，在足三里、关元加用灸法。治疗 3 周后，病人疼痛未再发作，基本恢复，为了巩固疗效，继续治疗 1 周，其后恢复正常生活与工作。随访 3 个月未复发。

> **按语**：面痛是临床常见病、多发病。本例面痛因压力诱发，发病前后有劳累史，属于气血亏虚型的病例，按其基本治疗原则，面部取穴较少，针刺较浅，手法较轻。气海、血海、关元、三阴交、足三里等穴益气养血。针刺治疗 2 周后症状虽有明显减轻，但仍偶有发作，因此又予以灸法治疗，以期加强益气活血、通经活络的作用。第 3 周治疗结束后疼痛未发作，第 4 周属于巩固治疗，因治疗及时，方法适宜，疗效显著。

病例 2

马某，女，79 岁。初诊日期：2020 年 10 月 26 日。

主诉：右侧面部疼痛 3 年余，加重 6 个月。

现病史：病人于 3 年前因夜间受凉首次出现右侧颜面部疼痛，在外院诊断为"三叉神经痛（第二支）"，服用卡马西平片治疗，症状缓解。病人于今年 4 月因夜间受凉再次出现右侧面部疼痛，自行服用卡马西平片后不缓解，间断疼痛至今。现症见：右面部疼痛，上颌处为主，呈烧灼痛，每遇受凉饮冷及情绪激动时诱发。平素畏寒，急躁易怒，口干欲饮，口苦，便溏，纳差，眠差，舌红，苔白厚腻，脉沉细。

中医诊断：面痛（风邪袭络，肝郁化火）。

西医诊断：三叉神经痛（上颌支）。

治则：祛风散寒，泻火解郁。

取穴：本神、天枢、内关、丰隆、蠡沟、三阴交、下关、合谷、水泉、二间、内庭、足临泣。

手法：平补平泻法。

诊疗经过：治疗1周后，右侧颜面部疼痛明显缓解，卡马西平片由原来2片减至1片，且仅于晚餐时发作1次。治疗2周后，右侧颜面部疼痛进一步减轻。治疗3周后，病人自述疼痛基本消失，卡马西平由1片减至半片。2个月后经随访了解到，从治疗结束至今再未犯过，病人颇为满意。

> **按语**：从病因病机来看，面痛多为肝郁化火、灼伤阳明所致。从经络循行来看，颜面部多为阳明经所过，故多从阳明经入手，又因于火，故多取荥穴二间、内庭。天枢为治疗面痛之效穴，可调理阳明，补益中焦脾胃，使阳明经气充盛，以利局部阳明瘀滞通行。此一补一泻，则火消痛除。若有风寒拘紧之象，可在面部阿是穴施以细火针点刺。若扳机点明显、痛不可触，可取颜面痛处的相应健侧施缪刺法。若见瘀血阻络之象，可加厉兑放血。

调护：三分治，七分养。三叉神经痛属于顽固性疾病，易于反复发作。故病人日常的自行调和极为重要。①饮食方面：选择质软、易嚼的食物，以清淡为宜，忌油炸食品、花椒、姜等，不宜食用过冷、过甜、过酸、过于刺激之物及寒性食物；②在做可能会诱发疼痛发作的动作及活动（吃饭、漱口、说话、刷牙、洗脸等）时，动作要柔和，以免诱发扳机点而引起疼痛；③注意颜面部保暖；④保持情绪舒畅。

附：夏寿人老中医以"菱形经穴反应"诊治三叉神经痛的经验

已故北京中医医院针灸科名医夏寿人总结出了以"菱形经穴反应"诊治三叉神经痛的经验，值得借鉴和传承。简述如下。

夏寿人指出内脏气机的异常变化，常在相应的经穴上出现反应，即经络循行通路或经气聚集的某些穴位上出现压痛、结节、条索等，以及在相应部位的皮肤出现色泽、形态、温度等变化，据此，可通过望色、循经触摸和按压等来协助诊断和治疗疾病。经穴反应有助于审证求因，并可检验辨证的正确性。夏寿人在诊治三叉神经痛时，常注意检查病人胸腹部的经穴反应，用手指触摸按压穴位，发现三叉神经痛病人常在胸腹部穴位出现压痛反应，逐渐形成了其辨识胸腹部经穴反应的特色诊法。他发现最常出现反应的是气海、玉堂、期门及其周围区域。期门是肝之募穴，气海、玉堂属于任脉。气海为元气生发之所在，可以反应内脏气机之变化。任脉的玉堂亦是肝经结穴，故也是肝病的反应点。"结"是经气归结的聚会处，与"根"对应。根在四肢的井穴，结则在头胸腹的一定部位，如足三阳经的结在头面，足三阴经的结在胸腹的任脉上。"根结理论"说明了四肢与头身互相影响，四肢穴位和头身部穴位在治疗上应相互配合为用。任脉上的玉堂、气海与左右两侧肝经的期门画线相连，即呈现菱形，夏老称之为"菱形经穴反应"。菱形之内及附近的其他经穴也常出现反应，如水分、中脘、巨阙、膻中、日月、章门等。这些经穴反应虽并不一定全部出现，但对判断疾病的发展趋势及内在联系具有重要参考意义。

夏老指出，纯系外因于风而不兼内因者，检查其胸腹部经穴多无反应，而由于内因所致者，在其胸腹部经穴上常出现反应。菱形反应在辨证上的具体应用如下：肝气郁结、气郁化火者，气海按之胀痛；气逆者，上至中脘或玉堂按之胀痛；气虚者，下至关元或曲骨按之胀痛。期门是肝病的反应点，故肝气郁结或气郁化火者按之胀痛，玉堂常与期门同时出现反应。其他经穴反应如章门、中脘、水分等穴同时出现反应，为肝气横乘脾胃。章门为肝经穴位、脾之募穴、八会穴之脏会。中脘为胃之募穴、八会穴之腑会，与水分同属任脉，常与肝、脾、胃等脏腑功能相关，主治胃脘胀痛或食欲不振。日月为胆之募穴，该穴出现反应表示气郁化火，症见口苦或咽干。膻中为心包之募穴、八会穴之气会，该穴出现反应表示肝气逆而侮肺，症见善太息。巨阙为心之募穴，该穴出现反应表示心神不足，症见心情忧郁。胸腹部出现经穴反应的同时，在背部也常相应地出现经穴反应，如期门出现反应的同时，肝俞亦有反应，日月出现反应的同时，胆俞亦有反应。

在治疗过程中，观察经穴反应程度的变化还可以预测疾病的转归。如在针刺时，经穴反应完全消失或接近消失，复诊时，经穴反应消失程度能巩固且症状亦随之减轻者，较为易治；若复诊时，或在治疗过程中，经穴反应及症状不减轻或反加重者，则较为难治。

第二节 偏 头 痛

一、概说

偏头痛是一种反复发作的，受基因和环境因素共同影响的脑部功能障碍性疾病，其病情特征以单侧或双侧搏动性头痛为主，常伴有自主神经系统功能障碍，如恶心、呕吐、畏光、畏声等，其头痛频繁，程度严重时常影响到病人的生活质量，致残率较高。目前临床研究发现，紧张及焦虑情绪会诱导偏头痛的发生。偏头痛在中医学中属"脑风""头风"范畴。《素问·风论》云："风气循风府而上，则为脑风。"中医认为此病的发生部位在脑，其发生多与七情、劳倦有关，病因多为风、痰、瘀等邪，在经络的分布上多与少阳经相关。

二、辨证施治

（一）肝阳上亢

1. 病因病机

情志不遂，肝失疏泄，郁而化火，上扰清窍而成。

2. 主要症状

头胀痛而眩，以两侧为主，心烦易怒，口苦面红，或兼胁痛。舌质红，苔薄黄，脉弦数。

3. 证候分析

肝开窍于目，肝失疏泄条达，气逆向上，故见头涨痛而眩。肝火扰心，故见心烦易怒。肝胆互为表里，胆汁排泄失常故见口苦。舌质红、苔薄黄、脉弦数为肝阳上亢之象。

4. 治则

平肝潜阳，降逆止痛。

5. 取穴

百会、四神聪、本神、神庭、神门、丝竹空、率谷、风池、翳风、外关、足临泣、曲泉、太冲、太阳。

6. 手法

外关、太冲施泻法，余穴施平补平泻法。

7. 穴解

百会、四神聪、本神、神庭、神门共同组成周德安教授治神基础方"四神方"，该方具有醒脑开窍、镇静安神、填髓益智的作用。丝竹空、率谷、风池、翳风为少阳经之穴，亦位于头面部，具有疏散头面少阳经脉气血、活血止痛的作用。外关、足临泣为手少阳经与足少阳经之交会穴，具有疏理少阳、调畅气机的功效。曲泉为足厥阴肝经之合穴，《难经·六十八难》言"合主逆气而泄"，故本穴具有降逆止痛的功效，配合太冲泻法，可增强平肝潜阳之功。太阳穴为局部取穴，是偏头痛的常用特效穴。

(二) 气血亏虚

1. 病因病机

素体先天不足或久病伤正，而致气血亏虚，运化失常，无法上荣于头面。

2. 主要症状

头痛而晕，劳则加重，心悸怔忡，神疲乏力，面色少华，纳食减少。舌质淡，苔薄白，脉细弱。

3. 证候分析

气血虚弱，无法上荣头面，不荣则痛故见头痛而晕，面色少华。气虚则劳后加重。血虚无法温养心阳、温煦周身，故见心悸怔忡，神疲乏力。运化失权故见纳食减少。舌质淡、苔薄白、脉细弱为气血亏虚之象。

4. 治则

益气养血，升清止痛。

5. 取穴

百会、四神聪、本神、神庭、神门、气海、关元、手三里、足三里、率谷、翳风、太阳。

6. 手法

手三里、足三里施补法，余穴施平补平泻法。

7. 穴解

百会、四神聪、本神、神庭、神门为周德安教授治神基础方"四神方"，该方具有醒脑开窍、镇静安神、填髓益智的作用。气海，盖人之元气所生也，关元，为任脉、足三阴经之会，两穴相合具有培补元气的作用。手三里、足三里均为阳明经穴位，阳明经多气多血，针刺此二穴可补益气血、活血止痛。率谷、翳风为少阳经行于头面部的腧穴，配合局部穴位太阳能够疏通少阳气血，起到安神止痛的作用。

（三）瘀血停滞

1. 病因病机

跌仆闪挫损伤脑脉或久病入络，气血运行不畅，血停成瘀，不通则痛，则导致脑络瘀阻，发为本病。

2. 主要症状

头痛经久不愈，痛处固定不移，痛如锥刺，或有头部外伤史。舌质紫暗，可见瘀斑瘀点，苔薄白，脉细涩。

3. 证候分析

瘀血停滞经络，阻碍周身气血运行，故见痛处固定不移，痛如锥刺。气血运行不畅则可见舌质紫暗、脉细涩。

4. 治则

活血行气，化瘀止痛。

5. 取穴

百会、四神聪、本神、神庭、神门、血海、曲泉、率谷、翳风、太阳。

6. 手法

翳风放血，余穴施平补平泻法。

7. 穴解

百会、四神聪、本神、神庭、神门为周德安教授治神基础方"四神方"，该方可补充元气、增强智力、醒神开窍。血海为足太阴脾经穴位，曲泉为足厥阴肝经穴位，脾主统血，肝主藏血，两穴相合具有活血行气、化瘀止痛的作用，配合头面部的率谷、翳风、太阳三穴，共奏活血止痛之功。

三、典型病例

刘某，女，53岁。初诊日期：2019年11月9日。

主诉：左侧头痛连及左侧眼眶疼痛20年余，加重1年余。

现病史：病人二十多年前生孩子后出现左侧头痛，连及眼眶，严重时恶心，偶有呕吐，每次疼痛1日余，VAS评分5~7分，睡觉后能缓解，严重时需要口服止痛药，曾经服过布洛芬缓释胶囊、日本止痛药EVE，一般半小时缓解。每月发作2~3次。近一年来因职位变动，工作压力大，左侧头痛连及眼眶、左侧太阳穴，每月发作6~7次，每次2日余，VAS评分7~10分，恶心呕吐几乎每次都发生，之前服用的止痛药已经不管用，改用佐米曲普坦鼻喷雾剂才可以缓解。刻下症见：纳可，大便困难（需要服用益生菌或泻药），面色灰暗，懒言乏力、眠差（睡前需要服用思诺思1片），舌暗，苔薄白，脉细。

中医诊断：头痛（气虚血瘀）。

西医诊断：偏头痛。

治则：益气活血，荣养清窍。

取穴：百会、神庭、率谷、风池、关元、血海、合谷、太冲。

手法：关元施补法，余穴施平补平泻法，每周2次，每次留针20分钟。

诊疗经过：治疗8次后，病人头痛发作频率减少（治疗期间发作了3次），疼痛程度也有所减轻，VAS评分5~7分，停用佐米曲普坦鼻喷雾剂，VAS评分在7分左右时服用止痛药也能很快缓解。治疗16次后，病人没有太大的进步。此时在病人的头部进行了经络诊查，发现头部侧面足少阳胆经循行部位及太阳处有很多筋结，于是在上述部位和风池处加用火针点刺后再针刺原穴方，经过10次治疗，病人头痛明显缓解，治疗期间仅发作1次，能忍受，未服用止痛药，面色明显改善。随后又针刺了7次，病人停止治疗，随访半年，病人基本上2个月才轻微发作1次，有时仅感觉头发闷，不是很清醒，休息半小时就能完全缓解。

按语：偏头痛是一种较常见的神经血管性头痛，我国内地的发病率在9.3%，其中50%以上的病人会伴有痛觉超敏。2013年世界卫生组织开展的全球疾病负担调查表明：偏头痛是第六位致残性疾病，其给病人家庭和社会带来了极大的负担。部分病人因为长期偏头痛会导致药物滥用和偏头痛慢性化（每月疼痛超过15天以上），甚至在一定程度上影响认知，或引发脑白质病变、后循环无症状性脑梗死等，结局不佳。

偏头痛的诊断有国际标准，目前有国际头痛分类第三版（试行版）。偏头痛不一定是偏侧头痛，有的病人是双侧甚至是全头痛。该病的治疗分为急性期的止痛治疗和非痛期的预防性治疗。针灸治疗在预防性治疗中具有一定的优势。近些年，国际上也发表了一些高水平的研究论文，显示针灸治疗偏头痛能减少发作天数、减轻疼痛程度并减少止痛药的使用。因此，越来越多的病人选择针灸这一非药物疗法进行预防性治疗。

此例病人经过毫针治疗后有缓解，但是其阳虚血瘀比较明显，面色灰暗，就像蒙了一层土（病人自己描述），加用火针后疗效得到了进一步提升。火针具有"破"和"立"的双重效应，能通过放血除瘀，体现其"破"的一面，也能通过其温热效应达到温阳作用，体现其"立"的一面，经过破立结合，病人气血得到了充养，颜面也焕然一新。

对于偏头痛病人，在治疗过程中写头痛日记至关重要。头痛日记要求病人在每一次头痛结束后及时记录。头痛日记包括了每一次发作的起止时间，发作前的症状，发作的诱因，疼痛的严重程度、部位、性质、伴随的症状，服药的情况及缓解的时间，影响工作生活的时长。通过记录，也会帮助部分病人找到发作的诱因，发现病情的缓解以树立战胜疾病的信心。

第三节　紧张型头痛

一、概说

紧张型头痛属于中医的"头痛"范畴。紧张型头痛是原发性头痛最常见的类型，其中每月发作超过 1 次的频发性紧张型头痛可导致一定的失能，每月发作超过 15 天的慢性紧张型头痛是一种高度致残性疾病，严重影响病人的生活质量。紧张型头痛的主要特点包括：头痛持续 30 分钟到 7 天，多见双侧头痛，头痛性质为压迫性或紧箍样（非搏动性），呈轻或中度头痛，头痛发作期间日常活动不加重头痛；无恶心或呕吐，可伴有畏光或畏声。发病机制与精神心理因素和颅周肌肉过度收缩密切相关。病人常受工作学习压力、情绪波动、睡眠质量下降、受寒等因素影响而症状加重。颅周肌肉压痛是紧张型头痛特征性的异常表现，在发作间期会进一步增强，且与头痛的程度和频率相关。手指按压触诊是探查颅周压痛的敏感方法。近年来研究发现颅周压痛部位可广泛分布于头面部、颈项部、上背部等，常见受累肌肉包括颞肌、额肌、咬肌、胸锁乳突肌、枕下肌群、头颈部夹肌、斜方肌、肩胛提肌等，可使用测定压力疼痛阈值（PPT）的方法对颅周肌肉压痛程度进行客观评估。颅周压痛因素对于本病的诊断、评估及治疗的价值日益显现。西医药物治疗主要以非甾体抗炎药、肌肉松弛药、抗抑郁焦虑药为主。药物不当使用导致的药物依赖性头痛较常见，因此我国的专家共识首推非药物疗法，其中针灸疗法对于本病有广泛的研究及应用前景。《素问·生气通天论》中"因于湿，首如裹"的描述与紧张型头痛症状相似，但中医古代文献缺乏对本病的系统性论述。针灸治疗主要从镇静安神、疏肝解郁、调理气血等方面进行，近年来已有一些研究根据国际新进展，从颅周肌肉肌腱、筋膜等软组织无菌性炎症的角度进行诊断、评估和治疗。考虑到紧张型头痛符合经筋病的特点，故治疗时宜参考经筋病的治疗原则和方法，这是针灸治疗紧张型头痛的新思路。

二、辨证施治

脏腑辨证与经络辨证相结合，在毫针镇静安神、调理气血、补益气血等治疗基础上，根据头痛部位循经辨治。在此基础上，以手指触诊探查发现的颅周压痛部位作为阿是穴，按照经筋病"治在燔针劫刺，以知为数，以痛为腧"的理论，使用火针点刺颅周压痛点。

(一) 气滞血瘀，经脉不畅

1. 病因病机

由于长期工作、学习时姿势不当等原因，造成头部、颈肩部、上背部等部位气血运行不畅，日久气血阻滞，不通则痛。情绪紧张而肝郁气滞，过度劳累及受寒后气血运行不畅均可诱发头痛或加重病情。

2. 主要症状

头痛反复发作，疼痛多呈钝痛、压迫感、紧箍感、沉重感，常因情绪紧张、持续工作、受寒等加重，精神放松、充分休息或锻炼后可减轻。舌质多偏暗，脉涩或弦。

3. 证候分析

因长期姿势不当、过度劳累等导致头、颈、肩、背等部位气血运行不畅，呈慢性病程，以轻中度头痛为主。情绪波动、工作学习压力因素常可导致肝气郁结，或因持续不良姿势后头、颈、肩、背过度劳累而局部气血瘀滞，或受寒后寒凝血脉，均可加重病情。舌质暗提示气血运行不畅，脉涩为气血瘀滞之象，脉弦主痛。

4. 治则

行气活血，通络止痛。

5. 取穴

百会、神庭、风池、颅周阿是穴、列缺、丰隆、蠡沟。

6. 手法

平补平泻法。颅周阿是穴火针点刺。

7. 穴解

百会、神庭、风池、颅周阿是穴共同构成治疗紧张型头痛的主穴。百会是督脉、手三阳经、足三阳经的交会穴，治疗范围广泛，包括神志、头面部和下陷性病证，可升阳开窍、醒神安神。神庭属督脉，主治头面五官疾病和失眠、抑郁、惊悸、癫痫等神志病。风池属足少阳胆经，是治疗中风、头痛、耳聋、耳鸣、头晕等内风所致病的要穴，还可治疗头项强痛。颅周阿是穴分布广泛，在颅周压痛部位，通过手指按压触诊即可发现，压痛程度可随头痛严重程度变化发生动态改变，对紧张型头痛的诊断、评估和治疗具有重要价值。列缺、丰隆、蠡沟组成周德安教授的"络穴止痛方"，此三穴分别是手太阴肺经、足阳明胃经、足厥阴肝经之络穴，相互配合可疏肝理气、活血化瘀、通络止痛。

（二）气血不足，清窍失养

1. 病因病机

素体不足且长期姿势不当，因工作、学习、生活等压力致情绪紧张，情志不舒，日久导致肝气郁结，横克脾土，脾失运化，致气血生化不足、清窍失养而头痛时作，常自觉头脑不清、昏沉感，常伴乏力、恶寒、失眠、焦虑抑郁等。

2. 主要症状

头痛反复发作，疼痛多呈钝痛、压迫感、紧箍感、沉重感，稍有情绪波动、劳累及受寒等因素即可加重，亦可无明显诱因而发作，多伴有乏力、恶寒、失眠等。舌质多淡、暗，脉象偏于沉细。

3. 证候分析

因长期姿势不当等导致头、颈、肩、背等部位气血运行不畅，呈慢性病程。素体偏亏，故稍有情绪波动、劳累及受寒因素即可导致局部气血瘀滞而加重。肝气不舒，横克脾土，气血生化不足，而致乏力、恶寒，清窍失养而见头昏沉不清，气血失调、心神失养或扰乱见失眠、焦虑、抑郁等，舌质淡、暗为气血不足、运行不畅，脉沉细为气血不足之象。

4. 治则

补益气血，通络止痛。

5. 取穴

百会、神庭、风池、颅周阿是穴、"老十针"与"五脏俞加膈俞"交替。

6. 手法

平补平泻法。颅周阿是穴火针点刺。

7. 穴解

百会、神庭、风池、颅周阿是穴共同构成治疗紧张型头痛的主穴，穴解见上证所述。"老十针"与"五脏俞加膈俞"均为王乐亭所创立。"老十针"穴位组成为上脘、中脘、下脘、天枢、气海、内关、足三里，可补益后天脾胃，健运气血生化之源。"五脏俞加膈俞"穴位组成为肺俞、心俞、肝俞、脾俞、肾俞、膈俞，可补五脏、调气血、安神定志，其中膈俞活血行气，可沟通上焦与中、下焦气血，加强五脏的气机调畅。"老十针"与"五脏俞加膈俞"两组穴位交替使用，充分发挥针灸补益气血的作用。

三、典型病例

陈某，女，25 岁。初诊日期：2018 年 6 月 11 日。

主诉：间断发作前额紧箍痛 6 年余。

现病史：6 年前起每于压力、受寒时发作前额部双侧交替紧箍痛，压力重时最多每月发作 10 余次，平时每月发作 2~6 次，每次持续 1~2 天，VAS 评分 5~6 分。发作时无畏光畏声、无恶心或呕吐，发作期间可日常活动，无明显加重头痛。失眠、压力及情绪不良可加重紧箍感，适量运动或休息可稍缓解。未服用止痛药。查体：右侧上斜方肌压痛点 PPT 186 kPa，左侧上斜方肌压痛点 PPT 164 kPa，右侧胸锁乳突肌平下颌角压痛点 PPT 201 kPa，左侧完骨下压痛点

PPT 112 kPa，右侧完骨下压痛点 PPT 162 kPa。舌质淡红，苔薄白，脉弦。

中医诊断：头痛（气滞血瘀，阳明经脉不畅）。

西医诊断：频发性紧张型头痛。

治则：行气活血、通络止痛。

取穴：百会、神庭、风池、颅周阿是穴、列缺、丰隆、蠡沟、上星、头维、攒竹、合谷。

手法：平补平泻法。颅周阿是穴火针点刺。

诊疗经过：治疗期间（44 天）仅头痛发作 2 次，均为右侧前额闷痛感，第 1 次发作持续约 3 小时，第 2 次发作持续约 30 分钟，自行缓解，VAS 评分均为 1 分。治疗后：右侧上斜方肌压痛点消失，左侧上斜方肌压痛点 PPT 182 kPa，右侧胸锁乳突肌平下颌角压痛点消失，左侧完骨下压痛点 PPT 167 kPa，右侧完骨下压痛点 PPT 174 kPa。

> **按语**：本例病人头痛多年，反复发作，属于原发性头痛范畴。疼痛性质为紧箍样痛，发作时无畏光畏声、无恶心或呕吐，不影响日常活动，失眠、压力及情绪不良可加重紧箍感，适量运动或休息可稍缓解，可基本排除偏头痛，支持紧张型头痛诊断。平时每月发作 2~6 次，每次持续 1~2 天，属于频发性紧张型头痛，具有治疗意义。手法按压可触及多个颅周肌肉紧张压痛点。根据舌脉和头痛部位，辨证为气滞血瘀证，阳明经头痛。针刺治疗结合脏腑与经络辨证，注重对颅周压痛肌肉的火针点刺，以缓解其紧张痉挛状态，消除发病的重要影响因素。治疗后各压痛肌肉的疼痛阈值显著提高，多年的慢性疾病很快被有效控制。

附：经络辨证

（一）前额痛：属于阳明经头痛

1. 取穴

上星、头维、攒竹、合谷。

2. 穴解

据《灵枢·经脉》，足阳明胃经起于鼻，上耳前，过上关穴，循发际至额颅，故临床一般将前额痛归属为阳明经头痛。上星常用于头痛、目痛、鼻渊等头面部病证。头维是足阳明经、阳维脉、足少阳经的交会穴，常用于头痛、目眩、目痛等头目病证。攒竹位于眉头凹陷中，属足太阳膀胱经，临床主要用于头痛、眉棱骨痛以及眼病等。合谷是手阳明大肠经之原穴，也是治疗头面五官疾病的要穴。

（二）头顶痛：属于厥阴经头痛

1. 取穴

后顶、太冲。

2. 穴解

据《灵枢·经脉》，足厥阴肝经与督脉会于巅顶，故临床一般将头顶痛归属为厥阴经头痛。后顶为督脉穴位，临床常用于头痛、眩晕、癫痫等。太冲是足厥阴肝经之原穴，临床应用广泛，常可用于头痛的治疗。

（三）脑后痛：属于太阳经头痛

1. 取穴

天柱、脑户、风府、后溪。

2. 穴解

据《灵枢·经脉》，足太阳膀胱经起于目内眦，循行至头顶，并入络脑，主干从脑后浅出，从天柱穴向下到枕部，循行于脊柱两侧，目前认为足太阳经脉在头顶至后枕部有一外行线，故将脑后痛归属于太阳经头痛。天柱穴位于脑后，属足太阳膀胱经，主治后头痛、项强、肩背痛等。脑户属督脉，主治头痛、头晕、项强、癫痫等。风府属督脉，主治中风、癫痫等内风为患的神志病证，以及头痛、眩晕、项强、目痛、咽喉痛等外风所致的病证。后溪是手太阳小肠经之输穴，也是八脉交会穴，通于督脉，临床常用于头项强痛、耳聋、癫痫等。

（四）颞部痛：属于少阳经头痛

1. 取穴

悬颅、率谷、太阳、足临泣、外关。

2. 穴解

据《灵枢·经脉》：足少阳胆经起于目外眦，向上到达额角，向后行至耳后；手少阳三焦经起于无名指末端，上肩经颈部上行，到达耳内及耳前后、面颊、目外眦等部位。根据前文，临床将颞部痛归属为少阳经头痛。悬颅为足少阳胆经穴位，主治偏侧头痛、目赤肿痛、齿痛等；率谷为足少阳胆经穴位，主治头痛、眩晕；太阳属于经外奇穴，位处颞部，主治头痛、目疾、面瘫等；足临泣为足少阳胆经之输穴，主治偏侧头痛、目赤肿痛等；外关为手少阳三焦经之络穴，临床主治头痛、目赤肿痛、耳鸣、耳聋等头面部五官疾病。

第四节　带状疱疹后神经痛

一、概说

带状疱疹是由水痘带状疱疹病毒感染所致，病毒初期感染后移行至脊神经背根或脑神经节，保持休眠状态，在机体免疫力低下时，病毒再次激活、大量复制并沿感觉神经纤维向所支配的皮节扩散，产生带状疱疹并伴有严重疼痛，受累神经元发生炎症、出血，甚至坏死。10% 患有急性带状疱疹的病人会出现带状疱疹后神经痛，其定义为急性带状疱疹皮损消退后持续 1 个月及以上的疼痛。它是水痘带状疱疹病毒感染后最严重的并发症之一，常见于老年人以及糖尿病、高血压、冠心病病人，疼痛可持续数月甚至终身，严重影响病人生活质量，并可继发焦虑抑郁等情绪问题，令病人痛不欲生。

带状疱疹后神经痛是最典型和常见的神经病理性疼痛之一，主要表现为按神经皮节分布的针刺样、烧灼样、刀割样、闪电样疼痛，可有痛觉过敏、痛觉超敏等表现。带状疱疹俗称"缠腰火丹"，多由湿热毒邪侵袭或肝胆火盛而起，热毒互结郁蒸肌肤发为疱疹，后期湿热余毒未尽，经络阻隔，不通则痛，产生带状疱疹后神经痛。本病多发于老人，老年人因年老体衰，正虚邪恋。本病可分湿热余毒未尽和气虚血瘀两型。

二、辨证施治

（一）湿热余毒未尽，气滞瘀血

1. 病因病机

带状疱疹多由湿热毒邪侵袭或肝胆火盛而起，湿热火毒炽盛郁蒸肌肤发为疱疹。初期湿热毒火壅滞，灼伤气血津液，后期湿热余毒渐消，但余毒未尽，余邪阻滞经络，致气滞血瘀，瘀血阻隔，不通则痛，故发疱疹后神经痛。

2. 主要症状

针刺样、烧灼样、刀割样、闪电样疼痛，伴胸闷、善太息、情绪低落，心烦易怒，口苦口干、纳食不馨，大便干结、小便短赤，夜寐欠安。舌质暗红，苔白黄腻，脉沉弦滑数。

3. 证候分析

急性期湿热毒邪侵袭或肝胆火盛，湿热火毒郁蒸肌肤，气血两燔，则发为疱疹；湿热火毒挟瘀阻滞经络，不通而痛，故疱疹伴发疼痛；后期湿热余毒渐消，但余邪未尽，湿热余毒阻滞经络，导致气血运行不畅，气滞血瘀，瘀血阻隔，不通则痛，故见针刺样、烧灼样、刀割样、闪电样疼痛；气滞不舒，肝失疏泄，故胸闷、善太息、情绪低落；气郁化火，加之湿热余毒未清，则心烦易怒，口苦口干、纳食不香、大便干结、小便短赤；郁热扰神则夜寐欠安；舌暗红、苔白黄腻、脉沉弦滑数为湿热余毒未尽、气滞血瘀之象。

4. 治则

清热利湿，活血解毒，行气通络。

5. 取穴

局部阿是穴、局部夹脊穴、曲池、阴陵泉、支沟、侠溪。

6. 手法

局部阿是穴刺络放血，余穴以泻法为主。

7. 穴解

湿热余毒阻滞经络，导致气血运行不畅，气滞血瘀，瘀血阻隔，不通则痛，故发疱疹后神经痛。宗《灵枢·九针十二原》"去菀陈莝""菀陈则除之"之旨，选取局部阿是穴，刺络放血，清除局部湿热火毒瘀血，以活血祛瘀、除邪通络，通络止痛；取疱疹皮肤分布对应脊髓节段的夹脊穴，以疏通局部经气，通络止痛；曲池为手阳明大肠经之合穴，阴陵泉为足太阴脾经之合穴，因"合主气逆而泻"，故两穴相伍可行气化湿、降逆利水、渗湿泄热；支沟为手少阳三焦经之经穴，《胜玉歌》"胁疼闭结支沟穴"、《玉龙歌》"若是胁疼并闭结，支沟奇妙效非常"均提示该穴善治胁痛，取之可清三焦之热而利胸胁；侠溪为足少阳胆经之穴，泻之可清肝胆之热而利胸胁。诸穴相伍可共奏清热利湿、活血通络、行气止痛之功。

（二）气虚血瘀，毒损络脉

1. 病因病机

带状疱疹初期湿热毒火壅滞，气血两燔，灼伤气血津液，后期湿热浊毒余邪未尽，气血耗伤，正气不足，无力驱邪外出，加之湿热余毒缠绵，久病入络，瘀血阻滞，而成气虚血瘀、毒损络脉之证。

2. 主要症状

针刺样、烧灼样、刀割样、闪电样疼痛，伴倦怠乏力，气短懒言，纳呆食少，大便稀软，夜寐欠安。舌质淡，苔白，脉沉细无力。

3. 证候分析

带状疱疹后期湿热余毒未尽，气血耗伤，正虚邪恋，气虚血瘀，脉络瘀阻，加之毒损络脉，脉络受损失养，不荣不通则痛，故有针刺样、烧灼样、刀割样、闪电样疼痛；湿热毒邪缠绵，气血耗伤，正气不足，神魂失养，故倦怠乏力、气短懒言、纳呆食少、大便稀软；气血不足，心神失养，则夜寐欠安；舌质淡、苔白、脉沉细无力俱为气虚血瘀、毒损脉络、经络不荣不通之象。

4. 治则

益气扶正，活血逐瘀，通络止痛。

5. 取穴

局部阿是穴、中脘、气海、天枢、足三里、三阴交、曲池、支沟、侠溪。

6. 手法

局部阿是穴刺络放血，中脘、气海、足三里施补法，余穴施平补平泻法。

7. 穴解

带状疱疹后期湿热余毒未尽，毒损络脉，气血耗伤，气虚血瘀，经络阻隔，不通则痛，故取局部痛点阿是穴，刺络放血，祛瘀活血、逐邪止痛。中脘为胃之募穴、八会穴之腑会，可助脾胃运化，益气血生化之源。气海为人体元气之海，可益气强身，灸之可培补元气、养生保健。足三里亦为足阳明胃经强壮穴，该穴可健脾和胃、益气养血。三阴交为足三阴经所过之处，可健脾益气、养血扶正。中脘、气海、天枢、足三里合用可成"老十针"，共奏健脾和胃、益气养血之功，再配曲池行气泄热，配支沟、侠溪清三焦、肝胆之热而利胸胁。诸穴合用共成益气健脾、清热活血、通络止痛之功。

三、典型病例

张某，男，72岁。初诊日期2018年8月6日。

主诉：左胸胁肋针刺闪电样剧痛6个月。

现病史：6个月前，病人曾因"左胸胁肋患簇集样水泡伴剧烈疼痛"而就诊，被诊断为"带状疱疹"，疱疹消退后出现左胸胁肋痛剧，入睡困难，口服普瑞巴林胶囊（乐瑞卡）2粒后可入睡，但仍时有夜间痛醒，昼夜均痛，现左侧胸胁肋局部持续性针刺样痛，触之闪电样疼痛，疼痛剧烈，夜间时有痛醒，心烦眠差，纳呆食少，大便偏稀，倦怠乏力，气短懒言。舌质淡，苔白，脉沉细无力。

中医诊断：蛇串疮病后遗症（气虚血瘀，毒损络脉）。

西医诊断：带状疱疹后神经痛。

治则：益气扶正，活血逐瘀，通络止痛。

取穴：阿是穴、中脘、气海、天枢、足三里、三阴交、曲池、支沟、侠溪。

手法：中脘、气海、足三里施补法，局部阿是穴刺络放血，余穴施平补平泻法。

诊疗经过：治疗3次后，病人疼痛减轻，夜寐较前安和，夜间痛醒明显减少。治疗1周后，病人白天疼痛明显减轻，纳食较前佳，疲乏无力减轻，精神较饱满。治疗2个月后，病人局部疼痛大减，仅有轻微疼痛，自觉疼痛可忍，遂停针观察。

按语: 带状疱疹后神经痛是指带状疱疹皮疹愈合后仍有持续 1 个月及以上的疼痛。本病是带状疱疹最常见的并发症,亦属于临床上最常见的一种神经病理性疼痛,可表现为持续性疼痛,也可在缓解一段时间后再次出现。带状疱疹的年发病率为 3% ~ 5%,带状疱疹后神经痛的发病率及患病率为 3.9/100 000 ~ 42.0/100 000,9% ~ 34% 的带状疱疹病人会发生带状疱疹后神经痛。带状疱疹和带状疱疹后神经痛的发病率及患病率均有随年龄增加而逐渐升高的趋势,60 岁及以上的带状疱疹病人中约有 65% 的人会发生带状疱疹后神经痛,70 岁及以上者中则有 75% 的人会发生带状疱疹后神经痛。带状疱疹主要由水痘 - 带状疱疹病毒引起。该病毒经上呼吸道或睑结膜侵入人体,潜伏于脊神经节或脑神经感觉神经节内,当机体免疫功能低下时,潜伏的病毒再活化,大量复制并沿感觉神经纤维向所支配的皮节扩散,发生带状疱疹。受累神经元发炎、出血,甚至坏死,临床表现为神经元功能紊乱、异位放电、外周及中枢敏化,导致疼痛。带状疱疹后神经痛临床表现复杂多样,可呈间断性,也可呈持续性,疼痛性质多样,可为烧灼样、电击样、刀割样、针刺样或撕裂样,可以一种疼痛为主,也可以多样疼痛并存。可有自发痛,也可有痛觉超敏(非伤害性刺激引起的疼痛,如因接触衣服或床单等轻微触碰或温度的微小变化而疼痛)。疼痛可见于单侧胸部、胁肋部、三叉神经(主要是眼支)或颈部,亦可见于上下肢、腋下、腰部、骶尾部等部位。

本例病人主要表现为胸胁痛,从经脉的循行看,足厥阴肝经"挟胃属肝络胆,上贯膈,布胁肋",足少阳胆经"以下胸中,贯膈络肝属胆,循胸过季胁……其直者,从缺盆下腋,循胸过季胁,下合髀厌中",足阳明胃经"其直者,从缺盆下乳内廉,下挟脐,入气街中",由此可以看出足厥阴肝经和足少阳胆经过胁肋部,足阳明胃经过胸部。本例病人胸胁痛与上述三经关系密切,属三经并病,应依辨证选取上述三条经脉上的腧穴进行治疗。

结合本例带状疱疹后神经痛病人湿热余毒未尽、气血耗伤、气虚血瘀、毒损脉络的病机,拟当益气扶正、活血逐瘀、通络止痛为法,主要选取上述三经上的腧穴进行治疗。局部阿是穴刺络放血,可以祛瘀生新,清除局部湿热毒瘀,从而得以通络止痛;支沟穴为手少阳三焦经之经穴,可清三焦热而利胸胁，如《胜玉歌》"胁疼闭结支沟穴"，《玉龙歌》"若是胁疼并闭结，支沟奇妙效非常"，均提示该穴善治胁痛；侠溪为足少阳胆经之荥穴，可清肝胆、利胸胁，与支沟相伍，加曲池、三阴交旨在清解湿热余毒，治其标；选取中脘、气海、天枢、足三里用于健脾和胃、益气养血，治其本。诸穴合用共奏益气扶正、活血逐瘀、通络止痛之功。若病发于头面部加风池、攒竹，病发于背、胸、胁、腰加期门、三阴交、背俞穴、夹脊穴，病发于上肢加曲池，病发于下肢加环跳。

目前带状疱疹后神经痛的治疗方法多样。抗惊厥药、抗抑郁药、阿片类药物和局部疗法（利多卡因贴剂、辣椒素贴剂）是治疗带状疱疹后神经痛最广泛的疗法，但因其不良反应，这些疗法在老年病人或有明显合并症者中应谨慎使用。神经阻滞、神经调节等措施也对带状疱疹后神经痛的治疗起到重要作用，使用这些侵入性方法时需密切监测疗效、耐受性和安全性。针灸、中药治疗带状疱疹后神经痛的副作用小、效果显著。对部分带状疱疹后神经痛病人疼痛顽固、治疗效果欠佳者，可考虑中西医结合治疗，在中医药辨证施治的基础上结合西医疗法，使中西医优势互补，进一步增强止痛效果，减轻不良反应，努力帮助病人早日摆脱疼痛的困扰，争取更好的生活质量。

第五节　坐骨神经痛

一、概说

坐骨神经痛是指以沿坐骨神经通路（腰部、臀部、大腿后侧、小腿后外侧及足外侧）呈放射性疼痛为主要特点的综合征。中医学称之为"坐臀风""腿股风""腰腿痛"等。在《灵枢·经脉》足太阳膀胱经的病候中有"脊痛，腰似折，髀不可以曲，腘如结，踹如裂"的记载，形象地描述了本病的临床表现。本病主要属于足太阳、足少阳经脉及经筋病证。

二、辨证施治

（一）寒湿阻络

1. 病因病机

久居湿地，或涉水冒雨，汗出当风，风、寒、湿邪入侵，痹阻腰腿部，以致经络受损，气滞寒凝，不通则痛。

2. 主要症状

腰腿部冷痛重着，活动不利，喜暖喜按，遇寒或气候变化时加剧。舌苔白腻，脉沉迟。

3. 证候分析

冒雨涉水，外感寒湿，寒湿邪气痹阻腰腿部经络，寒主痛，湿性重着，故见腰腿部冷痛重着，寒主收引，气血循行受阻，又可见腰腿活动不利。舌苔白腻、脉沉迟为寒湿痹阻之象。

4. 治则

散寒除湿,通络止痛。

5. 取穴

水沟、大肠俞、环跳、委中、肾俞、阳陵泉、昆仑。

6. 手法

水沟用雀啄手法,肾俞用补法,余穴均用泻法,令针感沿患肢向下传导。肾俞可针后施灸。

7. 穴解

水沟为止痛要穴,对于剧烈疼痛有醒神止痛之效。大肠俞、环跳、委中可通络止痛。肾俞、阳陵泉、昆仑可以温化寒湿,通络止痛。

(二) 瘀血阻络

1. 病因病机

腰部闪挫、劳损、外伤等原因可损伤筋脉,导致局部经络不通,气血瘀滞,不通则痛。

2. 主要症状

腰腿疼痛如刺,痛有定处,日轻夜重,不能俯仰、转侧,痛处拒按,或有外伤史。舌质紫暗或有瘀斑,脉弦涩。

3. 证候分析

劳损外伤,损伤筋脉,血溢于外,阻滞经络,故见局部刺痛,痛有定处;日间活动,经脉流行,瘀滞不显,故日轻;夜里人归于静,气血流行缓慢,瘀滞渐重,故夜疼重。舌质紫暗或有瘀斑、脉弦涩为瘀血阻络之象。

4. 治则

活血化瘀,通络止痛。

5. 取穴

血海、膈俞、大肠俞、三阴交、环跳、承山、阿是穴。

6. 手法

阿是穴可用刺络拔罐法。诸穴均用泻法。

7. 穴解

血海、膈俞用以活血化瘀，大肠俞、三阴交、环跳、承山以疏通经脉，阿是穴刺络放血以活血祛瘀。诸穴合用，共奏活血化瘀、通经止痛之功。

三、典型病例

李某，男，62 岁。初诊日期：2020 年 6 月 12 日。

主诉：右下肢后侧疼痛 5 年，加重 2 周。

现病史：病人因劳累出现右下肢后侧疼痛，时有放射感。曾行腰椎磁共振检查显示第 3~5 腰椎间盘突出。2 周前因受风寒感右下肢后侧疼痛较前加重，腰部、臀部、大腿后侧、小腿后侧放射性疼痛，行走 100 米后感下肢疼痛明显，需休息，每遇咳嗽及喷嚏放射痛明显，病人为求针灸治疗来我科就诊。刻下症见：右侧腰部及右下肢后侧疼痛，腰部、臀部、大腿、小腿后侧放射性疼痛，行走受限，需休息，每遇咳嗽及喷嚏放射痛明显，睡眠欠佳，二便可。望诊：精神不振，面色晦暗，舌暗淡，苔白，脉浮紧。

中医诊断：痛痹（寒湿阻络）。

西医诊断：坐骨神经痛。

治则：祛风散寒，通经活络。

取穴：第 3~5 腰椎夹脊穴，秩边、承扶、殷门、委中、承山、昆仑。

手法：平补平泻法。第 3~5 腰椎夹脊穴火针点刺。

诊疗经过：治疗 1 周后（隔日针 1 次），病人右侧下肢后侧疼痛略有减轻，但仍行走受限，每次步行 100 米需休息。治疗 2 周后，病人感觉行走较前轻松，仍有右下肢放射痛。第 3 周为了进一步提高疗效，在毫针刺及火针基础上加每周 2 次腰部痛点火罐放血法，以促进气血运行，疏通经络。第 1 次拔罐放血后，病人再诊诉疼痛大减，自地铁站可行走 200 米至医院未感明显疼痛。治疗3周后，病人可行走500米，无明显放射痛。第4周为巩固治疗，治疗后病人无明显腰部及下肢疼痛。

> **按语：** 坐骨神经痛是临床常见病、多发病，本例病人因劳累出现右下肢后侧疼痛，时有放射感，腰椎磁共振检查显示腰椎间盘突出，因疼痛行走受限及放射痛，考虑存在腰椎管狭窄。2周前因受风寒感右下肢后侧疼痛较前加重。
>
> 　　本例针法初期以毫针刺腰夹脊穴、秩边、承扶、殷门、委中、承山、昆仑为主，其中针刺秩边时要求针感放射至右下肢，并配合火针点刺腰夹脊穴以温通经络止痛。治疗2周虽有减轻，但仍行走受限。后配合腰部夹脊穴及痛点点刺放血拔罐以加强行气活血通络止痛之功，疼痛明显减轻。治疗结束后嘱病人适劳逸避风寒，防止再发。
>
> 　　本例反复腰部及坐骨神经疼痛多年，属于痼疾，采取毫针刺配合火针及点刺放血多种疗法，以微通经气、温通经络及破血行气止痛，取得了满意效果。

第六节 舌咽神经痛

一、概说

舌咽神经痛比较少见，发病率仅为三叉神经痛的 1%，常见于 50 岁以上的人群。舌咽神经支配茎突咽肌的运动，耳后皮肤、咽部、腭扁桃体、舌后 1/3、咽鼓管、鼓室等黏膜的感觉，舌后 1/3 味觉，以及腮腺的分泌。其所表现的疼痛一般位于舌咽神经支配区，包括咽部、扁桃体、喉部、舌根、耳深部和耳后等处。约 98% 的病人为单侧疼痛，约 2% 的病人为双侧疼痛。疼痛性质和特点类似三叉神经痛，可呈现发作性剧烈电击样、针刺样、刀割样疼痛，起病初期发作短暂，之后可逐渐频繁、剧烈。疼痛常于吞咽、咀嚼、咳嗽或说话时诱发。西医治疗以药物（如普瑞巴林、卡马西平、奥卡西平）、显微血管减压术等治疗为主，疗效良好，但存在一定的不良反应，如术后出现吞咽障碍、声音嘶哑等并发症。本病属中医学"咽喉痹"范畴。急性发病者，多属胃热、肝火；若久病不愈，加之体质不同，有阴虚、阳虚、虚火不降等证候表现。本病应辨病、辨证相结合治疗，证型包括胃热阴亏、肝郁化火、阴虚火旺、阴盛格阳。

二、辨证施治

（一）胃热阴亏，火热上炎

1. 病因病机

"胃足阳明之脉，起于鼻之交頞中……从大迎前下人迎，循喉咙。"胃为水谷之海，更为燥土，易燥化生火，加之素体阴亏，易虚火上炎，胃热阴亏，火热炎上则引动咽喉、舌根剧痛。

2. 主要症状

咽喉、舌根部闪电样、刀割样剧痛，烦热口渴，溲赤便干，午后潮热，骨蒸盗汗，五心烦热，两颧发红，心烦失眠。舌质红绛，苔黄厚，脉弦滑细数，沉取无力。

3. 证候分析

胃为阳明燥土，易燥化生火。胃火亢盛则烦热口渴、溲赤便干；胃热阴亏，火热炎上则引动咽喉、舌根闪电样刀割剧痛；阴虚火旺、虚火内扰则午后潮热、骨蒸盗汗、五心烦热、两颧发红、心烦失眠；舌红绛、苔黄厚、脉弦滑细数沉取无力为胃热阴亏、火热上炎之象。

4. 治则

清热泻火，养阴润燥。

5. 取穴

商阳、厉兑、曲池、陷谷、上巨墟、照海。

6. 手法

商阳、厉兑点刺放血，照海施补法，余穴施泻法。

7. 穴解

胃热阴亏，火热循经上炎阳明经脉，故取手、足阳明经之井穴商阳、厉兑点刺放血，以宣泄阳明火热，治疗局部火热疼痛；配曲池、陷谷、上巨墟加强清泻阳明火盛之力，配照海（通于任脉、咽喉），可润燥养阴。诸穴相合共奏清热泻火、养阴润燥之功。

（二）肝郁化火，风火上扰

1. 病因病机

足厥阴肝经循喉咙，与足少阳胆经互为表里，如肝郁不舒，气郁化火，可引动肝胆火旺，循经上扰则舌根、颈侧闪电样刀割样剧痛。

2. 主要症状

舌根、颈侧闪电样剧痛，面部疼痛阵发，如火灼、刀割，剧痛难忍，面红目赤，心烦易怒，胸胁胀闷，口干口苦，溲黄便结。舌质红，苔黄，脉弦数。

3. 证候分析

素体肝郁不舒，气郁化火，肝胆火旺生风，风火循经上扰则舌根、颈侧闪电样刀割样剧痛、疼痛阵发，如火灼、刀割，剧痛难忍；肝胆火旺则面红目赤、心烦易怒、胸胁胀闷、口干口苦、溲黄便结；舌红苔黄，脉弦数俱为肝胆火旺、风火上扰之象。

4. 治则

清肝泻火，通络止痛。

5. 取穴

液门、行间、侠溪、曲泉。

6. 手法

泻法。

7. 穴解

液门、行间、侠溪可清泻肝经邪热，足厥阴经之合穴曲泉可清泄肝火。

(三) 少阴亏虚，阴虚火旺

1. 病因病机

"肾足少阴之脉，起于小指之下，邪走足心……入肺中，循喉咙，挟舌本。"肾为水脏，内含真阴真阳，平衡全身阴阳。少阴亏虚，阴精不足，阴虚不能制火，虚火循经上炎，可致咽喉、舌根阵发闪电刀割样剧痛。

2. 主要症状

咽喉、舌根阵发闪电刀割样剧痛,咽部微红、微肿、疼痛,晨轻暮重,至夜尤甚,舌、咽干燥明显,腰膝酸软,眩晕耳鸣或见形体消瘦,五心烦热,潮热盗汗。舌红少津,脉细数。

3. 证候分析

少阴亏虚,阴精不足,虚火循经上炎,上扰咽喉,则咽喉、舌根阵发闪电刀割样剧痛;阴虚火旺则咽部微红、微肿、疼痛,晨轻暮重,至夜尤甚,舌、咽干燥明显,腰膝酸软,形体消瘦,五心烦热,潮热盗汗;阴虚阳亢,风阳上扰则眩晕耳鸣;舌红少津、脉细数为少阴亏虚、阴虚火旺之象。

4. 治则

滋阴降火。

5. 取穴

太溪、然谷、照海、列缺、神门、百会、神庭、风池。

6. 手法

百会、神庭、风池、然谷施泻法,余穴施补法。

7. 穴解

太溪、然谷为足少阴肾经之原穴、荥穴,两穴相伍可补肾滋阴、清热降火。照海既为足少阴肾经穴位,又为八脉交会穴,通阴跷脉。阴跷脉起于照海,与足少阴肾经并行,过咽喉。列缺为八脉交会穴,通任脉,任脉过咽喉。本着"经络所过,主治所及"的原则,照海、列缺可疏通咽喉气机,有利咽止痛的作用。神门为心经的输穴、原穴,可养心宁神、清热止痛,配百会、神庭、风池,可平肝息风、潜阳降逆。诸穴相伍可共奏滋阴降火、息风止痛之功。

(四) 阴盛格阳, 虚火上炎

1. 病因病机

素体肾阳不足, 下焦虚寒, 格阳于上, 虚火上炎, 上热下寒, 无根之火上犯咽喉, 则咽喉、舌根阵发闪电刀割样剧痛。

2. 主要症状

舌根、咽喉阵发闪电刀割样剧痛, 舌咽局部轻微红肿或无红肿, 疼痛明显, 口干咽燥, 畏寒肢冷、以下肢为甚, 或见大便久泄不止, 五更泄泻。舌质淡, 苔白, 脉沉细。

3. 证候分析

素体肾阳不足, 下焦虚寒, 格阳于上, 虚火上炎, 上热下寒, 无根之火上犯咽喉, 则咽喉、舌根阵发闪电刀割样剧痛; 下焦肾阳不足, 则生内寒, 故畏寒肢冷、以下肢为甚, 或见大便久泄不止, 五更泄泻; 下寒上热, 虚火上炎, 则口干咽燥; 舌质淡、苔白、脉沉细为下焦肾阳不足之象。

4. 治则

温补肾阳, 清热降火。

5. 取穴

关元、太溪、然谷、涌泉、廉泉、神门。

6. 手法

然谷施泻法, 关元施补法, 余穴施平补平泻法。

7. 穴解

关元、太溪温补肾阳; 然谷滋阴降火; 涌泉、廉泉为足少阴肾经之根结穴, 可降肾火; 神门可养心安神、清热止痛。诸穴相合可共成温补肾阳、潜降虚火之用。

三、典型病例

李某，女性，52岁。于2018年8月20日就诊。

主诉：右侧舌根处发作性疼痛3年，加重1月。

现病史：3年前病人无明显诱因突发右侧舌根闪电样刀割样剧痛，上窜耳后、颞部，每次发作持续时间约数秒，近一月发作频繁，就诊于北京某医院，行头颅磁共振、喉镜、颈部CT检查均无异常，疑诊为"咽炎"，行抗炎治疗未见效。现症如上，咽神经痛分级为3级，手按压颈外侧可减轻疼痛，遇风冷加重。伴见形体消瘦，咽干咽痒，有微热感，腰膝酸软，心烦口渴，眠浅易醒，大便可，夜尿频，小便色黄。舌红，舌中部有裂纹，苔白，脉沉迟。五官科查体：咽部未见明显充血，鼻咽、喉腔均未见异常增生，双侧扁桃体窝黏膜光滑。辅助检查：鼻咽喉镜及颈部CT检查无异常，三维乳突CT示茎突方位、长度均无异常。

中医诊断：咽痛（少阴亏虚，阴虚火旺）。

西医诊断：舌咽神经痛。

治则：养阴清热，宁神止痛。

取穴：廉泉、涌泉、照海、列缺、太溪、然谷、神门、翳风、风池、神庭、百会、阿是穴。

手法：咽喉部阿是穴刺络放血，然谷、翳风、风池、神庭、百会施泻法，照海、列缺、太溪施补法，余穴施平补平泻法。

诊疗经过：治疗2周后，病人疼痛程度减轻，发作频率减少，但吞咽食物仍可诱发疼痛，咽神经痛分级为2级。守上法继续治疗4周，病人咽痛1周内未发作，针刺频率减少至1周2次。继续治疗2个月后，病人咽痛消失。嘱病人忌食生冷，注意保暖，劳逸结合，随访半年，疼痛未再复发。

> **按语**：舌咽神经痛是神经病理性疼痛之一，主要表现为舌咽神经支配区的疼痛，包括咽部、扁桃体、喉部、舌根、耳深部和耳后等处疼痛。约98%的病人为单侧疼痛，约2%的病人为双侧疼痛。疼痛性质和特点类似三叉神经痛，可呈现发作性剧烈电击样、针刺样、刀割样疼痛，从发作开始进展到峰值非常迅速，持续数秒至两分钟以内。起病初期发作少，

间歇期长，随着病情的进展，发作逐渐频繁，间歇期缩短。疼痛常于吞咽、咀嚼、咳嗽或说话时诱发。少数情况下，疼痛还伴随心动过缓，部分病人可合并晕厥，这些症状与迷走神经刺激有关。神经系统查体常无阳性体征。病人应进行头颅CT或头颅磁共振检查以排除外桥小脑角肿瘤，同时应行喉镜检查，排除外咽喉部潜在的恶性病变。

舌咽神经痛为发作性一侧咽部、扁桃体区及舌根部针刺样剧痛，突然开始，持续数秒至数十秒，发作期短，但疼痛难忍，可反射到同侧舌面或外耳深部，伴有唾液分泌增多。说话，反复吞咽，舌部运动，触摸患侧咽壁、扁桃体、舌根、下颌角均可引起发作。2%地卡因麻醉咽部，可暂时减轻或止住疼痛。按疼痛的部位一般可分为2型：①口咽型，痛区始于咽侧壁、扁桃体、软腭及舌后1/3，而后放射到耳区，此型最为多见；②耳型，痛区始于外耳、外耳道及乳突，或介于下颌角与乳突之间，很少放射到咽侧，此型少见。疼痛程度轻重不一，有如电击、刀割、针刺，发作短暂，间歇期有数分钟到数月不等，甚至长达2～3年。严重时可放射到头顶和枕背部。个别病人可伴有耳鸣、耳聋、心率徐缓或虚脱。

依据舌咽神经痛典型的临床表现不难做出正确的诊断。但由于舌咽神经与迷走神经及其核的毗邻关系十分密切，以及舌咽神经有分支进入三叉神经脊束核，因此有时疼痛范围也可扩展到三叉神经分布区，或并发三叉神经痛，从而给诊断带来困难。故诊断时一定要排除继发型，并与三叉神经痛、喉上神经痛进行鉴别。鼻咽癌、咽鼓管肿瘤及颈部恶性肿瘤引起的舌咽神经痛，其疼痛多为持续性，并伴有局部病变特点。三叉神经痛以中年以上女性多见，疼痛以颜面为主，且不超过三叉神经支配区。其扳机点常在口周、鼻旁、眶上孔、眶下孔和口腔牙龈等处，易在洗脸、咀嚼、说话、触摸面部时诱发。喉上神经痛的疼痛部位起自甲状软骨与舌骨韧带的后外侧，其扳机点在梨状窝，麻醉该区可减轻或完全缓解疼痛。

在中医学中，原发性舌咽神经痛应归属于"咽痛"的范畴。多篇文献报道，火证是喉痹的主要病因。喉为足阳明胃经、足少阴肾经、足厥阴肝经、足少阳胆经所循之处，四经易从火化，而喉属清窍，主天气，不耐寒热，火邪上犯则引咽喉疼痛，正如《景岳全书》所言："喉痹所属诸经，凡少阳、阳明、厥阴、少阴皆有此证。一阴肝与心也，一阳胆与三焦，肝胆属木，心主三焦属火，四经皆从热化，其脉并络于喉，热邪内结，故为喉痹。"故喉痹责在火邪，涉及足少阳、足阳明、足厥阴、足少阴四经。《黄帝内经》云："一阴一阳结为之喉痹。"所谓阴者即为少阴亏虚，所谓阳者，即为肝胆火旺。喉痹可虚可实，临证当辨证论治。

本例病人根据病史、临床表现及辅助检查，可明确诊断为"原发性舌咽神经痛"。该病人肾阴不足，虚火内生，循少阴经客于舌根，诱发咽痛，属于少阴阴虚火旺咽痛证。病位在足少阴肾经，以养阴清热、宁神止痛为治疗原则。涌泉、廉泉、照海、列缺配伍以疏通足少阴经脉，开咽喉之闭，通则不痛。翳风、风池针刺缓解足少阴经筋拘急，配百会、神庭以平肝息风、止痛安神，配神门可宁心安神止痛。同时然谷、阿是穴刺络放血，顺火之性，清热利咽，再加太溪以滋肾阴、润咽喉，标本同治。诸穴合用，可使经之热得清，脏之虚得养，脏腑功能调和，经络气机通畅，通则不痛。

本病当经络辨证、脏腑辨证及八纲辨证体系相结合，从病因、病位和病性探讨原发性舌咽神经痛的中医病机，谨守病机，制订针灸的治则治法，依法选穴施法，才能取得佳效。针灸在止痛方面具有治疗优势，对于本病有广阔的应用前景，值得深入研究。

第七节 枕 神 经 痛

一、概说

枕神经痛是一种常见的顽固性头痛疾病，是枕大神经、枕小神经和耳大神经疼痛的总称。枕神经痛表现为位于后头枕部枕大神经或枕小神经分布区的阵发性刺痛，疼痛多位于一侧，起源于枕部，枕大神经向头顶、枕小神经向乳突部、耳大神经向外耳放射，呈持续性的钝痛，每次发作时间从数分钟到数小时不等，转颈、咳嗽或打喷嚏时加剧。本病在中医学中属"头风""头痛"范畴，其病变部位在头后枕部经筋，可由风寒或劳累导致气血津液运行不畅，痰瘀互阻而成。《灵枢·经筋》指出，足太阳之筋"结于枕骨……上结于完骨"，足少阳之筋"出太阳之前，循耳后，上额角"。可见枕神经痛的疼痛范围与足太阳和足少阳经筋部位相吻合，因此枕神经痛的针灸治疗可从疏通足太阳、足少阳经筋方面入手，以行气消痰、化瘀止痛。

二、辨证施治

（一）风寒袭络

1. 病因病机

病人久居潮湿之地、严寒冻伤、贪凉露宿，睡卧当风、暴雨浇淋、水中作业等，外邪注于肌腠经络，滞留关节筋骨，导致气血痹阻而发为头痛。

2. 主要症状

头痛，伴有遇寒则痛剧、遇热则痛减，局部皮色不红，触之不热，常有恶风畏寒等症。舌质淡红，舌苔薄白，脉弦缓或弦紧或浮。

3. 证候分析

风寒侵袭经络，阻滞经络气血运行，故出现头痛症状，寒主凝滞，为阴邪，故见畏寒，遇寒加重，遇热则减，因邪气在表，故常有恶风等症。脉弦缓或弦紧或浮均为风寒侵络之象。

4. 治则

活血通络，散寒止痛。

5. 取穴

百会、天柱、风池、风府、外关、后溪、阿是穴。

6. 手法

平补平泻法，阿是穴火针点刺。

7. 穴解

百会为督脉与足太阳经的交会穴，具有温阳散寒、清利头目的功效。天柱、风池、风府为足太阳经、足少阳经、督脉之穴，三穴相合具有疏通三阳之经气、驱散寒邪之功。外关是手少阳三焦经的络穴，有解痉止痛、通经活络之功，该穴配合通督脉之后溪穴，能够增强温阳散寒的功效。阿是穴火针点刺可缓解局部肌肉痉挛，通络止痛。

（二）风热上扰

1. 病因病机

病人外感风热之邪或气郁化热，热盛则生风，风为阳邪，易袭阳位，上扰头面，头面气血运化失调而发为本病。

2. 主要症状

头痛，遇热加重，喜冷，可见发热、汗出、口干、咽痛等症。舌质红，苔黄，脉浮数。

3. 证候分析

风热之邪侵袭经络，阻滞经络气血运行，故出现头痛症状，风热之邪属阳，故遇热加重，喜冷，风性开泄，故见汗出、发热等症，热邪煎熬津液，故见口干咽痛。舌质红、苔黄、脉数为风热之邪上扰之象。

4. 治则

清热祛风，通络止痛。

5. 取穴

天柱、风池、风府、曲池、束骨、阿是穴。

6. 手法

平补平泻法，阿是穴放血。

7. 穴解

天柱、风池、风府为足太阳经、足少阳经、督脉之穴，三穴相合可疏通三阳之经气，具有疏通局部气血之功效。曲池为阳明经之合穴，阳明经多气多血，又《难经·六十八难》言"合主逆气而泄"，故该穴具有清热活血的功效。束骨为足太阳经之输穴，《针灸甲乙经》言"头痛，身热痛，束骨主之"，故该穴具有清热止痛之功。阿是穴放血乃取"贺氏三通法"之"强通法"，可祛瘀止痛。

（三）寒凝血瘀

1. 病因病机

病人多因久居寒湿之地或淋雨等，导致寒邪阻滞经络，血行不畅，血瘀脉中，不通则痛而头痛。

2. 主要症状

头痛如针刺，久治不愈，疼痛部位相对固定。舌质暗紫伴瘀斑，脉沉细或沉涩。

3. 证候分析

瘀血停滞，阻碍气血运行，不通则痛，故见头痛如针刺，疼痛部位相对固定。舌质暗紫伴瘀斑、脉沉细或沉涩为气血运行不畅、瘀血停滞之象。

4. 治则

温经活血，通络止痛。

5. 取穴

百会、天柱、风池、风门、血海、膈俞、阿是穴。

6. 手法

局部阿是穴可用三棱针点刺放血，余穴施平补平泻法。

7. 穴解

百会属督脉，督脉为阳脉之海，《胜玉歌》言"头痛眩晕百会好"，针刺百会可温阳止痛。天柱、风池均在后枕部，分别为足太阳膀胱经和足少阳胆经穴位，具有疏通局部气血、活血化瘀的作用。风门为足太阳膀胱经穴位，《针灸甲乙经》言"风眩头痛……风门主之"，该穴具有疏风止痛的作用。血海为足太阴脾经穴位，膈俞为八会穴之血会，两穴相合共奏活血行气、化瘀止痛之功。阿是穴点刺放血可祛瘀止痛。

三、典型病例

孙某，女，43 岁。初诊日期：2019 年 3 月 9 日。

主诉：右颈枕部阵发性疼痛 10 天。

现病史：病人 10 天前自觉因睡眠差又受寒后所致右侧枕部疼痛，有时放射到右头顶部，疼痛呈针刺样或电击样，阵发性，每次发作持续时间 1 ~ 5 分钟，数分钟发作 1 次，疼痛发作时 VAS 评分达 8 ~ 9 分。夜间疼痛严重影响睡眠。曾在多家医院就诊，服用卡马西平，疗效不佳。既往颈椎病、高血压病史。舌质淡红，苔薄白，脉细。专科检查情况：右枕部有压痛，右侧头部痛阈减低，一碰即痛。外院颈椎 X 线、头颅磁共振检查无明显异常。

　　中医诊断：头痛（风寒袭络）。

　　西医诊断：枕神经痛。

　　治则：疏风散寒，益气活血。

　　取穴：百会、天柱、风池、风府、后溪、外关、阿是穴。

　　手法：先在阿是穴或感觉减退的区域用火针点刺放血，约 2～3 ml，不宜太少。然后以上诸穴用毫针针刺，泻法，留针 30～60 分钟，每日 1 次。

　　诊疗经过：按照上述方案治疗 1 次后，病人诉头痛缓解 70%，发作频率明显减少，30 分钟左右疼痛 1 次，每次疼痛不超过 1 分钟，VAS 评分 2～3 分，未再服药。第 2 天上午继续治疗，在颅底的风府、风池及少阳经处火针点刺放血，然后毫针针刺诸穴，病人当晚睡眠良好，第 2 天起床后未再发作。

　　按语：枕神经痛在头面神经痛中发病率较高，其原因与它们的解剖特点有关。据研究，枕大神经来自 C2 的后支。C2 的后支自寰椎后弓和枢椎板之间穿出，又分为内、外侧支，内侧支为枕大神经，外侧支为运动神经。枕小神经来自 C2～C3 的前支，穿过第 1～3 颈椎的椎间孔为感觉神经，枕大与枕小神经离开骨性结构后还要在肌肉、肌腱及血管间穿行相当长的路程，最终才能到达各自所支配的皮肤区。所以前述任何一个邻近结构发生病变均可累及枕神经而发生疼痛。临床常见病因有颈椎病、椎管内病变、外伤、感染及神经炎等。一般都有受寒或劳累的因素。

　　国际头痛分类第三版（试行版）中有枕神经痛的诊断标准，这是目前通行的公认的诊断标准，其中描述此类头痛的性质是撕裂样、针刺样或锐痛，但临床中发现病人头痛的性质呈多样化，部分病人头痛呈刀割样、烧灼样、搏动样。疼痛时间较长者也可以引起颅外肌肉持续性收缩，从而产生继发性紧张型头痛，范围也可扩大，不局限于后枕部和颈部，可向外耳、乳突、头顶部放散。诊断标准中还指出病人对头皮和（或）头发的良性刺激可出现明显的感觉减退或触痛，也就是说不仅有痛觉过敏，还有痛觉减退。但临床中绝大部分病人是痛觉过敏。故临床中感觉减退的区域和痛觉过敏点一样都是阿是穴，可以着重治疗。

　　本例病人因睡眠欠佳，辗转反侧，自觉颈部着凉，首次治疗用火针放血温通加强通的方法意在活血而去风寒，第2天用火针放血旨在松解局部肌肉，此种方法在治疗风寒引起的枕神经痛时效果显著。但该病人患有颈椎病，需提醒她避免风寒，避免颈部肌肉劳损，加强颈部肌肉锻炼，才能减少枕神经痛发作。

第八节　肋间神经痛

一、概说

肋间神经痛属于中医"胁痛"范畴，是病人的一种主观症状。该病是肋间神经由于不同原因的损害而产生的一个或多个肋间神经支配区的疼痛症状，其主要临床表现为阵发性或持续性疼痛，多在胸部或腹部呈条带状分布。肋间神经痛分为原发性和继发性。原发性肋间神经痛极少见，且原因不明。继发性肋间神经痛较常见：胸椎退变、胸椎结核、胸椎损伤、胸椎硬脊膜炎、肿瘤、强直性脊柱炎等疾病，可继发根性的肋间神经痛；病毒感染、肋骨病变、纵隔或胸膜病变，可继发干性的肋间神经痛。病毒感染（如带状疱疹）是肋间神经痛的常见病因，疼痛可先于疱疹出现。

中医认为本病的发生是由于情志不畅、跌仆损伤、饮食所伤、外感湿热、虚损久病等引起肝胆脉络不通或脉络失养而成。该病可分肝气郁结、肝胆湿热、气滞血瘀、肝阴不足等不同证型，病位在肝胆，基本病机为气滞、血瘀、湿热蕴结，肝胆疏泄不利，不通则痛，或肝阴不足，络脉失养，不荣则痛。该病以辨外感、内伤，在气、在血，虚、实为辨证要点。胁痛的治疗着眼于肝胆，分虚实而治。实证宜理气、活血通络、清热祛湿；虚证宜滋阴养血柔肝。临床上还应据痛则不通、通则不痛的理论，以及肝胆疏泄不利的基本病机，在各证中适当配伍疏肝利胆、理气通络之穴。

二、辨证施治

（一）肝气郁结

1. 病因病机

情志不舒，或抑郁，或暴怒气逆，导致肝脉不畅，肝气郁结，气机阻滞，不通则痛，发为胁痛，如《金匮翼·胁痛》云："肝郁胁痛者，悲哀恼怒，郁伤肝气。"肝气郁结胁痛，日久有化火、伤阴、血瘀之变，故《杂病源流犀烛·肝病源流》云："一曰气郁，由大怒气逆，或谋虑不决，皆令肝火动甚，以致肤胁肋胀痛。"

2. 主要症状

胁肋胀痛，走窜不定，甚则连及胸肩背，且情志不舒则痛增，胸闷，善太息，得嗳气则舒，饮食减少，脘腹胀满。舌苔薄白，脉弦。

3. 证候分析

忧郁、恼怒伤肝，肝失疏泄，肝气失于条达，肝气郁滞，胁络受阻则见胁肋胀痛；气属无形，时聚时散，故疼痛走窜不定；因情志变化直接影响气机条达，故疼痛随情志变化而增减；气郁气滞则见胸闷太息；肝气郁结，横逆乘脾犯胃则见脘痞腹胀，食少嗳气；脉弦为肝郁之象。

4. 治则

疏肝解郁，理气止痛。

5. 取穴

期门、太冲、阳陵泉、日月。

6. 手法

毫针泻法。

7. 穴解

期门为肝之募穴，太冲为肝经之原穴，两穴组成治疗肝气郁结证的基本处方，可疏肝解郁、宽胸理气；配循经取穴之胆经合穴阳陵泉以疏利肝胆、调理气血；日月为胆之募穴，与期门共用可疏利肝胆，通调局部气机。

（二）肝胆湿热

1. 病因病机

本病多因外感湿热之邪侵袭肝胆，或嗜食肥甘醇酒辛辣，损伤脾胃，脾失健运，生湿蕴热，内外之湿热，均可蕴结于肝胆，导致肝胆疏泄不利，气机阻滞，不通则痛，而成胁痛。《素问·刺热论》云："肝热病者……胁满痛。"《证治汇补·胁痛》也曾云："胁痛……至于湿热郁火，劳役房色而病者，间亦有之。"

2. 主要症状

胁肋胀痛、灼痛，右胁多见，触痛明显而拒按，或引及肩背，伴有脘闷纳呆，恶心呕吐，厌食油腻，口干口苦，腹胀尿少，或有黄疸。舌苔黄腻，脉弦数或滑数。

3. 证候分析

感受湿热疫疠之气或过食肥甘，嗜饮酒浆，酿湿生热，熏蒸肝胆，以致肝脉闭阻，胆道不畅，故右胁胀痛、灼痛，触之痛剧；木郁克土，脾胃受纳运化失常则纳差，厌食油腻，脘痞腹胀；若湿热蕴结肝胆，胆汁外溢则可见面目身黄，小便黄赤；舌苔黄腻、脉弦数或滑数为肝胆湿热之征。

4. 治则

清利肝胆热湿。

5. 取穴

曲泉、阳陵泉、日月、阴陵泉、阿是穴。

6. 手法

毫针泻法。

7. 穴解

曲泉为肝经之合穴、阳陵泉为胆经之合穴，两穴合用可疏利肝胆、调理气血，为治疗肝胆湿热证的基本处方；局部取胆之募穴日月，以清肝利胆；循经取脾经之合穴阴陵泉，以健脾清热利湿。

（三）气滞血瘀

1. 病因病机

肝郁气滞，久则引起血行不畅而瘀血停留，或跌仆闪挫，恶血不化，均可致瘀血阻滞胁络，不通则痛，而成胁痛。故《临证指南医案·胁痛》曰："久病在络，气血皆窒。"《类证治裁·胁痛》谓："血瘀者，跌仆闪挫，恶血停留，按之痛甚。"

2. 主要症状

胁肋刺痛，痛处固定而拒按，疼痛持续不已，入夜尤甚，或胁下有积块，或面色晦暗。舌质紫暗，脉沉弦涩。

3. 证候分析

气郁日久，气滞血瘀，或跌仆损伤，强力负重，致瘀血停着，痹阻脉络，故胁痛如刺，痛处固定不移，入夜疼痛更甚；瘀血停滞，积久不散，则渐成癥块；舌质紫暗、脉沉弦涩均属瘀血内停之征。

4. 治则

活血化瘀，理气通络。

5. 取穴

膈俞、血海、阿是穴、支沟。

6. 手法

阿是穴刺络拔罐，余穴毫针泻法。

7. 穴解

膈俞与血海合用可活血化瘀，为治疗血瘀证的基本处方；局部阿是穴为病变之所在、疾病之反应点，刺络拔罐之以疏通局部经气；循经取支沟，支沟为手少阳三焦经之经穴，为治疗胁痛的经验要穴。

（四）肝肾不足

1. 病因病机

本病多因素体肾虚，或久病耗伤，或劳欲过度，使精血亏损，导致水不涵木，肝阴不足，络脉失养，不荣则痛，而成胁痛。正如《金匮翼·胁痛》所云："肝虚者，肝阴虚也，阴虚则脉细急，肝之脉贯膈布胁肋，阴虚血燥，则经脉失养而痛。"

2. 主要症状

胁肋隐痛，绵绵不已，遇劳加重，口干咽燥，两目干涩，心中烦热，头晕目眩。舌质红，苔少，脉弦细数。

3. 证候分析

湿热或实火久羁，气滞血瘀日久化热，过用辛香温燥、渗湿利尿之品，劳欲过度或失血过多致精血亏损，或素体阴血亏损，均可导致肝肾阴亏，肝血不足，血虚、阴虚不能养肝、柔肝之体，肝之脉络失养，则胁肋隐痛，其痛悠悠，绵绵不休；精血亏虚不能上荣则头晕目眩、两目干涩；阴虚生内热，故口干咽燥，五心烦热，午后潮热；舌脉亦为阴虚兼内热之象。

4. 治则

滋阴养血，柔肝止痛。

5. 取穴

肝俞、行间、期门、阿是穴、足三里、三阴交。

6. 手法

行间、期门施泻法或平补平泻法，余穴施补法。

7. 穴解

肝俞、行间组成治疗肝阴虚证的基本处方；局部取肝之募穴期门，可疏理肝气；阿是穴可通络止痛；循经取足三里、三阴交，可扶助脾胃、滋阴养血，以滋生化之源。

胁痛一证，最早见于《素问·缪刺论》，该书认为胁痛与肝胆密切相关。后世的张仲景、华佗、巢元方、严用和、朱丹溪、李梴、张景岳等多位名家对胁痛都有个人的认识。

针刺治疗胁痛应从多方面考虑，论治选穴，如病位选穴、伴随症状和体征选穴、辨证选穴、经验选穴等。针刺治疗胁痛有较好疗效。对原因不明的肋间神经痛效果尤佳。如属继发性肋间神经痛，尚需针对原发病进行治疗。

三、典型病例

张某，女，32 岁。初诊日期：2018 年 12 月 20 日。

主诉：右胁部疼痛，痛引及背半年。

现病史：病人半年前与他人争执，后逐渐出现右胁隐痛，痛引及背，不得按触，工作劳累后则痛增，曾于外院做肝功能、血脂、腹部 B 超、胸透等多项检查，结果均未见异常。纳差，厌油腻，口渴，大便每日 1 次，便前腹痛，小便正常。舌暗红有瘀点，苔薄黄较干。脉右沉弦细，左沉。

中医诊断：胁痛（肝郁化热，气滞血瘀）。

西医诊断：肋间神经痛。

治则：疏肝清热，行气活血。

取穴：期门、章门、中脘、足三里、阳陵泉。

手法：平补平泻法，留针 30 分钟。每周 3 次。

诊疗经过：治疗 1 个月后，病人胁痛消失，饮食正常。随访半年未复发。

> **按语**：病人由于情志不畅，致肝失疏泄，气机失调，日久气郁化热、气滞血瘀，不通则痛，故胁痛，不得按触。肝木郁滞，克伤脾土，脾失健运，故纳差，厌油腻。舌脉俱为肝郁化热、气滞血瘀之象。针刺取肝之募穴期门以行肝气、散瘀血，泻阳陵泉以通调气机、清肝泻热，配合期门疏肝理气。脾胃为后天之本、气血生化之源，脾胃虚弱则影响气血的生成、运行，取足三里可补中土而滋化源。阳陵泉为足少阳胆经穴位，是胆经的下合穴，又是胆经的合穴，有息风柔肝、清热利胆、舒筋通络的作用，为胆经之关键。泻阳陵泉可以肃清清净之府，平肝火的横窜上逆之势，输导胆汁入胃，用木疏土，从而完成胆为中精之府的功能。足三

里为胃腑之枢纽。泻足三里可以导胃中的浊气，宣通胃阳，以取得清阳得升、浊阴得降的效果。本例病位明确在肝胆，但多脏共调以治一脏之病，既可提高疗效，又可防病传变，因此加用脏会章门、腑会中脘以调理脏腑。诸穴相任共奏疏肝清热、行气活血之功。

第九节　膝关节炎

一、概说

膝关节炎是以膝关节软骨退变和骨质增生为特征的疾病，一般由膝关节退行性病变、外伤、过度劳累等因素引起，多发于老年人，主要表现为膝关节疼痛、肿胀、活动障碍。该病早期常保守治疗，晚期需手术治疗。

本病属中医学"骨痹"范畴，为肝、脾、肾亏虚，风、寒、湿邪外袭，客于局部，经络不通所致。《素问·痹论》指出"风、寒、湿三气杂至，合而为痹"，"以冬遇此者为骨痹，以春遇此者为筋痹"，"骨痹不已，复感于邪，内舍于肾"。《素问·长刺节论》云："病在骨，骨重不可举，骨髓酸痛，寒气至，名曰骨痹。"

二、辨证施治

(一) 阳虚寒凝

1. 病因病机

阳气不足，失去温煦推动之力，致寒邪乘隙侵袭，或阴寒凝滞，内搏于骨而致骨节疼痛、肢体沉重。《素问·长刺节论》曰："病在骨，骨重不可举，骨髓酸痛，寒气至，名曰骨痹。"

2. 主要症状

肢体关节疼痛、重着。屈伸不利，遇寒冷等天气变化时加重，昼轻夜重，遇寒痛增，得热稍减。舌质淡，苔白，脉沉迟缓。

3. 证候分析

阳虚温煦失职，风、寒、湿邪闭阻经络，而以寒邪偏盛，寒为阴邪，其性凝滞，凝于关节，故肢体关节疼痛、疼痛较剧、痛有定处；得热则气血流畅，故其痛减；遇寒则血益凝涩，故痛更剧。寒属阴邪，故局部不红，触之不热。舌质淡、苔白、脉沉迟缓为寒邪之象。

4. 治则

温阳散寒，通络止痛。

5. 取穴

阿是穴、鹤顶、犊鼻、内膝眼、阴陵泉、阳陵泉、足三里、命门、关元、太溪、后溪、血海、梁丘。

6. 手法

温针疗法。

7. 穴解

局部取阿是穴、鹤顶、犊鼻、内膝眼，通调局部气机。阴陵泉为脾经之合穴，阳陵泉为胆经之合穴、八会穴之筋会，两穴合用可疏通经腑之气，使脾胃得运，腑气得通，气血流畅，理气止痛。足三里可以补中益气、祛风除湿。以上诸穴共为主穴。命门为元气之根本，生命之门户，可培元固本、强健腰膝；关元为先天之气海，人身元阴元阳交关之处；太溪是足少阴肾经的原穴，具有滋肾阴、壮肾阳、益肾精、纳肾气、调肾经的功效。温针刺以上三穴可补肾培元、温阳固本。后溪为八脉交会穴之一，通督脉，可强化督脉阳气、通经活络。血海、梁丘可温煦脾阳、活血化瘀。

（二）肝肾不足，筋脉瘀滞

1. 病因病机

"膝为筋之府"，肝藏血，主筋，肾藏精，主骨生髓，若各种原因导致肝肾亏虚，筋脉得不到精血滋养，正气虚弱，邪气乘虚入侵，阻滞经络，气血不通而成本病，即"不荣则痛"。

2. 主要症状

关节疼痛，胫软膝酸。活动不利，运动牵强。舌质偏红，苔薄或薄白，脉沉弱，尺脉尤甚。

3. 证候分析

邪客筋骨，筋损伤肝，骨损害肾，肝肾不足则筋骨失养，肌肉不充，而致关节拘急掣痛，屈伸不利，日久导致瘀血阻滞筋脉，见肌萎、筋缩、骨损、关节畸形僵直、举动艰巨等功能阻碍。舌质偏红、苔薄或薄白、脉沉弱、尺脉尤甚为肝肾不足、筋脉凝滞之象。

4. 治则

滋补肝肾，活血止痛。

5. 取穴

阿是穴、鹤顶、犊鼻、内膝眼、阳陵泉、阴陵泉、足三里、膈俞、肾俞、肝俞、承山、血海、梁丘。

6. 手法

温针法。

7. 穴解

因膈俞为血会，因此针刺膈俞有活血化瘀之功，可养血和营、理气止痛；肾主骨，取肝俞、肾俞以调补肾气、滋补肝肾、强筋健骨；承山舒筋活络、壮筋补虚；血海、梁丘温煦脾阳、活血化瘀。余穴解同上一证型。

（三）脾肾两虚，湿着关节

1. 病因病机

肾为先天之本，脾为后天之本。脾肾两脏相互依赖，才使得脾胃运化、水湿代谢正常。如脾肾久病，耗气伤阳，会导致肾阳虚衰，不能温养脾阳，或者反过来脾阳长期不足，也不能充养肾阳，最终就会导致脾肾两虚。水湿不得阳气温化，停留体内，滞于关节，不通则痛。

2. 主要症状

关节疼痛，肿胀积液。活动受限，舌质偏红或舌胖质淡，苔薄或薄腻，脉滑或弦。

3. 证候分析

脾主肌肉，运化水湿，肾主津液，温养脏腑，脾肾两虚，则痰湿内生，湿痰互结，肆虐作怪，流淫肌肉经脉，阻滞关节，湿性重浊黏滞，可见体重节肿、关节积液、痛有定处、麻木重着等症。舌红、苔薄、脉弦为寒湿凝滞而致的不通则痛之象；舌淡胖、苔白腻、脉滑为湿邪偏盛之象。

4. 治则

健脾益肾，温阳化湿。

5. 取穴

阿是穴、鹤顶、犊鼻、内膝眼、阳陵泉、阴陵泉、足三里、肾俞、三阴交、血海、梁丘。

6. 手法

温针法。

7. 穴解

肾俞调补肾气、强筋健骨；三阴交为足太阴脾经、足厥阴肝经、足少阴肾经交会之处，可健脾益气、调肝补肾；血海、梁丘温煦脾阳、活血化瘀。余穴解不再赘述。

（四）肝肾亏虚，痰瘀交阻

1. 病因病机

初起为天赋素虚，肝肾亏虚，阳气不足，腠理不密，卫外不固，以至风、寒、湿邪乘虚而入，流注经络、关节，妨碍气血运行而发病。又由于病情缠绵，重复发生，必有外邪为之引动，风、寒、湿、热之邪的反复侵袭，深入经脉、骨髓，经脉不利而成瘀血，湿浊黏滞而成痰饮，痰瘀交阻则留着关节，瘀阻经络，构成骨节生硬肿胀、畸形，日久难复。正如《素问·痹论》所述，"病久而不去者，内舍于其合也"，"骨痹不已，复感于邪，内舍于肾"。

2. 主要症状

关节疼痛，肿胀肥厚，痿弱少力。骨节肥大，活动受限。舌质偏红或舌质淡胖，苔薄或薄腻，脉滑或弦细。

3. 证候分析

肝肾亏虚，精血不能濡养筋骨经脉，不荣则痛，加之风、寒、湿邪乘虚而入，故关节疼痛，久则髓枯筋燥，故痿弱少力。日久外邪深入经脉、骨髓，经脉不利而成瘀血，湿浊黏滞而成痰饮，痰瘀交阻则留着关节，瘀阻经络，故关节肿胀肥厚。舌红、苔薄、脉弦细为肝肾亏虚之象；舌淡胖、苔白腻、脉滑为痰瘀交阻之象。

4. 治则

补益肝肾，健脾化痰，祛瘀通络。

5. 取穴

阿是穴、鹤顶、犊鼻、内膝眼、阳陵泉、阴陵泉、足三里、肾俞、三阴交、血海、梁丘、太溪、地机、丰隆。

6. 手法

平补平泻法。

7. 穴解

肾俞补肾气、强腰膝；三阴交扶助脾胃、滋阴养血，以资生化之源；血海运化脾血；梁丘调理脾胃；太溪滋阴益肾、壮阳强腰；地机渗散脾土；丰隆为古今医学家所公认的治痰之要穴，可调和胃气、祛湿化痰、通经活络。余穴不再赘述。

针灸治疗膝骨关节炎可以早、中、晚分期治疗。在明确分期及病因的基础上，对症治疗。总的原则为舒筋利节、活络止痛。早期，以通经活络、行气止痛、补益肾气为主，选取局部穴位，辨证论治。中期，行气活血、消肿止痛、补益脾肾，局部选穴结合辨证治疗。晚期，舒筋活络、理气止痛、补益肝肾，以局部选穴为主，结合辨证治疗。

三、典型病例

关某，女，78 岁。初诊日期：2017 年 4 月 25 日。

主诉：双膝疼痛 3 个月余。

现病史：病人 3 个月前无明显诱因出现双膝麻痛，逐渐加重，夜间尤甚，双膝肿痛，畏寒，得温痛减，浮髌试验阳性，双足稍肿。纳食欠佳，大便费力，小便正常。舌暗淡，边有齿痕，苔白腻，脉沉弦滑。

中医诊断：痹证（阳虚寒凝）。

西医诊断：退行性膝关节炎。

治则：温阳散寒，活血利湿。

取穴：命门、关元、阿是穴、犊鼻、内膝眼、阳陵泉、阴陵泉、足三里、血海、地机、丰隆、三阴交、下悬钟、太溪。

手法：平补平泻法，局部温针灸，留针 30 分钟。每周 3 次。

诊疗经过：治疗 1 个月后，病人双膝麻痛、肿胀、畏寒明显改善。

> **按语**：膝关节炎是一种以退行性病理改变为基础的疾患。多发于中老年人群，其症状多表现为膝盖红肿痛、上下楼梯痛、坐起立行时膝部酸痛不适等，也有病人表现为肿胀、弹响、积液等，如不及时治疗，则会引起关节畸形、残废。多数膝骨关节炎病人初期症状较轻，若不接受治疗病情会逐渐加重。"膝为筋之府"，肝藏血，主筋，肾藏精，主骨生髓，若肝肾亏虚，膝关节筋膜得不到精血滋养，正气虚弱，邪气乘虚入侵，阻滞经络，气血不通则成该病。随着病情的发展，邪留不去，正气虚弱，病人经常出现膝关节酸痛，活动受限，劳累后加重，不能长时间行走，上、下楼梯及下蹲困难等，常伴腰膝酸软、双下肢乏力等正气虚弱的症状，正如中医学"久病多虚，久病多瘀"的理论。早期治疗以祛邪为主，采用行气化瘀、温经散寒、除湿化痰及通络祛痛等方法。中后期

根据正邪盛衰，采用祛邪扶正或补虚祛邪等方法。此病发病缓慢，病程较长，故治疗上本着"治病求本"的原则，采用实则泻之和虚则补之的治疗方法。

该病人除辨证取穴及局部取穴外，特别加用下悬钟穴。下悬钟穴在悬钟下两寸，针刺时深度为1.2寸左右。该穴是周德安教授多年临床的经验用穴，治疗下肢畏寒、自觉冷感有较好的临床疗效，温针灸效果更佳。针灸治疗膝骨关节炎可缓解疼痛、晨僵，改善关节功能，减轻关节肿胀，阻止和延缓疾病的发展，保护关节功能，改善生活质量。多数病人预后良好。

第十节　肱骨外上髁炎（网球肘）

一、概说

肱骨外上髁炎是指前臂伸肌总腱起点受到反复牵拉，导致肘关节外上髁部局限性疼痛，并影响伸腕和前臂旋转功能为特征的慢性劳损性疾病。本病多见于需要经常旋转前臂和屈伸肘关节的劳动者，如木工、钳工、水电工、矿工及网球运动员等，其中最常见于网球运动员在挥拍击打时，前臂伸肌肌腱反复收缩、紧张，造成肌腱变性、退化和撕裂而发生肘关节疼痛，故又称"网球肘"。本病常反复发作，多发于一侧，亦有双侧发病者，主要表现为肱骨外上髁和肱桡关节附近局限性疼痛，肘关节活动时疼痛加重，有时可放射至前臂、腕部和上臂，局部肿胀不明显，肱骨外上髁处增厚变形，压痛明显，关节活动正常。本病属中医学"肘劳""筋伤"范畴，肘部劳损、外伤或风寒湿邪瘀阻肘部经筋为本病外因，劳损日久、气血亏虚、血不荣筋为本病内因。病机不外虚实两端，实者多为瘀血阻络、不通则痛，虚者多为气血亏虚、不荣则痛。常见辨证分型有瘀血阻络、气血亏虚。

二、辨证施治

（一）瘀血阻络

1. 病因病机

用力不当、反复用力而致肘部经筋劳损，或受外伤、外感风寒湿邪，瘀阻局部经筋，发为本病。

2. 主要症状

肘部肿痛或刺痛拒按，提物无力，活动时疼痛明显，夜间加重。舌质暗红，苔薄白或薄黄，脉弦涩。

3. 证候分析

因劳损、外伤或外感风寒湿邪，致局部气血运行不畅，瘀血痹阻肘部筋脉，不通则痛，故见肘部肿痛或刺痛拒按。瘀血属阴，故夜间加重；痹阻关节，则活动时疼痛明显。舌质暗红、苔薄白或薄黄、脉弦涩皆为血瘀之象。

4. 治则

活血通络，舒筋止痛。

5. 取穴

阿是穴、肘髎、曲池、手三里、合谷、血海、膈俞。

6. 手法

阿是穴以火针点刺，或加温针灸；余穴施平补平泻法。

7. 穴解

阿是穴又称"天应穴"，为局部压痛点，或扪之有筋结，以痛为腧，在该处以火针点刺，或加温针灸，可温通局部气血以止痛；肘髎、曲池、手三里、合谷均为手阳明大肠经穴位，其中肘髎、曲池、手三里均为肘关节周围穴位，取穴位的近治作用，合谷为大肠经原穴，最能鼓动本经气血，乃循经远端取穴；脾主统血，血海为脾经穴位，最擅行血化瘀；膈俞为血会，与血海相伍加强活血之力。

（二）气血亏虚

1. 病因病机

劳损日久，气血亏虚，不能荣养局部经筋，发为本病。

2. 主要症状

肘部酸痛反复发作，提物无力，肘外侧疼痛，喜按喜揉，可见少气懒言，面色苍白。舌淡，苔白，脉沉细。

3. 证候分析

起病时间较长，迁延失治，气血暗耗，或素体脾胃虚弱，气血生化不足，气血亏虚不能濡养筋脉，不荣则痛，则见肘部酸痛、无力，疼痛部位喜按揉；少气懒言，面色苍白，舌淡、苔白、脉沉细为气血亏虚之象。

4. 治则

益气养血，舒筋活络。

5. 取穴

阿是穴、肘髎、曲池、手三里、合谷、足三里、冲阳。

6. 手法

阿是穴以火针点刺，或加温针灸；足三里、冲阳用补法；余穴施平补平泻法。

7. 穴解

足三里为足阳明胃经之合穴，冲阳为足阳明胃经之原穴，两穴用补法，可起到培补后天、益气养血之功。其余诸穴不再赘述。

三、典型病例

黄某，女，42 岁。初诊日期：2019 年 11 月 12 日。

主诉：右肘部酸痛伴提物无力 2 个月。

现病史：病人 2 个月前因做家务活劳累后，出现右肘部酸痛不适，一开始未予重视，后疼痛逐渐加重，拧毛巾时疼痛明显，无法使力，不能提重物，遂来门诊就诊。刻下症见：右肘外侧酸痛，压痛明显，可扪及筋结，按揉后自觉松快，不敢使力，无力提重物，偶有头晕，周身乏力，自汗出，纳可，小便调，大便质偏稀，月经色淡，量偏少，周期大致正常。舌淡红，苔薄白，脉沉细。

中医诊断：肘劳（气血亏虚）。

西医诊断：肱骨外上髁炎（网球肘）。

治则：益气养血，舒筋活络。

取穴：曲池、肘髎、手三里、合谷、阿是穴、足三里、冲阳。

手法：阿是穴以火针点刺，足三里、冲阳施补法，余穴施平补平泻法，留针30分钟。

诊疗经过：经针灸治疗2次后，病人肘部酸痛症状已明显减轻，活动时仍有痛感，拧毛巾略费力，但因其对火针存在惧怕心理，遂不再勉强，改为阿是穴用毫针围刺，并嘱其自备艾条，每日回家自行悬灸局部痛点，又针刺5次后，疼痛完全缓解，扪之局部硬结消失，已可完成日常家务劳动，乏力汗出诸症亦有改观，疗效满意。

> **按语**：肘劳是以肘部外侧疼痛、关节活动障碍为主症的疾病，属于中医学"筋伤"范畴。病因主要为慢性劳损。前臂在反复地做拧、拉、旋转等动作时，可使肘部的经筋受到损伤，迁延日久，气血阻滞，脉络不通，不通则痛，或气血亏虚，筋脉失养，不荣则痛。肘外侧伸肌总腱循行所过之处，主要归手阳明经所主，故手阳明经筋受损是本病的主要病机。该病人平素体虚，加之平时经常从事家务劳动，右手肘部经筋慢性劳损，发为肘劳，辨证属气血亏虚，筋脉失养，不荣则痛。针灸治疗方面，阿是穴以火针点刺，如《灵枢·经筋》所云"治在燔针劫刺，以知为数，以痛为腧"，符合针对经筋病的选穴及刺灸方法。需要注意，火针虽不留针，但因其瞬时高温灼烧，有损伤肌腱之弊，故火针针具宜选用直径0.5 mm的细火针，刺入深度不宜过深，以免刺中肌腱造成二次损伤。后因病人惧怕火针，改用局部痛点毫针围刺，先在阿是穴（即右肘部压痛点）中心直刺一针，再以其为中心的前后左右旁开约1寸各取一穴，斜刺进针后使针尖朝向中心，如《灵枢·官针》云"扬刺者，正内一，旁内四而浮之"，再让病人配合艾条悬灸痛点，一定程度上可替代火针的温通作用。取穴以手阳明大肠经穴位为主，因手阳明经"入肘外廉"，所谓"经络所过，主治所及"。另取足三里、冲阳，二穴均为足阳明胃经穴位，因阳明经为多气多血之经，两穴相伍共奏鼓动气血之功，其中冲阳为胃经之原穴，《铜人腧穴针灸图经》谓之可治"偏风口眼㖞斜，肘肿"，是治疗网球肘的特效穴。

第十一节　筋　膜　炎

一、概说

筋膜炎是指肌肉和筋膜的无菌性炎症，以弥漫性钝痛、局部发凉、皮肤麻木、肌肉痉挛以及运动障碍为主要表现，又称纤维组织炎、纤维肌痛综合征。多发生在颈、项、肩、背、腰、臀等部位，以颈肩部多见。该病病程长，常因劳累及气候变化而诱发或加重。患部有明显的局限性压痛点，可触到条索或结节状物。本病属中医学"痹证"范畴，多因感受风、寒、湿邪，经络气血不通，或闪扭劳损，使肌肉受伤，脉络痹阻所致。本病病位在筋，属经筋病，病性属实。

二、辨证施治

（一）寒湿痹阻

1. 病因病机

久居湿地、贪凉或劳累后复感寒邪，寒湿之邪注于肌腠经络，导致气血痹阻而发病。

2. 主要症状

因触冒寒湿而发病，患处酸痛拘紧，皮肤发凉麻木、肌肉痉挛，运动不利，遇寒加重。舌淡红，苔薄白或白腻，脉紧。

3. 证候分析

寒湿留滞经脉，痹阻气血，故患处酸痛拘紧，皮肤发凉麻木、肌肉痉挛，运动不利，遇寒加重。

4. 治则

散寒除湿，通络止痛。

5. 取穴

大椎、腰阳关。发于项背部加阿是穴、风池、天柱、百劳、后溪、束骨，发于肩胛部加阿是穴、肩井、天宗、秉风、肩外俞、后溪，发于腰臀部加阿是穴、肾俞、大肠俞、秩边、昆仑。

6. 手法

毫针泻法，可火针点刺阿是穴，配合大椎灸法。

7. 穴解

本病病位在经筋，"在筋守筋"。阿是穴、局部腧穴能疏通局部经络，火针加强温通止痛作用，配合循经远部取穴，以达到舒筋散结、"通则不痛"的目的；大椎属于督脉，灸之可振奋阳气；腰阳关位于腰部，可疏通局部经气，是治疗腰痛的要穴，亦属于督脉，可振奋一身阳气，祛寒除湿。

（二）瘀血阻络

1. 病因病机

病程日久，气血运行不畅日甚。

2. 主要症状

有明显劳损病史，病程久，患处痛如锥刺，固定不移，夜间痛甚，皮肤发凉麻木，肌肉痉挛，运动障碍。患处肌肤紫黯，按之较硬，有硬结、瘀斑。面色黯黧。舌紫暗或有瘀斑，脉弦涩。

3. 证候分析

病程日久，瘀血留滞肌肤，痹阻经脉故见患处痛如锥刺，固定不移，夜间痛甚，皮肤发凉麻木，肌肉痉挛，运动障碍。瘀血流注皮肤，则见面色黯黧，患处肌肤紫黯，按之较硬，有硬结、瘀斑。舌脉为瘀血阻络之象。

4. 治则

活血化瘀，通络止痛。

5. 取穴

三阴交、膈俞。发于项背部加阿是穴、天柱、百劳、后溪、束骨，发于肩胛部加阿是穴、肩井、天宗、秉风、肩外俞、后溪，发于腰臀部加阿是穴、肾俞、大肠俞、秩边、昆仑。

6. 手法

泻法，膈俞可刺络放血。

7. 穴解

取阿是穴及局部经穴，配合循经远部取穴，可舒筋活络，活血止痛。三阴交为足三阴经的交会穴，可通调足三阴经气血，膈俞为八会穴之血会，功效活血理血，二穴相配可助瘀滞消除。

三、典型病例

李某，女，56 岁。初诊日期：2020 年 8 月 24 日。

主诉：左侧颈背部疼痛 1 周。

现病史：病人 1 周前因受风寒，出现左侧颈背部疼痛，颈部转动受限，翻身受限，遇冷加重，得温痛减，拍 X 片提示颈椎屈度变直，自敷膏药及口服布洛芬等，症状略减轻，为求针灸治疗来我科。刻下症见：左侧颈背部疼痛，颈部转动及翻身受限，遇冷加重，得温痛减，纳食可，眠不安，时因疼痛觉醒，二便可。舌质暗红，苔薄白，脉沉细。

中医诊断：痹证（寒湿痹阻）。

西医诊断：筋膜炎。

治则：行气化湿，散寒止痛。

取穴：颈部夹脊穴、风池、天柱、大椎、肩井、天宗、秉风、肩外俞、后溪、阿是穴。

手法：颈部夹脊穴、风池、天柱、大椎火针点刺，余穴施平补平泻法，留针 30 分钟。配合红外线照射。每周 2 次。

诊疗经过：治疗 1 次后疼痛僵直感较前减轻，睡眠改善，翻身基本不受限。治疗 4 次后，疼痛明显减轻，嘱其避风寒，注意颈项部适度活动。

按语：筋膜炎是无菌性炎症反应，多见于颈项肩，常因劳累及受凉诱发或加重，患部有明显的局限性压痛点，属于中医学"痹证"范畴。该病多因风、寒、湿邪稽留于肌肤筋肉之间，经络气血不通，或闪扭劳损，使肌肉受伤，脉络瘀阻所致。病位在筋，属经筋病，病性属实。针刺治疗多取局部腧穴以行气活血、通络止痛，《素问·痹论》云："风寒湿三气杂至，合而为痹也。其风气胜者为行痹，寒气胜者为痛痹，湿气胜者为着痹也。"本例病人因受风寒后出现颈背部疼痛僵硬，活动受限，为风寒湿邪袭表，阻滞经络气机，引起疼痛。治疗取局部督脉及膀胱经腧穴以温阳通调督脉，行气活血。同时配合火针温通经络，止痛效果迅捷。取颈部夹脊穴以通经活络，风池、天柱、大椎祛风散寒，肩井、天宗、秉风、肩外俞、阿是穴以活血祛风止痛，可发散局部寒凝之气。后溪为八脉交会穴，通调督脉。诸穴相配可达散寒止痛之功。多种针法治疗，疗效迅速。

第十二节　腰　　痛

一、概说

腰痛是以自觉腰部疼痛为主症的病证，又称"腰脊痛"。腰痛可见于西医学的腰肌劳损、棘间韧带损伤、肌肉风湿、腰椎间盘突出症等病变。其发生常与感受外邪、跌仆损伤、年老体衰、劳欲过度等因素有关。腰为肾之府，肾经贯脊属肾，膀胱经夹脊络肾，督脉并于脊里，故本病多与肾及足太阳膀胱经、督脉等关系密切。临床中，大量疾病皆可引起腰痛，本篇仅就寒湿腰痛、腰肌劳损和肾虚腰痛作一介绍。因目前临床存在大量因腰椎间盘突出症而腰痛的病人，故本篇侧重讨论因椎间盘突出而引起的腰痛，其余原因引起的腰痛也可参考本篇治疗。

二、辨证施治

（一）寒湿阻络

1. 病因病机

长期弯腰，或工作姿势不当，再因素体阳气不足、卫外不固，加之坐卧湿地、涉水冒雨、身劳汗出，则寒湿之邪侵袭，邪气留滞腰部，气血痹阻，发为腰痛。

2. 主要症状

腰部重痛、酸麻，或拘急不可俯仰，或腰脊痛连臀腿，如迁延日久，则时轻时重，腰部发凉，值阴雨风冷则发作尤甚。

3. 证候分析

长期弯腰，或工作姿势不当，日久伤及腰脊，再因素体阳气不足，卫外功能减弱，加劳累后汗出，致脉络更加空虚，此时寒湿之邪乘虚而入，邪气留滞腰部，气血痹阻，故成腰痛。因气血阻于腰部，则经脉下行之处气虚而酸麻。

4. 治则

疏风散寒，通经活络。

5. 取穴

局部阿是穴、养老、肾俞、大椎、夹脊穴、腰阳关、悬钟、昆仑、太溪、水泉、命门。

6. 手法

平补平泻法。局部火针点刺，命门加灸。

7. 穴解

夹脊穴位于足太阳膀胱经与督脉之间，配合局部阿是穴，可疏通局部血液循环，舒筋活络止痛。肾俞为足太阳膀胱经穴位，属于背俞穴。大椎、命门、腰阳关为督脉穴位，因足太阳膀胱经及督脉行于背部，督脉又总督一身之阳气，因此配合夹脊穴和局部阿是穴，具有调理脏腑、温煦阳气、激发经气、疏散邪气的功效。养老可活血通络。悬钟配太溪有补髓壮骨、通经活络的作用。昆仑为足太阳膀胱经之经穴，水泉为足少阴肾经之郄穴，二穴配合可加强通经活络之功。

（二）瘀血阻络

1. 病因病机

因闪挫撞击未全恢复，或积累陈伤，经筋、络脉受损，瘀血凝滞所致。

2. 主要症状

腰痛每于劳累时发作，腰部触之僵硬或有牵制感，其痛固定不移，转侧为甚。舌质暗红，脉涩。

3. 证候分析

因闪挫外伤，而成瘀血，瘀血阻滞经脉，故痛处固定不移，劳则耗气，气虚则瘀更甚，故劳累时加重。

4. 治则

行气活血，通经活络。

5. 取穴

局部阿是穴、养老、肾俞、大椎、夹脊穴、腰阳关、悬钟、昆仑、太溪、水泉、膈俞、水沟、委中。

6. 手法

平补平泻法。腰痛猝作者，可局部阿是穴刺络拔罐，委中放血。

7. 穴解

膈俞为八会穴之血会，可活血祛瘀。委中为足太阳膀胱经之下合穴，"腰背委中求"，因瘀血所致之腰痛，可在此穴行三棱针放血。余穴同前，不再赘述。

（三）肾气亏虚

1. 病因病机

因操劳过度，或房劳伤肾，精气耗损，腰部筋脉失于濡养所致。

2. 主要症状

腰部隐隐作痛，酸软无力；或神疲，腰冷，滑精，脉沉；或虚烦，溲黄，舌红，脉细数。

3. 证候分析

操劳过度或房劳过度，则肾精亏损，腰为肾之府，精亏则腰脊失养，不荣则痛，故痛势隐隐、酸痛为主。阳气者，精则养神，柔则养筋。阳虚者神疲、腰冷。阴虚者，虚火内动，故虚烦难定、溲黄、脉细而数。

4. 治则

补肾益气，疏经通络。

5. 取穴

局部阿是穴、养老、肾俞、夹脊穴、腰阳关、悬钟、昆仑、太溪、水泉、命门、志室、飞扬。

急性的腰部扭伤应依据受伤位置取穴：病在足太阳膀胱经脊柱两侧取后溪；病在督脉、腰部正中取人中；病在足太阳膀胱经及足少阳胆经、痛及脊柱外侧连及臀部大腿处取腰痛点。

6. 手法

平补平泻法。

7. 穴解

飞扬为足太阳膀胱经之络穴，久病入络，故取之。命门、志室有温补肾阳、强腰脊之功。余穴同前，不再赘述。

三、典型病例

孟某，女，82岁。初诊日期：2020年10月25日。

主诉：腰部疼痛伴左小腿麻木30余年。

现病史：病人30年前无明显诱因出现腰部疼痛伴左小腿外侧麻木感，后于当地医院诊断为"腰椎间盘突出症（L4～L5）"。予药物及针刺治疗后症状缓解，未坚持治疗。近20年来腰部疼痛间断发作，且每于遇风受凉及弯腰提重物后诱发。1周前病人因持重物后导致症状加重，为求系统治疗特来我科。现症见：腰部疼痛伴左侧小腿麻痹感，持杖而行，步行缓慢，平素怕冷，大小便可，纳眠可，舌暗、苔薄白，脉涩。X线平片示：L4～L5、L5～S1退行性改变，椎间盘突出，腰椎生理曲度消失。

中医诊断：腰痛（肾气亏虚）。

西医诊断：腰椎间盘突出症（L4～L5，L5～S1）。

治则：补益肾气，行气活血。

取穴：局部阿是穴、大椎、合谷、养老、肾俞、夹脊穴、腰阳关、悬钟、昆仑、太溪、水泉。

手法：局部阿是穴火针点刺，余穴施平补平泻法。每日 1 次，1 周 5 次。

诊疗经过：治疗 1 周后病人述疼痛缓解，步行速度加快。治疗 3 周后，症状基本消失，步履如常。

> **按语**：本病病程较长，预后相对良好。症状缓解后尤其需要病人重视自我调养。平素要加强腰背肌的锻炼，尽量减少长时间坐位或站立。若因工作等原因不可避免久坐、久站，则可在久坐、久站时佩戴腰围以保护腰部。同时要避免腰部过度弯曲、劳累，避免长时间处于空调环境，即避风寒。

第十三节 肩 周 炎

一、概说

肩周炎全称为肩关节周围炎，系肩关节周围肌腱、腱鞘、滑囊和关节囊等软组织慢性炎性粘连，限制肩关节活动，引起肩部疼痛的疾病，可单侧或双侧肩关节受累，尤其病程后期常出现肩关节炎症粘连及肌肉萎缩，出现典型的"扛肩"现象。本病属中医学"肩痹"的范畴，因多发生在50岁左右，故称"五十肩"。中医认为本病多因正气不足，气血亏虚，风、寒、湿邪乘虚侵入肩关节，导致肩关节疼痛，屈伸不利，不能自由活动，重则可致病侧肩臂肌肉萎缩，功能严重受损。又称"漏肩风""肩凝症"。

二、辨证施治

（一）寒湿阻络

1. 病因病机

本病多因素体正气亏虚，卫外不固，风、寒、湿邪趁虚侵袭，客于肌表经脉，气血凝滞不痛为痹，正如《素问·痹论》曰："风寒湿三气杂至，合而为痹也。"风、寒、湿邪相互为虐。风为阳邪，开发腠理，又具穿透之力，寒借此力内犯，风又借寒凝之积，使邪附病位，而成伤人致病之基。湿邪借风邪的疏泄之力、寒邪的收引之能，而入侵筋骨肌肉，风寒又借湿邪之性，黏着、胶固于肢体而不去。风、寒、湿邪留注肌肉、筋骨、关节，造成经络壅塞，气血运行不畅，肢体筋脉拘急、失养为本病的基本病机。

2. 主要症状

肩周重滞疼痛、酸胀不舒，时有窜痛，夜间尤甚，遇风、寒、湿痛增，得温痛减，肩关节屈伸不利。舌质淡，苔薄白或白腻，脉弦滑或弦紧。

3. 证候分析

风、寒、湿邪侵袭肩部，致肩周重滞疼痛、酸胀不舒，风邪流窜，游走不定，故见窜痛；寒邪凝滞，肃杀阳气，故夜间疼痛剧烈；湿邪甚者，黏着凝固，故见肩关节屈伸不利。舌淡、苔薄白或白腻、脉弦滑或弦紧为风、寒、湿邪入侵之象。

4. 治则

祛风散寒，除湿止痛。

5. 取穴

肩髃、肩髎、肩贞、臂臑、曲池、外关、合谷、条口透承山、听宫、大椎、阴陵泉。

6. 手法

平补平泻法。肩髃、肩髎、肩贞、臂臑、大椎可予温灸或火针。

7. 穴解

肩髃、肩髎、肩贞为局部取穴，可通利关节、疏风祛邪、通络止痛；配合臂臑、曲池、外关、合谷等远端循经取穴，疏通上肢气血；条口透承山为上病下取，是治疗肩周炎的经验穴，可疏通阳明、太阳两经之气，以调整阴阳。听宫为国医大师贺普仁治疗肩周炎的经验穴，是手少阳三焦经、足少阳胆经和手太阳小肠经的交会穴，属于手太阳小肠经。手太阳小肠经又名肩脉，该经脉的气血经由听宫内走体内经脉，对于肩不能抬病人效果尤佳。大椎为督脉穴位，功专疏风散寒，阴陵泉为足太阴脾经之合穴，可健脾利湿。温灸法及火针主要用于治疗风、寒、湿邪侵袭所致肩部疼痛，具有调理脏腑、温煦阳气、激发经气的作用，可促进炎症消退和功能恢复。

（二）气血瘀滞

1. 病因病机

本病多因病程日久，或外伤，致气血运行不畅，以致经脉阻塞，气血瘀结。《仙授理伤续断秘方》记载："劳伤筋骨，肩背疼痛。"《灵枢·贼风》中首次提出其发病与外伤关系密切，认为伤后恶血停聚于肌肉筋骨之间，气血运行不畅，不通则痛，发为本病。

2. 主要症状

肩部肿胀，疼痛拒按，肩关节活动障碍，夜间痛甚。舌质暗或有瘀斑，苔薄白，脉弦或细涩。

3. 证候分析

病程日久或外伤致气血瘀结、经脉不通、筋脉失养，故见肩部肿胀、疼痛拒按；血脉瘀阻、筋脉失养，故见活动不利；夜间疼痛加剧为血瘀型疼痛的特点；舌质暗或有瘀斑、苔薄白、脉弦或细涩为气血瘀滞之象。

4. 治则

活血化瘀，行气止痛。

5. 取穴

肩髃、肩髎、肩贞、臂臑、曲池、外关、合谷、听宫、条口透承山、间使、三阴交。

6. 手法

平补平泻法。肩周局部可采用刺络放血疗法。

7. 穴解

间使为手厥阴心包经之经穴，刺之可行气活血，与三阴交合用，则使血气畅通，可祛瘀止痛。余穴穴解同前。刺络放血疗法具有明显的即刻镇痛作用，可显著改善肩关节拘挛程度，尤适用于气血瘀滞证。

（三）气血两虚

1. 病因病机

本病多由年老气血不足，或素体脾胃虚弱，或饮食不节，或久病大病失养，耗伤气血所致；或先有失血，气随血衰；或因气虚，血液生化无源而日渐衰少，从而形成气血两虚病证。亦有因肾气不足，先天不能滋养后天，而致后天不足，气血亏虚者。《难经·八难》曰："气者，人之根本也。"《难经·二十二难》曰："血主濡之。"《灵枢·本脏》曰："血和则……筋骨劲强，关节清利矣。"

2. 主要症状

肩部酸痛，劳累后疼痛加重，休息则减轻，伴头晕目眩，面色萎黄或淡白，少气懒言，神疲乏力，心悸失眠。舌质淡，苔少或苔薄白，脉细弱。

3. 证候分析

气血不足，血脉运行不畅，筋失所养，筋脉拘急而不用，故见肩部酸痛、劳累后更甚；少气懒言，神疲乏力，脉弱等是气虚的主要表现；心悸失眠为血不养心所致；头晕目眩、面色萎黄或淡白、舌淡、脉细等是血虚的主要表现。

4. 治则

益气补血。

5. 取穴

肩髃、肩髎、肩贞、臂臑、曲池、外关、合谷、听宫、条口透承山、气海、足三里。

6. 手法

补法。

7. 穴解

气海为生气之海，可调一身之气。足三里为足阳明胃经之合穴，因胃属土、本穴亦属土，故足三里为土中之真土，后天精华之根，能升能降，为疏导胃气之枢机，两穴合用能壮元阳，补脏腑之虚损，凡补益气血之配方中实不可缺。余穴穴解同前。

（四）肝肾亏虚

1. 病因病机

本病多由素体虚弱，肝肾不足或久病不愈，耗伤肝肾，或七情内伤，劳伤精血所致。肩周炎以 50 岁左右病人居多。《素问·上古天真论》云："女子……七七，任脉虚，太冲脉衰少，天癸竭，地道不通，故形坏而无子也。丈夫……七八，肝气衰，筋不能动，天癸竭，精少，肾脏衰，形体皆极。"《素问·痹论》云："痹……在于筋则屈不伸。"肝主筋，筋赖于肝血的濡养。肾主骨，骨赖于肾精的充养，故肾气衰，精少，骨髓不充，则骨痿懈惰。女子七七，男子七八，肝肾亏虚，精血不足，活动量减少，血脉周流运行迟缓涩滞，不足以滋养温煦四肢百骸，以致筋骨懈怠，痹阻于局部经脉、筋肉，而致筋脉拘急、粘连、疼痛、功能活动受限等。

2. 主要症状

肩关节功能障碍明显，举动无力，但疼痛不甚明显，可伴有头晕目眩、口燥咽干、耳鸣、健忘、步履无力、失眠多梦、腰膝酸软等。舌质红，苔少，脉细数。

3. 症候分析

男女 50 岁左右，多肝肾两虚，精血亏虚，血不养筋，则筋紧拘挛，肾气衰，则骨痿懈惰，故见肩关节功能障碍明显，举动无力，但疼痛不甚明显；而头晕目眩、口燥咽干、耳鸣、健忘、步履无力、失眠多梦、腰膝酸软及舌质红、苔少、脉细数等为肝肾亏虚之象。

4. 治则

滋补肝肾。

5. 取穴

肩髃、肩髎、肩贞、臂臑、曲池、外关、合谷、听宫、条口透承山、蠡沟、太溪。

6. 手法

补法。

7. 穴解

蠡沟属足厥阴肝经，又为络穴，有平衡本经各部气血的作用，刺之可补肝养血。太溪为足少阴肾经之原穴，可补肾填精。以上二者合用，可起滋补肝肾之功。余穴穴解同前。

三、典型病例

郑某某，女，49 岁。初诊日期：2019 年 5 月 21 日。

主诉：右肩酸痛 3 个月。

现病史：病人 3 个月前外出旅行时因右肩负重时间过长，出现右肩疼痛、昼轻夜重，自用膏药治疗后无明显改善，并逐渐出现肩关节僵硬，上举、后背及外展活动均疼痛受限，穿脱上衣吃力。不能侧卧休息。现症见：右肩酸疼伴活动受限，右手梳头吃力，右肩关节怕冷怕风，劳累或受寒后加重，侧卧休息时肩关节不适。时有头晕目眩，懒言乏力，时有右手环、小指麻木。近日于外院骨科诊断为"肩周炎"，施肩关节阻滞及针刺治疗。纳可，入睡困难，多梦易醒，二便调。平素体弱，缺乏锻炼。中医诊察：形体偏瘦，右肩关节无红肿及肌肉萎缩，肩前、后、外侧压痛，主动及被动前屈、外展、后伸、上举活动均受限。舌质淡红，苔薄黄，脉细。

中医诊断：肩痹（气血两虚）。

西医诊断：肩关节周围炎。

治则：调理气血，柔筋通络。

取穴：百会、神庭、大椎、肩髃、肩髎、肩贞、曲池、手三里、合谷、中渚、气海、足三里、听宫、条口透承山。

手法：平补平泻法。疼痛部位可加灸。

诊疗经过：2 周后病人复诊，右肩酸痛较前减轻，前屈、外展、后伸活动范围扩大，肩关节畏风寒程度减轻。肩部配合疼痛局部火针散刺。

治疗 2 个月后，右肩关节活动范围进一步增大，疼痛已改善，右手已能梳头，头晕、睡眠均改善。

按语：本病人平素体质偏弱，肩部负重受伤后出现关节疼痛，活动范围缩小，久病及络，经络不利，气血亏虚，肌肉关节更失养分，病情加重。故本病治疗多在益气养血的基础上，辅以温经活血通络之法，以达到通络柔筋之目的。肩髎、中渚二穴为手少阳三焦经之穴，具有驱寒通络、行血止痛之效。肩贞为手太阳小肠经的穴位，与肩髎、肩髃组成"肩三针"，位于肩关节周围，可以加强局部气血之运行，从而达到通则痛止的目的。气海为气血之会，配合手三里、足三里可主治中风偏瘫、胃痛、腹胀、吐泻等，能强健脾胃，乃补益气血之要穴。因此病为肩关节囊粘连所致，故在针灸治疗的同时，应避免风、寒、湿的侵袭并加强肩关节功能的康复锻炼。

第十四节　跟　痛　症

一、概说

跟痛症是指跟骨跖面由于慢性损伤所引起的以疼痛、行走困难为主的病证，常常伴有跟骨结节部前缘骨质增生及附着点的足底筋膜无菌性炎症。本病多发生于中老年肥胖者，多为一侧发病，可有数月或数年的病史，表现为足跟部疼痛，行走加重，典型者晨起后站立或久坐起身站立时足跟疼痛剧烈，行走片刻后疼痛减轻，但行走或站立过久后疼痛又加重。本病常由突然长途行走，或长时间站立劳动，或足跟损伤后周围软组织的炎症反应，或鞋底过硬等原因而诱发。本病可归属于中医学"足跟痛""伤筋"范畴，多因年老肝肾不足、气血衰少、筋脉懈惰，或体态肥胖、久行久站造成足底压力过大，跖腱膜负荷过重所致，辨证多属肾虚血瘀。

二、辨证施治

跟痛症在临床上的主要证型为肾虚血瘀。

1. 病因病机

多因素体肥胖，年老肾气疲惫，久立或久行而致筋伤骨痿，血气不行，瘀阻筋脉，不通则痛。

2. 主要症状

足跟连及足底疼痛，多刺痛拒按，站立行走困难，可伴腰膝酸软，头晕耳鸣，记忆力下降，口干眼干，小便频数或夜尿增多。舌质暗红，苔薄少，脉弦细或沉细。

3. 证候分析

肝主筋，肾主骨生髓，乙癸同源，老年肾气虚衰，肝肾不足，则筋脉懈惰，骨枯髓减，加之体态肥胖，久行久站造成足底负荷过重，伤及筋骨，局部血行不畅，筋脉失养，故见足跟连及足底疼痛，刺痛拒按。腰为肾之府，膝为筋之府，肝肾不足则见腰膝酸软。气血不能上荣脑窍，故头晕耳鸣，记忆力下降，口干眼干。小便频数或夜尿增多，亦为肾气虚弱的表现。舌暗红、苔薄少、脉弦细或沉细为肾虚血瘀之象。

4. 治则

补肾活血，舒筋通络。

5. 取穴

阿是穴、太溪、昆仑、照海、申脉、承山、委中。

6. 手法

阿是穴施火针点刺，或加温针灸；太溪施补法；委中施毫针泻法或刺络放血；余穴施平补平泻法。

7. 穴解

阿是穴即局部痛点，扪之可有筋结，在该处以火针点刺，或加温针灸，可温通局部气血以止痛。太溪为足少阴肾经之原穴，补之可激发肾气。昆仑为足太阳膀胱经之经穴，最具通经活血之力。照海、申脉为八脉交会穴，通阴阳跷脉（阴阳跷脉分别为足少阴肾经与足太阳膀胱经的支脉，起于足跟，司人体一身之运动），且照海、申脉围绕在足跟周围，故既可疏通局部气血，也有调节脏腑、经筋的整体作用。承山、委中为足太阳膀胱经穴位，二穴相伍可疏通足太阳经筋，其中，委中用泻法或刺络放血，可加强活血化瘀之力。

三、典型病例

张某，女，56 岁。初诊日期：2018 年 4 月 30 日。
主诉：右足跟疼痛 1 个月余。
现病史：病人 1 个月前外出旅游爬山后出现右足跟疼痛，晨起下床时疼痛尤为明显，疼痛连及整个脚掌，活动后稍减轻，但站立或行走时间稍长即加重，活动受限，严重影响日常生活，至外院拍足部平片，结果提示右足跟骨骨赘形成，软组织超声提示足底筋膜增厚改变，外用双氯芬酸二乙胺乳胶剂及膏药贴治疗，效果不显，遂来就诊。刻下症见：右足跟疼痛，刺痛拒按，站立行走困难，活动受限，腰膝酸软无力，时有头晕，口干不欲多饮，眼干，心烦，夜间燥热，眠欠安，纳可，小便调，大便质偏干，已绝经。舌质暗红，苔少，舌面可见细小裂纹，脉弦细。

中医诊断：足跟痛（肾虚血瘀）。

西医诊断：跟痛症（足底筋膜炎）。

治则：滋阴补肾，活血通络。

取穴：阿是穴、太溪、昆仑、照海、申脉、承山（右）、委中（右）。

手法：阿是穴以火针点刺。太溪施补法，委中施泻法并间断刺络放血，余穴施平补平泻法，留针 30 分钟。

中药处方：

熟地黄 30 g	山萸肉 15 g	怀山药 15 g	牡丹皮 10 g
茯 苓 10 g	泽 泻 10 g	女贞子 15 g	墨旱莲 15 g
枸杞子 10 g	骨碎补 15 g	丹 参 15 g	赤 芍 15 g
川牛膝 10 g	威灵仙 20 g	当 归 10 g	红 花 6 g

7 剂，水煎温服，每日 2 次，每次 200 ml。

本方由六味地黄丸加减而成。

中药外用：将骨科洗药（丹参、路路通、鸡血藤、海桐皮等）煎煮后加热水至 1 000 ml，先用蒸汽熏蒸患足跟部及足底，继而以药液泡洗患足，每日 1 次，每次 30 分钟。每周 3 次。

诊疗经过：治疗 2 周后，病人右足跟疼痛明显减轻，晨起后下床已可自如活动。因火针刺激较大，遂改为阿是穴温针灸，继续配合中药内服及外用泡洗，又治疗 2 周，足跟疼痛已去十之八九，唯站立行走时间稍长仍有酸痛感觉，腰膝酸软、头晕耳鸣、盗汗等症状亦改善不少。嘱病人控制饮食为主，减轻体重，避免长时间负重活动，穿宽松、底子软的鞋子，并在患足鞋内加软垫，以减少足底压力。随访 3 个月，未再复发加重。

> **按语：**跟痛症好发于老年、肥胖者，多存在于跟骨骨质增生和继发的足底筋膜炎中。足底筋膜炎是足底的肌腱或者筋膜长期反复受到牵拉，发生无菌性炎症所致，最常见症状是足跟的疼痛与不适，压痛点常在足底近足跟处，有时也可蔓延至前脚掌，疼痛持续存在，局部压痛明显。其

症状特点是疼痛在早晨下床时的第一步最为明显，主要是因为经过一晚上的平卧休息，足底筋膜不再负重，会处在较为缩短的状态，早晨下床踩地的行为会对足底筋膜产生较大较快的牵拉，进而引起疼痛，但在行走一段时间后，足底筋膜会变得相对松弛，因而症状会缓解，但若过度行走，足底筋膜被牵拉的次数增加，症状又会再现。从中医病因病机来看，足跟痛属于慢性劳损之"伤筋"，多因老年肝肾不足或久病体虚，气血衰少，筋脉懈惰，加之体态肥胖，久行久站造成足底皮下脂肪、跖腱膜负荷过重所致。针灸取穴方面，《灵枢·经筋》所云"治在燔针劫刺，以知为数，以痛为腧"，故在足跟处寻找痛点，以火针点刺。因足底难忍针刺疼痛，故每次以细火针快速点刺 1～2 针足矣，随后可于该处以毫针边摇动边刺入，直至深达跟骨骨面，上下提插或摇动针柄以摩擦骨面。以上为治疗骨痹的针刺方法，可起到消除骨刺的作用，即《灵枢·官针》中所云"短刺者，刺骨痹，稍摇而深之，致针骨所，以上下摩骨也"。太溪为足少阴肾经之原穴，可补肾气、滋肾水；昆仑为足太阳膀胱经之经穴，通经活血之力较强；照海、申脉为八脉交会穴，通阴、阳跷脉，二跷脉均起于足跟，司人体一身之运动。以上四穴均在足跟周围，既可疏通局部气血，也有调节脏腑、经筋的整体作用。按照传统经筋理论，足太阳经筋结于足跟，向上沿跟腱结于腘部，这与现代肌筋膜理论有高度重合之处。沿足底筋膜炎病人足跟向上徒手触诊可发现，通常在小腿承山及腘窝委中处可扪及肌筋膜触发点，即经筋理论中的筋结点，故取承山、委中二穴，可松解筋结点，疏通足太阳经筋，属于针灸远治作用。此外，《铜人腧穴针灸图经》言"委中者，血郄也"，血郄即委中，在该穴刺络放血，最能活血散瘀。中药方面：内服以六味地黄丸为主方以滋阴补肾，加丹参、当归、川牛膝、赤芍、红花等以活血化瘀通络，另加女贞子、墨旱莲以养阴清热敛汗，枸杞子、骨碎补以补肾填精，威灵仙以除痹痛、消骨刺；外用骨科洗药（我院协定处方，见前）煎汤，每日熏蒸、浸洗患处，更可直接疏通局部气血以止痛。

　　本例病人经针药结合治疗后效果显著，但因本病易反复发作，还需嘱咐病人后期调养事宜，如减少步行、减轻体重、穿合适鞋子、鞋底放软垫等，方可收全功。

第十五节 痛 风

一、概说

痛风是一种常见的关节炎疾患，其发作与体内尿酸浓度有关，高尿酸血症和尿中尿酸过于饱和，关节腔等处形成尿酸盐沉积，进而引发急性关节疼痛。主要表现为尿酸升高、反复发作的急性关节炎、痛风石，严重者可出现关节破坏、肾功能损害，常伴发高脂血症、糖尿病、原发性高血压以及冠心病等。痛风常会在夜晚突然发作，发病急，关节出现疼痛、水肿、红肿和炎症，疼痛感持续几天或几周不等。目前我国痛风的患病率为 1% ~ 3%，各个年龄段均可发生，男性发病率高于女性。随着饮食及生活方式的改变，这一数据呈逐年上升趋势。

痛风属中医学"痛风""痹证""历节"范畴。《丹溪心法·痛风》曰："痛风……四肢百节走痛是也。他方谓之白虎历节风证。"《医门法律·痛风论》曰："痛风一名白虎历节风，实即痛痹也。"《医学准绳六要》曰："痛风……今人多内伤，气血亏损，湿痰阴火流滞经络，或在四肢，或客腰背，痛不可当，一名白虎历节风是也。"朱丹溪《格致余论·痛风论》曰："大率因血受热……寒凉外搏，热血得寒，污浊凝涩，所以作痛。"可知痛风多由血热内蕴，感受寒湿，致使污浊凝涩，流注经络关节、肌肉、骨骼，气血不畅而发病。痛风的病理因素主要为湿热、痰浊、瘀毒，所涉及的内脏主要有肝、脾、肾。按其病情进程可分为急性期、间歇期、慢性期。

二、辨证施治

(一) 急性期

1. 病因病机

喜食肥甘，湿热内生，湿热蕴毒，外风引动，下注关节，痰瘀闭阻。

2. 主要症状

关节及周围组织红肿、热、痛，疼痛剧烈难忍，呈刀割、咬噬样，进行性加重。舌苔黄或黄腻，脉弦滑数。

3. 证候分析

痛风病人多喜肥甘厚腻，体质素多以湿热型为主，脾胃易滞，脾胃失健，运化失司，湿浊内蕴，积渐日久，而成痰瘀，痰浊瘀留滞于四肢关节，郁而化热，痹阻于经络，气血运行不畅，出现关节肿大疼痛、红热、麻木、重着、活动障碍。舌苔黄或黄腻、脉弦滑数等为偏热之证。

4. 治则

清热利湿，祛风通络。

5. 取穴

大椎、身柱、曲池。拇趾关节受累取阿是穴、八风、内庭、太冲。踝关节受累取阿是穴、昆仑、丘墟、解溪、太溪。掌指、指间关节受累取阿是穴、四缝、八邪、三间。腕关节受累取阿是穴、阳池、阳溪、合谷。膝关节受累取内外膝眼、阳陵泉、梁丘、委中、膝阳关、曲泉、足三里。

6. 手法

大椎、身柱中强刺激，不留针；曲池直刺 1 寸，施捻转泻法；病变关节处施平补平泻法，针后可令局部出血，每日 1 次。关节肿甚或梭形者可在局部用三棱针点刺出血，以消肿止痛，每隔 2～3 日 1 次。

7. 穴解

大椎为督脉穴位，身柱为足太阳膀胱经穴位，二穴相合以疏散风邪。曲池属手阳明大肠经，可清热利湿。局部取穴可通经止痛。

（二）间歇期

1. 病因病机

三焦运转不利，脾胃运化失职，决渎水道失畅，导致湿浊内蕴，瘀滞经络关节。

2. 主要症状

关节多无红肿热痛的症状，尿酸偏高。

3. 证候分析

三焦主持诸气，行元气于全身，是人体之气升降出入的通道，亦是气化的场所；三焦疏通水道，运行水液。当三焦功能失常，则气化不利，气行不畅，而致水液代谢紊乱，浊液瘀滞于经络关节。

4. 治则

通利三焦，祛湿化瘀。

5. 取穴

三焦俞、阳池、悬枢、小肠俞、肺俞、脾俞、肝俞、肾俞、膀胱俞及相应脏腑的背俞穴，阿是穴。

6. 手法

平补平泻法。

7. 穴解

三焦俞、阳池分别为三焦经的背俞穴和原穴，能通利三焦经气；悬枢、小肠俞善清利水湿；肺俞、脾俞、肝俞、肾俞、膀胱俞可调肝脾补肺肾。通过调节脏腑功能、改善三焦功能，从源头根治疾病，以奏通利三焦、祛湿化瘀之效。

(三) 慢性期

1. 病因病机

疾病迁延日久，气血运行不利，气滞则致血瘀、津液停聚，聚则为痰，二者搏结于关节，而见关节肿大、疼痛。

2. 主要症状

病程日久，疼痛反复发作，关节周围可见痛风石形成。

3. 证候分析

湿热、痰浊、血瘀等多种因素胶结凝聚，久病伤及肝肾，邪留正损，临床表现为多关节逐渐受累而畸形、活动严重受限、四肢清瘦、头晕耳鸣、潮热盗汗、乏力腰膝酸软、性欲减退、性功能下降、脉沉细数等症状。

4. 治则

补益肝肾，调节气血，利湿泄浊。

5. 取穴

肝俞、肾俞、脾俞、膈俞、血海、足三里、丰隆、阿是穴。

6. 手法

诸穴施平补平泻法，肝俞、脾俞加灸。阿是穴可配合火针点刺。

7. 穴解

肝俞、肾俞、脾俞皆为背俞穴，能补益肝肾，健脾益气；血会膈俞与血海、足三里联用能调补气血；丰隆为胃经之络穴，通脾经，善健脾祛痰。诸穴合用共奏补益肝肾、调节气血、利湿泄浊之功。

三、典型病例

杨某，男，72 岁。初诊日期：2017 年 5 月 12 日。

主诉：左侧足大趾关节红肿痛2天。

现病史：病人饮酒后出现左侧足大趾关节红肿痛，疼痛剧烈难忍，呈刀割样，进行性加重，当疼痛发作时，病人会在半夜熟睡中疼醒，烧灼样疼痛感。夜晚明显，影响睡眠，心烦易怒，纳差，大便干，小便赤。查：左侧足大趾关节部位红肿热痛，皮肤红紧发亮。舌苔黄或黄腻，脉弦滑数。化验室检查：血常规正常，尿酸增高。

中医诊断：痛痹（湿热内蕴，脉络瘀阻）。

西医诊断：痛风。

治则：清热止痛。

取穴：百会、神庭、足三里、太冲、丰隆、内庭、阴陵泉。

手法：火针刺络放血。局部严格皮肤常规消毒后，将火针针具在火焰上迅速烧红，然后快速刺入穴位或病患部位后快速拔出，以帮助局部血液迅速排出。用采血针将患部鲜红或暗红的瘀络刺破，瘀血顺势而出，其颜色由暗红转为鲜红后即可加压止血，隔日1次。配合针刺百会、神庭以调神止痛，同时取阳明经穴位及足厥阴肝经、足少阳胆经穴位泻热除湿，如足三里、太冲、丰隆、内庭、阴陵泉以及阿是穴。

诊疗经过：治疗1次后，病人疼痛明显减轻，情绪稳定，夜间睡眠改善，再诊后痛减，可在扶助下行走，嘱多饮水，清淡低嘌呤饮食。病人大便秘结，予以针刺天枢、中脘以通利腑气。三诊后已无明显疼痛。继予降尿酸治疗。

> **按语**：痛风是因血尿酸水平过高导致尿酸结晶沉积在关节内而引发的疼痛性炎症发作。最常发病的关节是第一跖骨，还可见于手部的关节、膝盖、肘部。表现为受累关节红肿、发炎，活动受限，影响日常生活。病情容易反复出现，出现强烈、突然的关节疼，发病急。
>
> 痛风的急性发作（即急性痛风性关节炎）没有预兆，剧痛常在夜间突然发生，且疼痛部位集中，程度剧烈。同时受累的关节表现为发红、发热和肿胀，局部皮肤发亮，触痛明显。针刺治疗对于痛风的急性发作有较好的疗效。
>
> 本例中医辨证为湿热内蕴，脉络瘀阻。治疗原则是清热利湿，通经活络。治疗方法首选受累关节刺血。局部皮肤常规消毒后，以采血针将患部鲜红或暗红的瘀络刺破，瘀血顺势而出，其颜色由暗红转为鲜红后即可加压止血。

　　刺络放血后选用针刺疗法，多取百会、神庭、足三里、太冲、丰隆、内庭、阴陵泉及阿是穴，施毫针泻法，以期清热利湿、通经止痛。通常 2~3 次即可直折病势，安神定痛。

　　对于痛风病静止期，可继予针刺调补，以预防痛风发作，并补益肾气，以增加排泄机能。临床可选太溪、复溜、神门、曲池、合谷、足三里、关元、气海、水道等穴，施毫针补法，每周 2 次。同时严格饮食控制，低嘌呤饮食，改善体质。

第十六节　痛　　经

一、概说

痛经是指凡在经期或经行前后，出现周期性小腹疼痛，或痛引腰骶，甚至剧痛晕厥的一类疾病。西医学亦有"痛经"病名，并以有无器质性病变将本病分为原发性痛经和继发性痛经。经过详细妇科临床检查未能发现盆腔器官有明显异常者，称原发性痛经，也称功能性痛经；继发性痛经则指生殖器官有明显病变者，如子宫内膜异位症、盆腔炎、肿瘤、子宫畸形等，常表现为下腹痛、下腹坠胀、肛门坠胀、性交痛等。本病的发生与冲任、胞宫的周期性生理变化密切相关。主要病机在于邪气内伏或精血素亏，更值经期前后冲任二脉气血的生理变化急骤，导致胞宫的气血运行不畅，"不通则痛"，或胞宫失于濡养，"不荣则痛"，故使痛经发作。常见的辨证分型有肾气亏损、气血虚弱、气滞血瘀、寒凝血瘀和湿热蕴结。寒凝者常见经前及行经期间小腹冷痛，重则连及腰骶部，得热痛减，经量少，色暗；肝郁者多见经前或经期小腹胀痛，常兼见胸胁乳房胀痛。而气血亏虚者常见经前、经后或经期小腹绵绵作痛，经色淡，并可伴有面色苍白、精神倦怠等全身症状。部分病人呈虚实夹杂之象。

二、辨证施治

（一）气滞血瘀

1. 病因病机

邪气内伏或精血素亏，更值经期前后冲任二脉气血的生理变化急骤，导致胞宫的气血运行不畅，"不通则痛"。

2. 主要症状

经前或行经期小腹剧烈疼痛，痛处拒按。兼见小腹冷痛，可放射到股内侧及阴道和肛门，得热则舒，经血量少，色紫暗有血块，舌淡胖苔白，脉沉紧，为寒凝血瘀；兼见小腹胀痛，可放射到胸胁、乳房，经行不畅，经色紫暗有血块，块下后痛减。舌质紫暗或有瘀斑，脉沉弦或涩。

3. 证候分析

寒客冲任，血为寒凝，瘀滞冲任，气血运行不畅，经行之际，气血下注冲任，胞脉气血壅滞，"不通则痛"，故痛经发作；寒客冲任，血为寒凝，故经血量少，色暗有块；得热则寒凝暂通，故腹痛减轻；寒伤阳气，阳气不能敷布，故畏寒肢冷，面色青白。舌质暗、苔白、脉沉紧为寒凝血瘀之征。

肝郁气滞，瘀滞冲任，气血运行不畅，经前经时，气血下注冲任，胞脉气血更加壅滞，"不通则痛"，故经行小腹胀痛拒按；肝气郁滞，故胸胁、乳房胀痛；冲任气滞血瘀，故经行不畅，经色紫暗有块；血块排出后，胞宫气血运行稍畅，故腹痛减轻。舌质紫暗或有瘀点、脉弦或弦涩有力为气滞血瘀之征。

4. 治则

行气活血，调经止痛。

5. 取穴

列缺、丰隆、蠡沟。

6. 手法

平补平泻法。

7. 穴解

列缺为手太阴肺经之络穴。肺主一身之气，参与宗气的形成，并通过宗气调节各脏腑组织器官的功能活动。肺朝百脉，具有调节全身气血的作用。同时手太阴肺经又与手阳明大肠经互为表里，阳明经为多气多血之经，因此列缺一穴，可通调一身之气，运全身之血，从而达到止痛的作用。丰隆为足阳明胃经之络穴，故丰隆不仅具有行气化痰之功，且具有活血止痛之效。《千金方》载："丰隆，主胸痛如刺，腹若刀切痛。"蠡沟为足厥阴肝经之络穴。肝为风木之脏，喜条达而恶抑郁，肝气郁结，最易导致气机不宣，血行不畅，从而发生经脉痹阻而出现多种痛证。肝主疏泄，通调人体气机，疏泄功能正常，气机通畅，人的情志活动正常，则既不过于兴奋，也不过于抑郁。故蠡沟可以调理气机，运行气血，化瘀止痛。

(二) 气血亏虚

1. 病因病机

胞宫失于濡养，"不荣则痛"，故使痛经发作。

2. 主要症状

行经期或经后小腹或腰骶部绵绵隐痛，痛处喜按。兼见腰骶部隐痛，经行量少、色红，伴头晕耳鸣，腰酸腿软，小便清长，舌质淡，苔薄，脉沉细；或兼见小腹绵绵作痛，空坠不适，月经量少、色淡，伴神疲乏力，头晕眼花，心悸气短，失眠多梦。舌质淡，苔薄，脉沉弱。

3. 证候分析

肾气本虚，精血不足，经期或经后，精血更虚，胞宫、胞脉失于濡养，故小腹隐隐作痛，喜按；肾虚冲任不足，血海满溢不多，故月经量少，色淡质稀；肾精不足，不能上养清窍，故头晕耳鸣；肾亏则腰腿失养，故腰酸腿软；肾气虚膀胱气化失常，故小便清长。舌质淡、苔薄、脉沉细为肾气亏损之征。

气血本虚，经血外泄，气血更虚，胞宫、胞脉失于濡养，故经期或经后小腹隐痛喜按；气血虚冲任不足，血海满溢不多，故月经量少，色淡质稀；气虚中阳不振，故神疲乏力；血虚不养心神，故心悸，失眠多梦；气血虚不荣头面，故头晕，面色苍白。舌质淡、苔薄、脉细弱为气血虚弱之征。

4. 治则

调补气血，温养冲任。

5. 取穴

百会、中脘、气海、手三里、足三里、三阴交、关元、次髎、十七椎；肾气亏损加太溪、肾俞；气血不足加脾俞。

6. 手法

平补平泻法。

7. 穴解

百会、中脘、气海、手三里、足三里、三阴交即周德安教授经验方"补中益气方"。百会益气升阳、帅血运行、通经活络；中脘健脾和胃、消食导滞；手三里、足三里，配中脘、气海补中益气、调和气血；三阴交为足太阴脾经、足厥阴肝经、足少阴肾经之交会穴，可健脾益气、补血调经，为治疗痛经之要穴，兼补脾肾之阴。此外，关元为任脉穴位，又为全身强壮要穴，可补益肝肾、温养冲任；次髎、十七椎是治疗痛经的效穴。太溪为足少阴肾经之原穴，有益肾滋阴、培土生金之效，配伍肾俞能补肾填精。气海居脐下，为先天元气聚会之处，主一身之疾，且兼任与冲脉同起胞宫，向后与督脉、足少阴之脉相并，同时任脉与足三阴经、手三阴经相联系，故称"诸阴之海"。该穴居于下焦，所以又有调气机、益元气、补肾虚、固精血之功能，配伍脾俞既能增加元气，又能调摄、疏利下焦气机。

三、典型病例

病例1

刘某，女，35岁。初诊日期：2016年9月28日。

主诉：经期少腹隐痛伴眠差、腰痛2年余。

现病史：病人自述2年前剖宫产1子，产后恶露不尽经中西医治疗方净，而后每次经行少腹疼痛，量少色淡，曾就诊于当地中医院，查女性激素、妇科B超、甲状腺功能均未见异常，予益气养血类中药治疗显效但停药后反复，为求中医系统治疗求诊于我科。现：经行少腹隐痛，喜温喜按，经量少色淡，无血块，经期眠差易醒甚则彻夜难眠，间断性右侧腰酸痛；平素乏力气短懒言，情绪低落，纳差食少，大便稀溏，2~3 日一行，小便调，近期体重下降 2 kg。舌质淡红，苔薄白，舌根微腻、有裂纹，脉滑尺弱。

中医诊断：痛经（气血亏虚）。

西医诊断：原发性痛经。

治则：益气养血，温补脾肾。

取穴：百会、中脘、气海、手三里、足三里、三阴交、中脘、气海、丰隆、次髎、十七椎、脾俞、肾俞、腰阳关、神门。

手法：平补平泻法。

诊疗经过：连续针灸 2 周后病人自觉腰部酸痛明显改善，仍偶有失眠，月经未至，余无不适，继续针灸治疗。后恰逢经期至，病人自觉诸证改善唯少腹仍有隐痛，予常规针刺治疗外嘱其自行艾灸关元、足三里。前后治疗 2 个月经周期后诸证消失。

按语：痛经即"经行腹痛"。受"不通则痛""不荣则痛"的观点影响，痛经历来多从虚、实两端论治，如《诸病源候论》云："妇人月水来腹痛者，由劳伤气血，致令体虚，受风冷之气，客于胞络，损冲任之脉……其经血虚，受风冷，故月水将下之际，血气动于风冷，风冷与血气相去，故令痛也。"又如《景岳全书·妇人规》云："经行腹痛，证有虚实。实者或因寒滞，或因血滞，或因气滞，或因热滞。虚者有因血虚，有因气虚。然实痛者，多痛于未行之前，经通而痛自减。虚痛者，于既行之后，血去而痛未止，或血去而痛益甚。大都可按可揉者为虚，拒按拒揉者为实。有滞无滞，于此可察。"

针灸治疗以痛经为代表的妇人月经病常针、灸并用，综合治疗。《针灸大成·通玄指要赋》曰："妇人血气癥瘕坚积……月事不调，血结成块，尽能治之。针八分……更宜多灸为妙。"临床可采用艾灸或温针灸法，常取穴位有中极、关元、气海等。现代研究表明刺激关元穴还可以影响下丘脑－垂体轴，调节相关激素水平，调节内分泌功能，改善卵巢功能，抑制前列腺素，缓解子宫内血管痉挛。

此病人产后恶露不尽、气血亏虚，冲任、胞宫失于濡养，经脉失养，而致"不荣则痛"。兼之脾胃虚弱，化生乏源，故纳差乏力气短；脾不升清，清阳不能濡养清窍，故常见少气懒言、眠差易醒，经时加重；不能降浊，湿邪内生，故而可见便溏。观其脉证，属里虚寒证，以气血亏虚为本，故使用周德安教授经验方补中益气方加减。后恰逢经期至，病人自觉诸证改善唯少腹仍有隐痛，予常规针刺治疗外嘱其自行艾灸关元、足三里。关元是任脉和足三阴经的交会穴。女子以阴为体，以血为用。肝藏血，主疏泄；脾统血，主运化；肾藏精，主生殖。而关元又为小肠之募穴，与足三里合用可达补肾疏肝、健运脾土之效。

病例2

张某，女，24岁。初诊日期：2017年5月25日。

主诉：经期少腹冷痛6年，加重6个月。

现病史：病人自诉6年前过时生冷后，每逢行经时少腹剧痛难忍，并伴有血块、色黑。曾就诊于当地西医院，查女性激素、下腹及盆腔B超均未见明显异常，诊断为"原发性痛经"，嘱必要时可服用镇痛解痉药，服药后缓解，停药后易反复。6个月前因考研精神压力大、生活不规律，疼痛加剧伴周期紊乱，就诊于社区医院，予中药及针灸治疗效果欠佳，为求系统治疗求诊于我科门诊。现：经行少腹冷痛拒按，周期紊乱28~45天，经期5天，色暗，量可，血块多，经前乳房胀痛、痤疮加重，经期后腰骶部酸痛；畏寒，手足冷，口渴喜热饮，纳可，入睡慢，二便调，性急躁。

中医诊断：痛经（气滞血瘀）。

西医诊断：原发性痛经。

治则：理气活血。

取穴：列缺、丰隆、蠡沟、中极、三阴交、地机、次髎、天枢、期门、太冲、血海。

手法：泻法，留针30分钟。

诊疗经过：加用"络穴止痛方"（列缺、丰隆、蠡沟）后，疼痛明显减轻。经3个月经周期的治疗后，基本痊愈。

按语：痛经病人多因经期感寒或肝郁气滞，或禀赋不足，从而造成气血运行不畅，不通则痛；或血海空虚，胞脉失养，经后作痛。列缺是八脉交会穴之一，通任脉，任主胞胎，针之可以调经止痛。列缺又为肺经络穴，针之还可以散寒止痛。蠡沟可以疏肝理气，活血止痛。丰隆是足阳明胃经的络穴，联络脾胃两经，脾胃为后天之本、气血生化之源，所以丰隆可以养血活血止痛，经验证明，丰隆对于患病日久、缠绵难愈之痛证有奇效。

病例 3

王某，女，29 岁。初诊日期：2017 年 8 月 19 日。

主诉：痛经 1 年余，经期腰部酸痛 2 个月。

现病史：病人 1 年前劳累后出现经时腹痛伴血块增多，腰酸痛，休息及精神放松时略有缓解但易反复。1 周前体检查 B 超提示：子宫腺肌病合并肌腺瘤形成，左侧附件区子宫内异位包块。西医建议手术，病人为求保守治疗求诊于我院。辅助检查：①经阴道 B 超可见左侧附件区偏囊性肿块，大小约 8.3 cm×8.2 cm×7.2 cm，内有密集细点状回声，提示子宫腺肌病合并肌腺瘤形成，左侧附件区子宫内异位包块，子宫内膜回声不均；②AFP 2.04 ng/ml；③CA125 58.10 U/ml；④CEA 1.13 ng/ml。现症见：经期左下腹酸胀，可触及包块，经期易腹泻，心烦易怒、心慌腰痛。纳眠可，大便日一行、质稀，小便调。舌淡暗、苔薄白，脉沉细（反关脉）。

中医诊断：痛经（气血亏虚）。

西医诊断：子宫内膜异位，子宫腺肌病，卵巢子宫内膜样囊肿。

治则：益气养血，温补脾肾。

取穴：列缺、蠡沟、中脘、气海、足三里、三阴交、大赫、中极、肾俞、血海、太溪。

手法：虚补实泻法。

诊疗经过：第 1 次针灸后，病人左下腹酸胀较前明显减轻，经过 2 周的治疗，病人自觉腰腹部的酸痛感明显缓解，腹泻症状有所改善，大便质软成形，每日 1 次。经前后治疗 3 个月后，病人经期时未出现腰腹酸痛及腹泻症状。

按语：子宫腺肌病是子宫内膜腺体及间质侵入子宫肌层的雌激素依赖性妇科疾病。进行性加重的痛经常作为其典型表现，故可归于中医"经行腹痛""痛经""癥瘕"论治。西医学关于其发病尚未有明确定论，以子宫内膜基底层内陷学说接受度最广。中医学认为经血留滞胞宫是致病的直接原因，气机失调、气不行血则可导致经血留滞。故而调和气血是子宫腺肌病所致痛经的治疗重点，即如《证治要诀》所言："经事来而腹痛，不来腹亦痛，皆血之不调故也。欲调其血，先调其气。"此外，肾主生殖，肾气亏虚、肾阳不足均可导致血失温煦而凝滞，瘀阻于胞宫、冲任，故而肾虚血瘀为子宫腺肌病常见证型。

针灸治疗子宫腺肌病有毫针刺法、电针、艾灸、温针灸、穴位埋线、穴位贴敷、耳针等诸多疗法。其中针刺常取腹部穴位配合足三里、太冲、阴陵泉、血海等穴施治。

该病人经期腹痛、腰酸，体格检查见左下腹包块大小约 6 cm×9 cm，按压伴酸痛感，结合舌脉及腹泻、心慌等症属典型虚实夹杂证，以脾肾亏虚、心气不足为本，瘀血阻于胞宫为标。故采用周德安教授"络穴止痛方"合补中益气方加减，在原方的基础上近取腹部穴位大赫、中极，再取肾俞、太溪益肾，血海活血，共奏益气养血、温补脾肾之效。

第十七节 强直性脊柱炎

一、概说

强直性脊柱炎又称大偻、骨痹、肾痹、龟背风。本病是遗传和环境因素共同作用引发的多基因遗传病。其病理机制主要为附着点炎。附着点炎指肌腱、韧带和关节囊等附着于骨关节部位的非特异性炎症、纤维化乃至骨化。故机体各个附着点部位均可累及，常见于骶髂关节、脊柱骨突、脊柱旁软组织。本病好发于青壮年男性，有遗传倾向。本病起病隐匿，进展缓慢，如不进行必要控制，后期易致病人脊柱强直出现"竹节样"变，关节畸形，功能丧失而最终致残，严重影响病人生活质量。

《素问·骨空论》曰："督脉为病，脊强反折。"因而腰脊部强痛、反折等皆为肾督之所属。肾藏精主骨生髓，肾气充盛，肾精充足，则骨髓充盛，筋骨坚强，外邪不易侵犯，反之则骨弱筋挛，外邪易侵。故肾气、肾精之亏损或先天禀赋不足是为本病之内因。本病病位在于肾、督脉。病性属本虚标实。

二、辨证施治

强直性脊柱炎在临床上的主要证型为寒湿袭督，肾虚督滞。

1. 病因病机

肾中精气亏虚或先天禀赋不足，骨筋失养，因而易于受邪。

2. 主要症状

腰脊、颈项、骶髂疼痛，关节强硬、活动受限，甚者脊柱笔直不能弯曲、行路困难等。兼见神疲乏力，形寒肢冷，腰膝酸软。舌质淡，苔薄白，脉沉紧或沉细。

3. 证候分析

青壮年本应为身体充盛、天癸充旺之时。但由于先天肾之精气不足，全身脏腑、百骸不能得到本应及时得到的激发、温煦和荣养，致使形寒肢冷，卫外不足，寒湿之邪易侵。寒湿凝滞督脉，督主一身之阳功能下降。阳气者精则养神，柔则养筋。故神疲乏力，筋脉不舒，关节强硬。

4. 治则

祛寒除湿，益肾通督。

5. 取穴

后溪、昆仑、悬钟、养老、太溪、复溜、大椎、腰阳关、命门。

6. 手法

平补平泻法。

7. 穴解

后溪为八脉交会穴，通于督脉，昆仑为足太阳膀胱经之经穴，督脉与膀胱经俱行于人体背部，两穴相伍可激发阳气。悬钟另名绝骨，为八会穴之髓会，可通督益髓。养老为手太阳小肠经之郄穴，可通经络，强腰脊。太溪为足少阴肾经之原穴，复溜为足少阴肾经之经穴，两穴同用可益肾强腰。大椎、腰阳关、命门同为督脉穴位，此三穴共济肾阳，以求通督祛寒。

三、典型病例

邹某，男，45 岁。初诊日期：2021 年 1 月 10 日。

主诉：右足心疼痛 2 年余。

现病史：病人 2 年前无明显诱因出现腰脊、双髋部及右足心不适，在外院查人类白细胞抗原 B27 阳性，自述 10 岁时曾患有急性葡萄膜炎，外院诊断为"强直性脊柱炎"。予注射用重组人 II 型肿瘤坏死因子受体–抗体融合蛋白（益赛普）治疗。治疗后腰脊及双髋部不适症状缓解，但足心痛症状未有改变。半年前因尿路感染，停用益赛普。现见症：右足心压痛，行走时加重，甚则因痛而忌惮行走，平素怕冷，纳可，眠可，二便调。年轻时爱好篮球运动，常在下午5～7时活动，活动后有冲凉习惯。舌体胖大，苔白腻。

中医诊断：大偻（寒湿袭督，肾虚督滞）。

西医诊断：强直性脊柱炎。

治则：补肾强脊，益肾通督。

取穴：后溪、昆仑、悬钟、养老、太溪、复溜、大椎、腰阳关、命门、脾俞。

手法：平补平泻法。

诊疗经过：治疗近2周后（共计7次），足心压痛减轻。行走时仅偶有疼痛，基本不影响生活。

> **按语**：该病人年轻时爱好运动，且有运动后冲凉的习惯。运动后大汗出，随即冲凉，有如张仲景"汗出入水中"之因。《金匮要略·中风历节病脉证并治第五》云："寸口脉沉而弱，沉即主骨，弱即主筋，沉即为肾，弱即为肝。汗出入水中，如水伤心。历节黄汗出，故曰历节。"且下午5～7点为肾经当令，此时汗出毛孔大开，随即凉水浇灌，引寒湿之邪入于肾督，致使肾督凝滞，加之先天禀赋不足，则肾之精气更加难以荣养周身筋骨关节，故发为此病。
>
> 另外本病有急性发作期和缓解期。急性发作期主要表现为平素体健，猝然出现腰骶部疼痛，疼痛部位可上下走窜，上及胸颈，下至足跟，常心烦起急，口干舌燥，便干溲赤，可有发热恶寒，或低热，舌苔薄白或薄黄，脉弦数。急性发作期的治疗可从清热解毒除湿的角度入手，在上述诸穴中加曲池、外关、足三里、足通谷等。

第十八节 肾 绞 痛

一、概说

肾绞痛为临床常见急腹症之一，必须紧急处理，否则可导致严重后果。其疼痛由如下病因引起：①肾、输尿管结石，在肾绞痛病因中所占比例最大；②与结石无关的泌尿道异常，如肾盂肾炎、肾盂输尿管连接部梗阻，上尿路大量出血亦可引起结石样绞痛；③一系列非泌尿系统疾病引起的外在输尿管梗阻肠道疾病（如憩室炎）、妇科疾病（如宫外孕破裂出血）、后腹膜疾病、血管疾病（如腹主动脉瘤破裂出血）、胆道疾病等均可引起本病。本文主要叙述结石所致肾绞痛，症状因结石部位不同而不同，疼痛性质为腰部持续性绞痛，并放射至腹股沟。上段输尿管结石可表现为同侧睾丸疼痛；中段输尿管结石易与阑尾炎（右侧）、憩室炎（左侧）相混淆；接近膀胱的结石常表现为膀胱刺激征。以上为局部症状。全身症状尚有恶心、呕吐等，还可能有镜下或肉眼血尿。总之，有急性短期腹痛、腰部或肾区触痛、血尿（尿红细胞＞10/HP）表现者，应警惕急性肾绞痛发作。

中医在止痛和排石方面具有一定疗效，尤以针灸止痛的即刻效应为优势。中医认为本病属中医学"石淋"范畴，多由湿热蕴结下焦，尿液受湿热煎熬而形成砂石，砂石嵌顿引发疼痛，亦与肝郁气滞、肾气不足、脾失健运有关。

二、辨证施治

（一）湿热下注

1. 病因病机

平素饮食不节或过食肥甘厚味，致脾失健运，胃失和降，湿浊内停，蕴而化热，湿热下注，尿液受湿热煎熬形成砂石，砂石阻滞气机经络，不通则痛而发为肾绞痛。

2. 主要症状

腹痛如绞，小便频急不爽，量少，色黄浑浊，尿路灼热刺痛或排尿中断，或见发热口苦，恶心呕吐。舌质红，苔黄腻，脉弦滑。

3. 证候分析

脾失健运，胃失和降，湿浊内停，蕴而化热，湿热下注，尿液受湿热煎熬形成砂石，砂石阻滞气机经络，故腹痛如绞、尿路灼热刺痛或排尿中断。湿热下注则小便频急不爽，量少，色黄浑浊，或见发热口苦，恶心呕吐。舌质红、苔黄腻、脉弦滑俱为湿热下注之象。

4. 治则

清热利湿，通淋排石。

5. 取穴

肾俞、京门、阴陵泉、三阴交、委阳。

6. 手法

肾俞、京门用补法，若绞痛发作剧烈，则宜强刺激。余穴皆用泻法。

7. 穴解

本型属砂石有形之邪并湿热浊邪客郁膀胱，气化不利，水道失司。昔诸贤谓淋总由"肾虚而膀胱热"，故补肾俞、京门以强腰补肾，化气行水，此乃治本法。亦可泻此二穴以疏畅气机、通利水道以止痛，此乃急则治标。脾经之阴陵泉、三阴交施泻法，可健脾利湿。泻三焦经之下合穴委阳可清利下焦湿热。以上三穴合用可获清热利湿之效。

（二）气滞血瘀

1. 病因病机

素体情怀不畅，肝失疏泄，久则血失流畅，脉络受阻，或气郁化火，郁于下焦，致膀胱气化不利，水道不畅，尿中杂质渐聚为石，石阻气机，经络不通则痛。

2. 主要症状

平素腰腹隐痛、钝痛，溺时突然中断，疼痛剧烈，如掣如绞，甚至出现血尿，发作频频。舌质紫暗，脉弦紧。

3. 证候分析

肝郁不舒，气失疏泄，郁于下焦，膀胱气化不利，故素腰腹隐痛、钝痛，溺时突然中断，疼痛剧烈，如掣如绞，发作频频。由于结石阻塞，下焦气化运行不利，可见小便涩滞。气滞则血行受阻，血液不循常道，溢于脉外，故可见血尿。气滞血瘀，血行不畅，则舌质紫暗、脉弦紧。

4. 治则

行气活血，利湿通淋。

5. 取穴

肾俞、京门、曲泉、气海、委中。

6. 手法

肾俞、京门用补法，若绞痛发作剧烈，则宜强刺激。余穴皆用泻法。

7. 穴解

此型属砂石留滞水道，气机不畅，故补肾俞、京门以鼓舞肾气，排石通淋。少腹、前阴为厥阴经所过之处，故用曲泉以疏调肝气。气海可调和气血以畅达下焦气机。委中为血郄，可消络中瘀滞。气海、委中二穴施以泻法可获理气行瘀之功。

（三）肾气虚弱

1. 病因病机

素体肾气虚弱，加之膀胱湿热煎熬，聚成砂石，阻滞气机，发为疼痛。

2. 主要症状

时有腰腹隐痛、钝痛、胀痛，精神不振，四肢不温，尿频或小便不利，面色㿠白。舌质淡，苔白，脉沉细。

3. 证候分析

腰为肾之府，肾气不足，腰府失于温养，故腰腹隐痛、钝痛、胀痛；肾气不足，膀胱气化不利，阳虚则生内寒，四末失温，则精神不振，四肢不温，尿频或小便不利，面色㿠白；舌淡、苔白、脉沉细为肾气虚弱、膀胱气化不利之象。

4. 治则

温补肾阳，排石通淋。

5. 取穴

肾俞、三阴交、膀胱俞、中极、关元、命门。

6. 手法

关元、命门、肾俞、膀胱俞施补法，中极、三阴交施平补平泻法。

7. 穴解

肾俞可强腰益肾。三阴交为足三阴经之交会穴，针之可促进脾胃健运，以复气输布津液、生津化血之功能，与膀胱俞、中极合用，可加强利水通淋的作用。关元为三焦元气之出处，督脉总督一身阳气，故取关元与督脉命门合用以温补肾阳。诸穴相伍共起温补肾阳、排石通淋之功。

三、典型病例

赵某，男，42 岁。初诊日期：2011 年 7 月 12 日。

主诉： 突发左侧腰部及少腹绞痛 4 小时。

现病史： 病人 4 小时前饮酒后突发左侧腰部及少腹剧烈绞痛，并向前阴及尿道放射，尿道灼热刺痛或排尿中断，急送至我院急诊，经泌尿系 B 超、腹部平片检查，诊断为"泌尿系结石、肾绞痛"。刻下：左侧腰部及少腹绞痛剧烈，伴向前阴、尿道放射痛，小便频急不爽，量少，色黄浑浊，口苦，恶心呕吐，舌红苔黄腻，脉弦滑。

中医诊断：石淋（湿热下注）。

西医诊断：肾绞痛、泌尿系结石。

治则：清热利湿、通淋排石。

取穴：肾俞、京门、阴陵泉、三阴交、委阳。

手法：肾俞、京门用补法，若绞痛发作剧烈，则宜强刺激。余穴皆用泻法。

诊疗经过：病人经 1 次治疗后疼痛减轻，可忍，2 小时后疼痛再次发作，予上法再次治疗 1 次，并同时肌内注射杜冷丁，当天疼痛大减，后至外院体外碎石治疗后疼痛彻底缓解。

> **按语**：肾绞痛是泌尿外科门诊较为常见的急诊疾病，需要及时给予诊断及治疗。病人主要表现为突发的腰腹部隐痛或剧痛，可伴有肉眼血尿及恶心、呕吐等消化道症状，需要与其他急腹症进行鉴别。肾绞痛大多是由上尿路结石所致，故应进行尿常规、B 超、腹部平片或 CT 等检查，以明确诊断。
>
> 肾绞痛的产生是尿路结石等致尿流梗阻，引起泌尿道管壁张力增加的结果，所产生的神经冲动传入脊髓并投射至中枢神经系统更高水平，胃肠道器官与其他泌尿生殖器官因受同样神经的支配，故产生同样疼痛。研究还发现，梗阻初期肾盂压与肾血流量均增加，此为前列腺素局部合成和释放增加所致，而随后出现血管扩张，引起利尿作用，导致肾内压进一步增加。之后肾盂压继续增加而血流量下降，此乃肾小球前血管收缩而导致肾内血管阻力增加。前列腺素亦可直接作用于输尿管引起平滑肌痉挛。
>
> 泌尿系结石并发肾绞痛，其诊断主要根据病人的临床症状及相关检查。其中结石的定位主要依靠影像学检查，既往多进行腹部平片检查，目前随着 CT 技术的应用，结石的检出率明显提高。
>
> 本病主要临床表现为病人腰部、肾区或上腹部急性疼痛，疼痛呈放射性，向双侧腹股沟区放射，男性可放射至阴囊，女性可放射至大阴唇。

80%的肾绞痛病人可出现镜下血尿。若继发尿路感染，则病人将出现发热、寒战等症状。

排石方面，针灸和中药汤剂均有一定的治疗效果，尤其针灸在止痛方面的即刻效应具有一定优势。该病急性期应以清热利湿、通淋排石为主，佐以理气活血、软坚散结，平时宜补肾健脾、通调膀胱气机。

第十九节　周期性乳痛

一、概说

周期性乳痛属于中医学"经行乳房胀痛"和"乳癖"范畴。乳痛是来自乳腺实质的疼痛，临床常见单侧或双侧乳腺的疼痛或不适，伴或不伴有乳头痛。根据乳痛与月经周期是否相关，分为周期性乳痛症和非周期性乳痛症。周期性乳痛症约占乳痛症的2/3，疼痛呈周期性发作，指月经前1~2周双侧乳房有不同程度的胀痛、隐痛、刺痛，伴或不伴有乳外侧放射至腋下、肩背的牵拉痛，月经期后逐渐缓解消失，发病人群多为中青年女性，绝经后乳痛才会消失；非周期性乳痛症和月经周期无关，通常是单侧、较局限的刺痛或烧灼性乳腺疼痛，发病年龄多在40~50岁。多数乳痛病人可伴有乳腺局部增厚或弥漫性结节，属于乳腺的良性改变，本病临床表现、症状与西医学中的乳腺增生症大致相同。

乳痛症的发病率较高，约75%育龄期妇女会经历乳腺疼痛。引起乳痛症的病因多与激素水平的变化、生活习惯、心理因素有关，其发病机理与内分泌激素水平变化相关，包括雌激素水平的升高、雌孕激素比例失调、孕激素水平相对较低及泌乳素水平的增高。部分周期性乳痛和非周期性乳痛的病人缺乏必需脂肪酸。一般认为，必需脂肪酸是构成细胞膜的主要成分，其缺乏会引起细胞膜上受体与激素亲合力的增加，提高乳腺组织对正常水平激素的敏感性而引起乳痛。

中医认为本病的发生是由于情志不舒、肝气郁结，致肝失条达、气机不畅，致气血凝滞、乳络不通而成，或有素体亏虚、肾气不足，则天癸不充、冲任不盛，胞宫与乳房失于濡养，不荣则痛。临床可分肝郁气滞、痰瘀互结、冲任失调等证型。

二、辨证施治

（一）肝郁气滞

1. 病因病机

情绪不舒，久郁伤肝，或受到精神刺激，导致肝气郁结，气机阻滞，郁阻乳络，乳络不通，不通则痛，出现乳房疼痛之症。肝气郁结日久化热，热灼津液为痰，即可见乳房肿块。

2. 主要症状

多见于青壮年妇女，月经前乳房胀痛或刺痛，乳房肿块不坚，症状随喜怒消长，伴有胸闷胁胀、急躁易怒、失眠多梦、心烦口苦。舌质红，苔薄黄，脉弦滑。

3. 证候分析

肝者，主疏泄、宜条达，且女子以肝为先天，因情绪暴怒或郁闷的不良影响，造成肝郁不舒，肝郁则气滞，进而郁阻乳络，出现乳房胀痛或刺痛。经前气血聚集，经脉壅阻，故而月经前乳痛明显，乳房肿块变大。肝主疏泄，通调全身气机，肝经上膈，布胸胁绕乳头而行两胁，肝郁不舒失于条达，则出现胸胁胀满，急躁易怒，心烦口苦。肝郁化热，上扰神明，故出现失眠多梦。舌质红、苔薄黄、脉弦滑为肝经郁热之象。

4. 治则

疏肝理气，通络止痛。

5. 取穴

乳根、屋翳、膻中、期门、足三里、内关、蠡沟、太冲。

6. 手法

膻中、乳根、屋翳均在胸部，宜斜刺平刺，浅刺 0.3～0.5 寸，以防伤及脏器。四肢穴施平补平泻法。

7. 穴解

乳根、屋翳为乳周穴位，针之有开郁通乳络的作用。膻中为任脉穴位、八会穴之气会，宗气之海，又为心包之募穴，有调理人身气机之功效，配乳根可治疗乳腺疾病。期门为肝之募穴，有疏肝理气之功。足三里为足阳明胃经之合穴，阳明经为多气多血之经，针刺足三里可益气行血、通经活络。内关是手厥阴心包经之络穴，蠡沟为足厥阴肝经之络穴，两穴相配，有解郁宽中、行气止痛之功。太冲为足厥阴肝经之原穴，既可疏肝之气，又可行气活血。局部取穴和全身辨证取穴相配，达到调肝结郁、通经活络的作用。

（二）痰瘀互结

1. 病因病机

情志不舒日久，恼怒伤肝，思虑伤脾，脾虚失其健运，则痰湿内生，气血痰凝郁结，发于皮膜，致乳络不通，而凝结成块，形成痰瘀互结之证。

2. 主要症状

乳房疼痛多可触及大小不等的结节，胸胁脘腹胀满，纳呆乏力，体胖身重，大便不畅或黏腻。舌质淡胖，苔白腻，脉沉滑。

3. 证候分析

久郁不畅，忧思伤脾，脾虚则运化无力，痰从中生，肝郁脾虚，痰凝郁阻，血脉凝滞乳络，久而不散，可见乳房结节，不通则痛；郁结未去则胸胁不适，脾失健运则脘腹胀满，纳呆；痰湿内阻，水湿不化则身体困倦，体胖身重，大便不畅或黏腻。舌质淡、苔白腻为脾失健运、水湿内生之象，脉象沉滑为肝郁脾虚之象。

4. 治则

化痰祛瘀，散结通络。

5. 取穴

肩井、膻中、乳根、屋翳、期门、中脘、天枢、气海、阴陵泉、足三里、三阴交、太冲。

6. 手法

膻中、乳根、屋翳、肩井，宜斜刺平刺，浅刺 0.3～0.5 寸，以防伤及脏器。腹部穴施补法，四肢穴施平补平泻法。

7. 穴解

肩井是足少阳胆经穴位，可以通络止痛、活血理气，是治疗乳腺疾病的要穴。中脘为胃之募穴、八会穴之腑会，天枢为大肠之募穴、阳明脉气所发之处，两穴相配，可健运脾胃、疏调肠腑、理气行滞。气海为人体元气之海，针之可提升正气，助运脾胃功能。阴陵泉为足太阴脾经之合穴，有健脾理气、清热利湿的功效。三阴交为足太阴脾经穴位，是足太阴脾经、足厥阴肝经、足少阴肾经的交会穴，可调和肝脾、行气活血。余穴解同上一证型。

（三）冲任失调

1. 病因病机

冲任不调则经脉不行，经脉血海应充盈而未满、应疏泄而不畅，经前气血聚于冲任，经脉壅阻，故乳痛加剧，乳块增大，经后血海壅阻减轻，乳痛稍减。《圣济总录》曰："妇人以冲任为本，若失于将理，冲任不和……则气壅不散，结聚乳间，或硬或肿，疼痛有核。"

2. 主要症状

多见中年妇女，乳房肿块于经前增大、经后减小，乳房疼痛较轻，伴有腰酸乏力，神疲倦怠，月经失调，量少色淡或闭经。舌质淡，苔白，脉沉细。

3. 证候分析

冲任失调，经前气血聚于冲任，经脉壅阻，而乳痛加剧，乳块增大，经后血海壅阻减轻，乳痛减轻。冲为血海，任主胞胎，胞脉系于肾，而肾气化生天癸。若冲任精血充盈，则月事按时而下；若冲任失养，精血亏损，则月事不调。冲任失调，肾阴不足，则月经量少或闭经，腰膝酸软。舌脉之象为肝肾不足之征。

4. 治则

滋补肝肾，调理冲任。

5. 取穴

膻中、乳根、屋翳、肩井、关元、大赫、肝俞、肾俞、太溪、太冲。

6. 手法

膻中、乳根、屋翳、肩井，宜斜刺平刺，浅刺 0.3 ~ 0.5 寸，以防伤及脏器。腹部穴用补法，针刺 0.8 ~ 1.5 寸。背俞穴施补法，四肢穴位施平补平泻法。

7. 穴解

关元为小肠之募穴，是任脉与肝经、脾经、肾经三经交会之处，为理冲任、调精血之要穴，可通调肝、脾、肾三经。大赫为足少阴肾经之穴，亦是冲脉与足少阴经的交会穴，有益肾助阳调经之功。肝俞、肾俞为背俞穴，内通脏腑、通督络脑，针之可补肝肾。太溪是足少阴肾经之原穴，气血停留之处，可滋阴益肾。太冲为足厥阴肝经之原穴，与太溪相配有滋补肝肾之功。余穴解不再赘述。

周期性乳痛症属于中医学"乳癖"范畴，本病的临床表现与西医学中的乳腺增生症大致相同。《中医外科学》就提到"乳癖是乳腺组织的既非炎症也非肿瘤的良性增生性疾病，相当于西医的乳腺增生病"。古今医籍早有对乳癖的形成加以论述，明代医家陈实功就有较明确的认识，曰："乳癖乃乳中结核，形如丸卵，或坠重作痛，或不痛，皮色不变，其核随喜怒消长。"肝气不疏则气机不畅，进而郁阻乳络，则发为乳癖。情绪对本病的影响很大，所以历代医家皆将肝郁气滞奉为乳癖病机之本。还有明代的张景岳认为乳癖为病，可由痰凝郁阻乳络而形成，并提出痰湿的产生，是肝郁脾虚，脾失健运而致。清代的冯兆张将乳癖的成因归结于"痰湿""因积得之"。有医家认为乳癖的发生与冲任两脉关系最为密切。《圣济总录》曰："妇人以冲任为本，若失于将理，冲任不和……则气壅不散，结聚乳间，或硬或肿，疼痛有核。"根据以上三方面的论述，治疗此病的方法包括疏肝解郁、祛瘀化痰、滋补肝肾、调理冲任，方药有逍遥散、柴胡疏肝散、二仙汤、二至丸等，配以软坚散结方、通络止痛方加减。

乳痛病位在乳房，与肝、脾、肾及冲脉、任脉密切相关，病性属虚实夹杂。针灸治疗乳痛症，以辨证为本，重视调情志、调月经。根据有特殊功效的腧穴的作用，循经取穴，整体和局部兼顾，内外兼治，同中药引经之用，以达标本兼治的目的。

三、典型病例

邓某，女，29 岁。初诊日期：2018 年 10 月 19 日。

主诉： 乳房胀痛不适 3 个月余。

现病史： 7 月初病人因工作与同事争吵，情绪烦躁，夜不能寐，到附近医院就诊，针对失眠，予口服心神宁片、百乐眠胶囊，睡眠有所好转，当月月经延后，出现乳房胀痛，双乳房外侧刺痛，间断出现，待 5 天后月经来潮，经血色暗，经量较前有减少，无明显痛经，行经 6 天，经后乳房胀痛已明显缓解，故未再就诊。8、9 月份月经周期 30 天，经前数天均有不同程度的乳房不适，胀痛刺痛，有时胁肋胀痛，现来就诊。刻下见：胸胁乳房胀，口苦，睡眠不实，多梦，二便调，舌红苔薄黄，脉细弦。末次月经为 2018 年 9 月 21 日，乳腺 B 超示乳腺增生。

中医诊断： 乳癖（肝郁气滞）。

西医诊断： 乳腺增生。

治则： 疏肝解郁，通络止痛。

取穴： 百会、神庭、膻中、屋翳、乳根、期门、关元、内关、足三里、蠡沟、太冲。

手法： 平补平泻法，留针 30 分钟。

中药处方：

柴　胡 10 g	郁　金 10 g	当　归 10 g	香　附 10 g
川　芎 10 g	红　花 10 g	夏枯草 6 g	青　皮 10 g
牡丹皮 10 g	炒栀子 10 g	路路通 10 g	玫瑰花 6 g

7 剂，水煎温服，每日 2 次，每次 200 ml。

经后中药去红花、川芎，加女贞子 15 g、墨旱莲 15 g、橘络 10 g。

本方由加味逍遥丸加减而成。

诊疗经过：针刺治疗 1 次后睡眠亦有好转，乳房胀痛明显减轻；隔日再次针灸后月经来潮，经量较前多，色红无血块，乳房症状已不明显。继续针灸 3 次后，月经结束，病人睡眠较前安稳，情绪稳定，已无乳痛症状。和病人沟通后，嘱其调节情绪，继续针灸，观察 3 个月经周期，经前 1 周连续治疗。经过 3 个月的针药结合治疗后，病人乳房疼痛症状一直未发，情绪稳定，睡眠好，可以睡 7 个小时，复查 B 超未见乳腺异常。

> **按语**：周期性乳痛症突出表现是乳腺疼痛，以单侧或双侧乳腺外上方的胀痛、刺痛为主，多与月经周期相关，现代医学研究发现，乳痛症的发病与组织学异常、性激素异常、必需脂肪酸缺乏、精神因素等机制相关。乳房是由结缔组织、脂肪组织、乳腺、神经、血管组成，乳房的生理功能有赖于内分泌激素的作用。如雌激素分泌过多，孕激素分泌过少，两者不协调，导致对乳腺的过度刺激，就会出现乳房的疼痛，又如乳腺小叶实质及间质异常增生而又复旧不全，就会发生单纯性乳腺增生症。"经行乳房胀痛"乳痛症属中医学"乳癖"范畴，发病的重要因素为情志、饮食、劳倦，而发病机制与经前期脏腑功能失调、气血失调、冲任失调有关。该病分为肝郁气滞、痰瘀互结及冲任失调等证型。
>
> 十二经脉循行中，足阳明胃经、足太阴脾经、足厥阴肝经、足少阴肾经均循乳房。《丹溪心法》曰："乳房，阳明所经；乳头，厥阴所属。"乳房属胃、脾、肾，乳头属肝。脾胃互为表里，乃气血生化之源，脾胃之大络，皆布于胸中，屋翳和乳根正是足阳明胃经腧穴，分布在乳房上下。妇人以血为本，又以肝为先天，肝与乳房不可分。肝藏血又主情志，肝位于胁下，脉散胁间，总汇于募穴期门，而期门正在乳下。乳房外侧还有手厥阴心包经、手太阴肺经、手少阴心经循行。《灵枢》曰："手少阴之筋……挟乳里，结于胸中。"膻中是心经与任脉的交会点。冲任为气血之海，上荣为乳，下行为经，秉受于十二经气。肝气条达，肾气充足，冲脉畅通，灌养乳房与胞宫，就不会出现月经来时乳房胀痛等症状。总之与乳房疾病最为相关的是肝、脾、胃、肾，次之则是冲任两脉。
>
> 针刺取穴方法，采取局部循经取穴和整体辨证相结合，疗程视病情轻

重以1~3个月为周期，经前以疏肝解郁、通络止痛、消瘀散结为主，经后以健脾化痰、温肾助阳、调理冲任为主。

取穴时多取肝、脾、肾、心包经及冲、任脉的腧穴。根据虚实辨证，腹针行补法时针下以有温热感为宜，局部及四肢穴位施平补平泻法。

此病例用逍遥散、柴胡疏肝散化裁，具有疏肝理气、行气止痛之效，其中炒当归、柴胡、郁金、香附疏理肝气为君；川芎、红花活血化瘀为臣；牡丹皮、栀子、玫瑰花清肝热为佐；夏枯草、青皮、橘络、路路通等药软坚散结，加强通乳络的作用。针药结合方达满意疗效。

第二十节 心 绞 痛

一、概说

心绞痛是以胸骨后或心前区突然发生压榨性疼痛，伴心悸、胸闷、气短、汗出为特征的临床综合征。该病常反复发作，一般持续数秒至十余分钟不等，休息或含服硝酸甘油后可缓解。心绞痛是冠心病常见临床类型之一，常见于至少一支冠状动脉主要分支管腔直径狭窄在50%以上的病人，当体力或精神应激时，冠状动脉血流不能满足心肌代谢的需要，导致心肌缺血，从而引起心绞痛发作。冠状动脉无上述狭窄者也可由于冠状动脉痉挛或内皮功能障碍等原因发生心绞痛。

心绞痛属中医学"胸痹""心痛""厥心痛""真心痛"等范畴，其发生常与寒邪内侵、情志失调、饮食不当、年老体虚等因素有关。《金匮要略·胸痹心痛短气病脉证治》云："阳微阴弦，即胸痹而痛。"心绞痛病位在心，涉及肝、脾、肾等脏，以"阳微阴弦"为基本病机。"阳微"即本虚，即是"阳虚知在上焦"，为心之阴阳气血的虚损。"阴弦"即标实，为邪气郁阻脉络。该病属本虚标实，其中本虚为气、血、阴、阳亏虚，心脉失养，而标实为寒凝、气滞、血瘀、痰浊等痹阻胸阳、阻滞心脉。该病的主要证型有气滞血瘀、痰湿中阻、寒邪凝滞、心肾阳虚、心肾阴虚。

二、辨证施治

（一）气滞血瘀

1. 病因病机

喜、怒、思、悲、恐是七情的主要代表。七情太过或不及会对人体的五脏造成损伤，首先会对心神造成损伤，而后对他脏产生影响，对心、肝、脾的影响较大。《杂病源流犀烛·心病源流》云："七情之由作心痛。"情志失调可致气血痹阻不通而引发心痛，忧思伤脾，脾失运作可致气血两亏，阻塞脉络，而发心绞痛。

2. 主要症状

胸闷及心前区压榨性疼痛，烦躁不宁。舌质紫暗或有瘀斑，脉弦紧。

3. 证候分析

七情诱发，肝失疏泄，故烦躁不宁，气郁血滞，瘀血内停，络脉不通，心脉瘀阻，不通则痛，故心前区压榨性疼痛；瘀血阻塞，心失所养，故烦躁不宁；舌质紫暗或有瘀斑、脉弦紧为气滞血瘀之征。

4. 治则

行气活血止痛。

5. 取穴

内关、神门、膻中、郄门、阴郄、太冲、血海、厥阴俞。

6. 手法

内关透郄门。膻中向下平刺，以有麻胀感为度。余穴施平补平泻法。

7. 穴解

内关为手厥阴心包经之络穴，又是八脉交会穴之一，通阴维脉。早在《难经》中就有"阴维为病苦心痛"的记载，《拦江赋》云"胸中之病内关担"，《备急千金要方》云"凡心实者，则心中暴痛，虚则心烦，惕然不能动，失智，内关主之"，故胸痹心痛不论寒热虚实皆可用内关。本证选用内关以通调心气、理气行血、化瘀通络而止痛。神门为手少阴心经之原穴，可治"心与神志之病"，具有宁心安神之功效。膻中为心包之募穴、八会穴之气会，可疏调气机、化瘀止痛。郄门、阴郄分别为手厥阴心包经和手少阴心经之郄穴，善治心系急症。太冲为肝经之原穴，可行气止痛。血海为脾经穴位，可活血止痛。厥阴俞为心包之背俞穴，有宽胸理气、活血止痛之功效。

（二）痰湿中阻

1. 病因病机

《素问·经脉别论》云："食气入胃，浊气归心，淫精于脉。"由此可以看出，饮食习惯与心痛发生密切相关。饮食不节，脾胃内伤，痰湿内生，便会子病及母，母子同病，导致心脾功能均受到损伤。张景岳在《类经·二十一卷》中提出"脾之支脉，注于心中……有如锥刺者"。

2. 主要症状

眩晕心悸，胸闷，阵发性心前区绞痛，或伴咳嗽。舌质淡红，苔白腻，脉濡缓或濡滑。

3. 证候分析

饮食不节，损伤脾胃，运化失司，聚湿生痰，上扰清阳，故眩晕，痰湿阻滞心之脉络，脉络气血运行不畅，故胸闷、阵发心前区绞痛；"脾为生痰之原，肺为贮痰之器"，痰湿内停于肺，故咳嗽痰多。舌质淡红、苔白腻、脉濡缓或濡滑为痰湿中阻之象。

4. 治则

祛痰化湿，活血止痛。

5. 取穴

内关、神门、膻中、郄门、阴郄、中脘、丰隆、肺俞、三阴交。

6. 手法

内关透郄门。膻中向下平刺，以有麻胀感为度。余穴施平补平泻法。

7. 穴解

中脘为胃之募穴，丰隆为足阳明胃经之络穴，两穴相配可通阳化浊、豁痰散结。肺俞为肺气所注之处，位邻肺脏，可调理肺脏气机，使肺清肃有权，泻之宣肺、补之益肺，无论虚实及外感内伤咳嗽，均可使用。三阴交为足太阴脾经、足厥阴肝经、足少阴肾经之交会穴，可疏肝健脾、化痰止咳。其他诸穴不再赘述。

（三）寒邪凝滞

1. 病因病机

寒主收引，既可抑遏阳气，即所谓暴寒折阳，又可使血行瘀滞，发为心绞痛。《素问·调经论》云："寒气积于胸中而不泻，不泻则温气去，寒独留，则血凝泣，凝则脉不通。"

2. 主要症状

猝然心痛如绞，心痛彻背，喘不得卧，多因气候骤冷或骤感风寒而发病或加重，伴形寒，甚则手足不温，冷汗自出，胸闷气短，心悸，面色苍白。舌苔薄白，脉沉紧或沉细。

3. 证候分析

寒主收引，暴寒折阳，心脉不通，故猝然心痛如绞，手足不温，冷汗自出，胸闷气短，心悸，面色苍白。舌苔薄白、脉沉紧或沉细为寒邪凝滞之象。

4. 治则

通阳行气，活血止痛。

5. 取穴

内关、神门、膻中、郄门、阴郄、神阙、至阳。

6. 手法

内关透郄门。膻中向下平刺，以有麻胀感为度。神阙、至阳用灸法。余穴施平补平泻法。

7. 穴解

神阙为任脉穴位，至阳为督脉穴位，二穴可温阳补气止痛。其他诸穴不再赘述。

(四) 心肾阳虚

1. 病因病机

肾为先天之本，肾虚则其他脏腑功能亦出现衰退，导致脏腑功能失调。肾虚导致心气虚，日久伤心阳；或心气心阳虚损，日久累及肾阳。心肾阳虚，无力温煦，心脉失养，心络不畅而发心绞痛。

2. 主要症状

胸闷气短，甚则胸痛彻背；心悸汗出，畏寒肢冷，下肢浮肿，腰酸无力，面色苍白，唇甲淡白或青紫。舌质淡白，脉沉细。

3. 证候分析

心阳虚衰，无力温煦，不荣则痛，故心悸而痛，胸闷气短，阳气虚衰无力纳汗，故汗出。肾阳虚衰，无力蒸腾气化，水液内停，故畏寒肢冷，腰酸浮肿。唇甲淡白或青紫、舌质淡白、脉沉细为心肾阳虚之象。

4. 治则

温阳益气，活血止痛。

5. 取穴

内关、神门、膻中、郄门、阴郄、心俞、膏肓、肾俞、至阳、巨阙。

6. 手法

内关透郄门。膻中向下平刺，以有麻胀感为度。心俞、膏肓、肾俞、至阳用灸法。余穴施平补平泻法。

7. 穴解

心俞属足太阳膀胱经，为心之背俞穴，有理气和血、宁心安神之功。膏肓位于膀胱经第二侧线，可益气补虚、通宣理肺、宁心培肾，热灸此穴有强壮效应。肾俞亦是膀胱经穴位，为肾之背俞穴，有益肾助阳、强腰利水功效。至阳为督脉穴位，有温阳益气之功。任脉居于人体前正中线，循行横跨上、中、下三焦，故任脉联系诸脏，调节三焦、五脏、六腑之气机，具有温调下焦、调理中焦、宣通上焦之效。任脉穴位巨阙和膻中分别为心与心包之募穴，此二穴可沟通心与任脉。督脉为阳脉之海，统摄诸阳，故借通督以助阳，补心之阳气。诚如《类经》记载："神之灵通变化，阳气之精明也。"督脉循行直接与心相联系，取督脉与心包经共奏，可发挥调心神、形神并治之效。其他诸穴不再赘述。

（五）心肾阴虚

1. 病因病机

病延日久，耗伤心肾之阴，气血运行不畅，痹阻心脉。

2. 主要症状

胸闷气短，甚则胸痛彻背；心悸易惊，心烦失眠，五心烦热，口干盗汗，或头晕目眩，耳鸣腰酸。舌红少津，苔少或无苔，脉细数。

3. 证候分析

肾阴不足，水不济火，阴血不能上济于心，以致心阴亏虚，心火内动，扰动心神，故心悸易惊，心烦失眠；阴亏于下，则见腰酸；阳扰于上，则头晕目眩耳鸣；五心烦热、口干盗汗、舌红少津、苔少或无苔、脉细数为心肾阴虚之征。

4. 治则

育阴潜阳，活血止痛。

5. 取穴

内关、神门、膻中、郄门、阴郄、太溪、太冲。

6. 手法

内关透郄门。膻中向下平刺，以有麻胀感为度。余穴施平补平泻法。

7. 穴解

太冲为肝经之原穴，太溪为肾经之原穴，两穴相配可育阴潜阳。其他诸穴不再赘述。

三、典型病例

王某，男，65 岁。初诊时间：2013 年 5 月 6 日。

主诉：胸闷憋气，心前区阵发性疼痛 2 年，近半年加重。

现病史：2 年前患胸闷憋气，经某院治疗，诊断为"冠状动脉供血不足"，经扩冠、降脂等治疗，症状好转。近半年，胸闷憋气加重，阵发心前区疼痛，向肩背放射，持续时间 1～2 分钟，发作频繁时每天 1～2 次，劳累、情绪波动时发作，服硝酸甘油疼痛可缓解，伴有头晕、耳鸣、口干、手足心热、心烦、汗出。刻下症见：时有头晕、耳鸣、口干，纳差、日进食 5 两左右，夜寐欠安。舌质暗红，苔薄白，脉细数无力。

中医诊断：胸痹（气滞血瘀）。

西医诊断：慢性冠状动脉供血不足、心绞痛。

治则：行气活血通络。

取穴：内关、郄门、神门、膻中、厥阴俞、心俞、膈俞。

手法：膻中施捻转泻法 1 分钟，余穴施平补平泻法，留针 20 分钟。

诊疗经过：治疗 2 周后，病人胸闷憋气症状较前改善，心前区阵发性疼痛次数减少。继续坚持治疗 2 个月以巩固疗效。经治疗后，病人无明显头晕、耳鸣、胸闷憋气，睡眠质量较前提高。

> **按语：**稳定型心绞痛多发于 40 岁以上中老年人，表现为胸骨及其邻近位置压榨、闷胀性疼痛，多因劳力或情绪激动诱发，发作时长一般不超过 15 分钟，休息或含服硝酸甘油可缓解。不稳定型心绞痛是一种处于稳定型心绞痛和急性心肌梗死之间的一组临床心绞痛综合征，一般包括恶化劳力性心绞痛、心肌梗死后早期心绞痛、初发心绞痛等，心绞痛症状进行性增加是不稳定型心绞痛的主要特点，病情十分复杂，病人极易出现循环系统功能障碍，严重者还有可能发生心肌梗死、猝死和心力衰竭。随着我国逐渐进入老龄化社会及生活水平的提高、生活节奏的加快，心绞

痛发病率不断攀升，目前已严重影响到我国人民的生命健康和生活质量。

参考国内外心绞痛指南，心绞痛根据典型的发作特点和体征，结合已存在的冠心病危险因素，除外其他疾病所致的心绞痛，即可诊断。发作不典型者，诊断要依靠观察硝酸甘油的疗效和发作时心电图（ECG）的变化。ECG 未记录到症状发作者，可行 ECG 负荷试验或动态 ECG 监测，如负荷试验出现 ECG 阳性变化或诱发心绞痛时亦有助于诊断。若存在负荷试验禁忌证或功能试验尚不能确定诊断或确定危险程度的病人，可选择冠状动脉计算机断层扫描血管造影检查。经上述检查仍无法下结论的病人，可进一步行选择性冠状动脉造影检查。

心绞痛相当于中医学的"胸痹"。《山海经》中最早出现了心痛的记载："其草有草荔，状如乌韭……食之已心痛。"《黄帝内经》中也多处提及心痛，又出现了"厥心痛""真心痛"，如《灵枢·五邪》云"邪在心，则病心痛"，《灵枢·厥病》云"其五脏气相干，名厥心痛""真心痛，足清至节，心痛甚，旦发夕死，夕发旦死"，其中"真心痛"类似于西医的冠心病、心肌梗死。该书首次提出了"胸痹"一词，"肺大则多饮，善病胸痹、喉痹、逆气"。汉代张仲景在《金匮要略·胸痹心痛短气病脉证治》中将胸痹、心痛并在一起，提出了"阳微阴弦"为病机关键。晋代《肘后备急方》记载"胸痹之病，令人心中坚痞忽痛……数日害人"，其对胸痹的描述与心绞痛相似。宋代《圣济总录》将心痛按照发病急缓分为"卒心痛"和"久心痛"，又按照病因分为九种。

目前，心绞痛的发病机理被认为是心肌需氧与供氧失衡所表现出的一种疼痛。西医对此病的主要治疗方式有扩冠、降脂、抗血小板聚集等，使用的药物较为单一。已有研究表明，针刺能够改善冠心病心绞痛病人的心功能，如增强心肌收缩、增加心输出量，降低前负荷，使心肌耗氧量下降。

中医理论指导下的合理预防调摄方法，在减少心绞痛发作次数、延缓疾病进展方面可发挥一定作用。具体方法包括：调摄精神，避免情绪波动；避免受寒，生活起居规律；劳逸结合，坚持适当活动；饮食清淡，低盐低脂，食勿过饱，保持大便通畅等。中医传统的八段锦、太极拳等可提高病人身体素质；中医情志调摄（如五行音乐疗法）可调节病人心理状态，改善情绪，减轻心理压力。

第二十一节　慢性盆腔痛

一、概说

慢性盆腔痛是盆腔炎性疾病的后遗症之一，以间断或持续的下腹部或腰骶部疼痛为主要临床表现，时间超过 6 个月。本病具有病程长、治愈率低、迁延难愈等特点，给病人带来巨大痛苦，严重影响生活质量，直接和间接增加医疗成本。现代医学对盆腔炎性疾病所致慢性盆腔痛主要采用镇痛及对症治疗，但因盆腔广泛粘连、纤维结缔组织增生，临床疗效欠佳，易产生耐药性和不良反应。手术治疗该病通常创伤较大、花费较高，病人普遍难以接受。

本病根据临床表现可归属于中医学"癥瘕""妇人腹痛""不孕""痛经"等范畴。本病多由湿热毒邪与冲任气血相搏结，蕴积于胞宫，日久正气亏损，脾肾阳虚，湿浊化寒，缠绵不去所致；证属虚实夹杂，脾肾两虚为本虚，湿浊、血瘀为标实；治疗上应以活血化瘀、通络止痛为主，佐以补肾健脾、散寒除湿。

二、辨证施治

（一）湿热瘀结

1. 病因病机

素体湿热内结，湿性黏滞，阻滞气机，气血运行不畅，血停成瘀，血瘀之邪与湿热之邪互结，阻滞冲任、胞宫。

2. 主要症状

少腹胀痛，或痛连腰骶，经行或劳累时加重，或有下腹癥块，带下量多，色黄；脘闷纳呆，口腻不欲饮，大便溏或秘结，小便黄赤。舌质暗红，苔黄腻，脉滑或弦滑。

3. 证候分析

湿热之邪蕴结冲任、胞宫，日久致气血瘀阻，或瘀久成癥，则致下腹胀痛，或痛连腰骶，或见下腹癥块；经行、劳累耗伤气血，正气受损，则病势加重；湿热下注，则带下量多，色黄；湿热内伤，则脘闷纳呆，口腻不欲饮，便溏或秘结，小便黄赤。舌质暗红、苔黄腻、脉滑或弦滑为湿热瘀结之象。

4. 治则

清热利湿，化瘀止痛。

5. 取穴

百会、神庭、攒竹、列缺、蠡沟、丰隆、曲池、内庭、关元、水道。

6. 手法

内庭施泻法，余穴施平补平泻法。

7. 穴解

百会、神庭、攒竹可安神宁心、缓急止痛。列缺、蠡沟、丰隆分别为肺经、肝经、胃经之络穴，此三穴组成周德安教授的"络穴止痛方"，该方具有益气活血、宣湿利湿、通络止痛之功。曲池为大肠经之合穴，可清热利湿。内庭为胃经之荥穴，《难经·六十八难》言"荥主身热"，该穴具有清泻火热的功效。关元、水道均位于下腹部，具有温经通络、疏利水道的作用。

（二）寒湿瘀滞

1. 病因病机

素体虚寒，阳气不足以温煦周身，外感湿邪或内伤寒湿后阻滞气血运行，血不行则成瘀，寒湿与瘀相搏结于下腹，阻滞冲任胞脉，发为此病。

2. 主要症状

下腹冷痛或刺痛，腰骶冷痛，得温则减，带下量多，色白质稀；月经量少或月经错后，经色暗或夹血块，形寒肢冷，大便溏泄，或婚久不孕。舌质淡暗或有瘀点，苔白腻，脉沉迟或沉涩。

3. 证候分析

寒湿伤及经脉，冲任阻滞，血行不畅，故下腹冷痛或刺痛，腰骶冷痛；冲任阻滞，带脉失约，故带下量多；寒性凝滞，故月经量少或月经错后；寒湿伤阳，气血不畅，故形寒肢冷，大便溏泄，婚久不孕。舌质淡暗或有瘀点、苔白腻、脉沉迟或沉涩为寒湿瘀滞之象。

4. 治则

祛寒除湿，化瘀止痛。

5. 取穴

百会、神庭、攒竹、列缺、蠡沟、丰隆、气海、关元、神阙、血海。

6. 手法

神阙施灸法，余穴施毫针平补平泻法。

7. 穴解

百会、神庭、攒竹具有安神宁心止痛的作用。列缺、蠡沟、丰隆组成周德安教授的"络穴止痛方"，该方具有通调气机、理气止痛之功。气海、关元、神阙均为任脉穴位，施以灸法，可温经活络、补益气血。血海为脾经穴位，具有活血通经之功。

（三）气滞血瘀

1. 病因病机

素性抑郁，肝失条达，气机不利，气滞而血瘀，阻滞冲任、胞宫、胞脉。

2. 主要症状

下腹胀痛或刺痛，情志不畅则腹痛加重，经行量多有瘀块，瘀块排出则痛缓，胸胁、乳房胀痛，或伴带下量多，色黄质稠，或婚久不孕。舌紫暗或有瘀点，苔白或黄，脉弦涩。

3. 证候分析

肝气郁结，气机不利，血行瘀阻，结于冲任、胞脉，故下腹胀痛或刺痛，经行量多有瘀块；肝失条达，肝经阻滞，故乳房胀痛；气血瘀结，带脉失约，故带下量多，色黄质稠；胞脉闭阻，不能摄精成孕，则婚久不孕。舌紫暗或有瘀点、苔白或黄、脉弦涩为气滞血瘀之象。

4. 治则

疏肝行气，化瘀止痛。

5. 取穴

百会、神庭、列缺、蠡沟、丰隆、合谷、太冲、血海。

6. 手法

太冲施泻法，余穴施平补平泻法。

7. 穴解

百会、神庭安神定志，宁心止痛。列缺、蠡沟、丰隆调气通络，止痛效果显著。合谷、太冲合称四关穴，一阴一阳，一上一下，具有调畅周身气机之用。血海为脾经穴位，脾主统血，该穴具有活血化瘀之功效。

（四）气虚血瘀

1. 病因病机

素体虚弱，正气不足，余邪留恋或复感外邪，血行不畅，瘀血停聚于冲任、胞脉、胞宫而发病。

2. 主要症状

小腹隐痛或坠痛，缠绵日久，或痛连腰骶，或有下腹癥块，带下量多，色白质稀；经期延长或量多，经血淡暗，伴精神萎靡，体倦乏力，食少纳呆。舌质淡暗或有瘀点，苔白，脉弦细或沉涩。

3. 证候分析

正气亏虚，血行不畅，瘀血内停，积久成癥则小腹隐痛或坠痛，痛连腰骶，或有下腹癥块；气虚不摄，水湿下注，故带下量多；气虚冲任不固，故经期延长或量多；久病脾失健运，气血耗伤，中气不足，故精神萎靡，体倦乏力，食少纳呆。舌质淡暗或有瘀点、苔白、脉弦细或沉涩为气虚血瘀之象。

4. 治则

益气健脾，化瘀止痛。

5. 取穴

百会、神庭、攒竹、列缺、蠡沟、丰隆、气海、手三里、足三里、血海。

6. 手法

气海施灸法，手三里、足三里施毫针补法，余穴施毫针平补平泻法。

7. 穴解

百会、神庭、攒竹具有安神止痛的功效。列缺、蠡沟、丰隆调气通络，为周德安教授治痛常用穴，止痛效果显著。气海为任脉穴位，具有温补气血、调经止痛的功效。手三里、足三里均为阳明经之穴，阳明经多气多血，故此二穴具有养血活血、化瘀止痛之功。血海为脾经穴位，可治疗血瘀、血虚等病证。

三、典型病例

尚某，女，26 岁。初诊日期：2015 年 4 月 20 日。

主诉： 右下腹疼痛间断发作 7 个月余。

现病史： 病人小产后出现急性盆腔炎，发热，白带增多，色黄，下腹疼痛，经消炎等治疗后仅遗留右下腹疼痛，按压痛，受寒、劳累和性生活后加重，曾前往多家医院治疗，诊断为"慢性盆腔痛"，治疗后疼痛程度有好转，但仍间断发作，发作时 VAS 评分 5~6 分，为进一步治疗前来我科。现症见：愁苦面容，时有叹息，舌暗红，苔薄白，脉细涩。专科情况：右下腹有压痛和条索状物。

中医诊断：妇人腹痛（气滞血瘀）。

西医诊断：慢性盆腔痛。

治则：行气活血，消癥散结。

取穴：百会、神庭、蠡沟、丰隆、太冲、合谷、血海、关元、归来、肾俞、次髎、腹部条索状物局部。

手法：先俯卧，用火针点刺背部的肾俞、次髎，随后翻身平躺，用火针在腹部条索状处、关元、归来点刺，每周2次；施以毫针针刺（除肾俞、次髎），平补平泻法，留针30~60分钟，每周3次。

诊疗经过：治疗6次后，病人诉腹痛明显缓解，VAS评分2~3分，发作频率明显减少，治疗一个半月后病人自诉疼痛几乎可以忽略了，劳累和性生活后稍有加重，又治疗了5次（每周1次）后，疼痛未再出现。

> **按语：**慢性盆腔痛是指由各种功能性和（或）器质性原因引起的，以骨盆及其周围组织疼痛为主要表现的非周期性、持续达6个月以上，且可能导致相关功能障碍，需药物或手术治疗的一组综合征。30%的急性盆腔炎病人会出现慢性盆腔痛这一后遗症。盆腔炎性疾病后遗症慢性盆腔痛以疼痛为主症，因慢性炎性浸润引起纤维结缔组织增生、粘连及挛缩，从而导致神经纤维受压引起疼痛。中医无此病名，但可归属"癥瘕""妇人腹痛"等范畴。该病多因妇人经期、产后胞脉空虚时外感内伤，摄生不慎而导致寒、湿、瘀、热之毒凝滞胞宫，从而使气血运行受阻，不通则痛。本研究根据"经脉所过，主治所及"的理论，遵循局部取穴的原则取穴。先取背部的肾俞和次髎。肾俞为足太阳膀胱经穴位，具有补肾助阳的作用。次髎是治疗泌尿生殖系统疾病的常用穴，针刺时一般要求用4寸及以上的毫针针刺到第二骶后孔，不易操作，改成火针替代，既能起到常规的针刺效应，又能有很好的温通止痛的作用。再选取关元、归来和局部阿是穴。关元属任脉，邻近子宫。杨上善云："关元在脐下小腹，下当于胞。"针刺关元，能够调和气血、固本补肾。最后取百会、神庭以安神宁心，取其他诸穴以调冲任、行气活血、化瘀止痛，使盆腔内气血畅达，瘀结散除，"通则不痛"，缓解盆腔的疼痛症状。

第二十二节 丹 毒

一、概说

本病系乙型溶血性链球菌引起的皮肤及皮下组织的急性炎症。其特点为局限性红肿，边界分明，扩展迅速，好发于颜面及下肢。本病易复发，发病后，因其颜色如赤丹，故名丹毒。现代医学认为本病多由皮肤或黏膜损伤，链球菌侵入引起急性感染所致，可继发于足癣、溃疡、外伤、烧伤、瘙痒、皮损等。

中医学中，丹毒根据发病部位，又有各种异名，如发于面部的称"抱头火丹"，游走于全身者称"赤游丹"，发于腿者称"火丹脚""流火"，发于胸腹腰胯者称"内火毒"。本病由血分有热，外感热毒，郁于肌肤，经络郁滞，气血壅遏而成。

二、辨证施治

临床表现：起病急骤，先后出现恶寒发热、头痛、口渴、周身不适等全身中毒症状，继而皮肤局部出现鲜红色斑片，压之褪色。红色迅速向四周蔓延成片或成紫红色斑片，表面肿胀、发亮及灼热，边界清楚，自觉灼痛，压之尤甚，附近淋巴结肿大。有的红肿表面见有水疱，可形成象皮腿。

（一）风热侵袭

1. 病因病机

病人以素体血热为其发病的内在基础，以风、火、湿、毒邪等为其致病的外因条件。当病人口鼻黏膜破损，风毒之邪入络，与血热相搏，且风性炎上，则发为"抱头火丹"。当血热内蕴，外受火毒，热毒搏结，郁阻肌肤，则发为"内发火丹"。

2. 主要症状

起病急骤，先后出现恶寒发热、头痛、口渴、周身不适等全身中毒症状。一般病变发生于头面部，先见一侧面颊肿胀，或鼻颊、或耳部较甚，迅速波及整个头面部。局部皮肤可见鲜红色斑片，压之褪色。红色迅速向四周蔓延成片或成紫红色斑片，表面肿胀、发亮及灼热，边界清楚，自觉灼痛，压之尤甚，附近淋巴结肿大。有的红肿表面见有水疱，可形成象皮腿。若毒邪内攻则见高热、呕吐、谵妄、惊厥、神昏等危症。丹毒如为混合链球菌感染，可发生皮下蜂窝组织炎，致皮肤坏死，形成慢性溃疡。其主要临床特点为皮肤高度红肿、灼痛，伴恶寒、发热、头涨痛、口渴、溲赤。舌苔薄黄，脉浮数。

3. 证候分析

素有血热，外感风火湿毒，内外相合，两热相搏，风热火毒易趋阳位，侵袭上部头面，故出现发热、头痛、口渴、周身不适等全身中毒症状，且病发头面部，先见一侧面颊肿胀，或鼻颊、或耳部较甚，迅速波及整个头面部。局部皮肤可见鲜红色斑片，压之褪色，红色迅速向四周蔓延成片或成紫红色斑片，表面肿胀、发亮及灼热，边界清楚，自觉灼痛；热毒炽盛则皮肤高度红肿、灼痛，并伴发热、头涨痛、口渴、溲赤、舌苔薄黄、脉浮数等症。

4. 治则

疏风散邪，清热解毒。

5. 取穴

合谷、曲池、足三里、太阳、阿是穴、百会、风门。热甚加陶道、大椎，心烦加内关、膻中。

6. 手法

泻法。

7. 穴解

合谷、曲池以疏散阳明之热，配足三里可清胃热而行水湿；太阳可泄头面风热，配合阿是穴点刺放血，可清泄血分之热；百会、风门均为督脉、足太阳经的交会穴，可疏风解表。陶道、大椎疏风邪、清热；内关、膻中宁神和胃、宽胸理气。

（二）湿热蕴结

1. 病因病机

皮肤黏膜破损之际，邪毒乘隙而入，内有血热，外受热毒，内外合邪，两热相搏，则突然起病，骤发寒热。若湿热较重熏蒸肌肤，则有水疱、渗液；当病人足部湿烂，湿邪挟毒郁蒸血分，则发为"流火"；当丹毒日久不愈，迁延反复，多责之脾虚湿蕴、湿邪黏滞与血热壅结于肌肤所致。

2. 主要症状

起病急骤，先后出现恶寒发热、头痛、口渴、周身不适等全身中毒症状。一般病变多发于下肢或为复发性丹毒。局部皮肤可见鲜红色斑片，压之褪色，红色迅速向四周蔓延成片或成紫红色斑片，表面肿胀、发亮及灼热，边界清楚，自觉灼痛，压之尤甚，附近淋巴结肿大，有的红肿表面见有水疱；或病变皮肤由鲜红转为暗红；或见黄色水疱，溃破则流水、痒痛，可形成象皮腿。若毒邪内攻则见高热、呕吐、谵妄、惊厥、神昏等危症。丹毒如为混合链球菌感染，可发生皮下蜂窝组织炎，致皮肤坏死，形成慢性溃疡。其主要临床特点为病变皮肤由鲜红转为暗红，或见黄色水疱，溃破则流水、痒痛，伴发热、神倦、心烦、口苦咽干、骨节酸痛、厌食或呕吐、大便干结、小便短赤。舌苔黄腻，脉濡数。

3. 证候分析

素有血热，皮肤黏膜破损，湿热毒邪侵袭，可致下肢丹毒。湿为阴邪，重着黏滞，易趋阴位，且其性缠绵，易阻气机，故外感湿邪与内蕴湿热搏结而发，故丹毒好发于下肢阴位；湿热毒邪内蕴则病变皮肤由鲜红转为暗红，或见黄色水疱，溃破则流水、痒痛，伴发热、神倦、心烦、口苦咽干、骨节酸痛、厌食或呕吐、大便干结、小便短赤，舌苔黄腻，脉濡数。若日久不愈，常迁延反复，则多责之脾虚湿蕴。湿邪黏滞，与血热壅结于肌肤，则可形成慢性溃疡。

4. 治则

清热解毒，利湿泄浊。

5. 取穴

合谷、足三里、阴陵泉、血海、三阴交、阿是穴。惊厥加十宣、水沟；呕吐加内关、中脘。

6. 手法

阿是穴、十宣用三棱针点刺放血，余穴均施毫针泻法。

7. 穴解

合谷、足三里清阳明之热；阴陵泉、血海、三阴交利尿以泄湿热之邪；阿是穴点刺出血以泄湿热浊毒邪。加十宣、水沟可救逆，加内关、中脘以安神和胃。

三、典型病例

赵某，男，56 岁。初诊日期：2013 年 9 月 8 日。

主诉：右下肢水肿性红斑伴发热 2 天。

现病史：病人素有脚气，近日抓破流脓水，昨入夜感肿痛不适。现症见：右下肢小腿红肿紧绷，灼痛明显，皮色鲜红，压之褪色，界限清楚。查体：右小腿肿胀，皮温高，触痛明显。于当地医院给予抗生素静脉滴注治疗，效不佳。伴发热、心烦。查体：右下肢水肿性红斑，压痛。舌质红，苔黄腻，脉洪数。

中医诊断：流火（湿热蕴结）。

西医诊断：丹毒。

治则：清热利湿，解毒消肿。

取穴：合谷、足三里、血海、阴陵泉、三阴交、阿是穴。

手法：阿是穴三棱针点刺放血，余穴均施毫针泻法。

诊疗经过：上述治疗隔日 1 次，每周 3 次，并配合西医抗感染治疗，两周后下肢红肿全消，不适感皆去，丹毒彻愈。

按语：现代医学认为，丹毒是由β-溶血性链球菌侵入皮肤所致的一种网状淋巴管及其周围软组织的急性弥漫性炎症，以皮肤水肿性红斑、灼热疼痛、白细胞及中性粒细胞增多为临床特征，多好发于颜面及下肢，尤以下肢多见。本病是外科的常见病、多发病。西医治疗首选青霉素注射液静脉滴注，以进行抗感染治疗，但其复发率较高。中医学根据其发病部位的不同，将发于头面者称为"抱头火丹""大头瘟"，发于胸腹者称为"内发火丹"，发于下肢者称为"流火"，发于小儿者称为"赤游风"。

本病可分为急性期、缓解期、后遗症期。

急性期多表现为恶寒发热、头痛、全身不适等，继则下肢局部出现界限清楚的片状红疹，色鲜红，并稍隆起，压之褪色。皮肤表面紧张炽热，迅速向四周蔓延，有烧灼样痛。此阶段表现出外感之候及一派火热之象，热毒为甚，湿邪次之，故应以清热解毒为主要治则。此外，此病与外感风热毒邪侵袭皮肤腠理有关，风热毒邪可蒸腾气化于体表，亦可发为"抱头火丹"，故治当配以疏风、清热、解毒之法，驱邪外出，发散风毒。

缓解期多表现为下肢疼痛已减轻，肿胀不甚，皮肤颜色变浅，外感症状已不明显，局部皮肤有轻微的色素沉着，舌红或暗红，苔黄腻。此阶段热毒大部分得到控制，治以湿邪为主，故健脾利湿为主要治则。但下肢丹毒的发病还是以火毒为根本，因此不可忽视清热解毒药物的作用。此期因湿邪郁久化热，津液耗伤，血液运行受阻，流行缓慢，皮肤失于津血荣养，瘀血滞于皮肤某一部位，在患处形成色素沉着，故当活血化瘀，其治则可归纳为清热利湿、解毒化瘀。

后遗症期，红、肿、热、痛症状均不明显，主要表现为局部皮肤时有发痒，皮色由鲜红色变为暗红色，色素沉着明显。此时期热毒、湿热之邪已逐渐消退。但因火毒、湿热日久，热入营血，耗伤气血津液，虽邪气渐退，然正气大伤，而致血虚、血燥、血瘀。湿邪黏滞，因此丹毒易反复发作。此阶段应继续祛邪外出，同时顾护正气。此外，浊毒瘀血会阻碍气机，亦是丹毒反复发作及导致象皮肿的重要因素。后遗症期治则归纳为活血散瘀、利湿凉血、益气补血。

本病依据丹毒皮损特点及发病部位，可大致分为风热型与湿热型，亦可细分为风热侵肤型、热毒炽盛型、湿热蕴肤型及脾虚毒瘀型。风热侵肤型多发于头面部，常由口鼻黏膜破溃，风毒之邪入侵所致，表现为眼胞肿胀，皮肤嫩红灼痛，此型宜清热祛风、泻火解毒。热毒炽盛型表现为皮肤红肿热痛明显，可伴有水疱、化脓、紫斑，且多壮热烦躁，体弱者甚或并发肾炎、败血症等。此型发病急、症状重，多为热毒炽盛所致，证以标实为主，治宜清热解毒、消肿止痛，可中西医结合，以迅速控制病情为要。发于下肢的丹毒，常并发脚湿气，或脚气感染扩散后继发丹毒，《黄帝内经》云："伤于湿者，下先受之。"湿性重浊走下，易趋阴位，易与热邪相合，而成湿热蕴肤型丹毒，治疗上宜清热利湿、解毒消肿。如丹毒反复发作，则易成慢性丹毒，证属脾虚毒瘀，治宜温阳健脾、利水消肿、清热解毒。

　　本例丹毒系湿热蕴肤型，治疗时以阿是穴刺络放血为主，于患处周围皮下寻得呈现紫暗色怒张之血管，消毒后，用三棱针迅速刺络放血，待血尽出后，用酒精棉球消毒针孔，干棉球按压针孔止血。此法清其局部火热湿毒，使邪去、络通、瘀散，辅以合谷、足三里、血海、阴陵泉、三阴交等穴可清利湿热、行气活血。

　　目前对于丹毒的西医治疗包括局部用药湿敷、休息、抬高患肢、应用大剂量抗生素等，以上治疗方法在短时间内可控制病情，但易反复发作。中医药治疗在清热利湿、解毒行气的同时，更注重活血化瘀、顾护正气，将活血化瘀贯穿治疗始终，并通过调理脾胃来杜绝生湿生热之源，标本兼治，遂屡获佳效。故本病可中西医结合分期治疗，从而达到更好的疗效。

第二十三节　急性化脓性乳腺炎

一、概说

急性化脓性乳腺炎多见于产后未满月的哺乳期妇女，尤其是初产妇。西医学认为，本病多因产后乳汁淤积，或乳头破损，细菌沿淋巴管、乳管侵入乳房，继发感染而成。其致病菌多为金黄色葡萄球菌。本病根据病程与表现的不同，常分为初起、成脓、溃后三个阶段。初起时乳房局部肿胀疼痛、乳汁排出不畅，或有结块，伴恶寒发热、头痛骨楚，或胸闷不舒、纳少泛恶、大便干结等。成脓期乳房结块逐渐增大，疼痛加重，或焮红灼热，同侧腋窝淋巴结肿大压痛，伴壮热不退，口渴喜饮，便秘溲赤。一般7～10天成脓。若脓出通畅，则肿消痛减，寒热渐退，疮口逐渐愈合。若脓出肿痛不减，身热不退，可能形成袋脓，或脓液旁侵形成传囊乳痈。若乳汁从疮口溢出，或疮口脓水淋漓，久难收口，则为乳漏。若初起大量使用抗生素或过用寒凉中药，会导致乳房局部结块质硬，迁延数月难消。部分僵块也可再次染毒酿脓（置管引流）。若邪热鸱张则可发展为乳发、乳疽，甚至出现热毒内攻脏腑的危象。以上均为乳痈之变证。本病需与粉刺性乳痈、炎性乳腺癌相鉴别。

"乳痈"病名首见于晋代皇甫谧《针灸甲乙经》，书中言"乳痈，凄索寒热，痛不可按，乳根主之""乳痈，太冲及复溜主之""乳痈有热，三里主之""乳痈惊痹，胫重，足跗不收，跟痛，巨虚下廉主之"。根据发病时期与哺乳时间的不同，古时乳痈常分为外吹乳痈、内吹乳痈、不乳儿乳痈。外吹乳痈总因肝郁胃热或风热毒邪侵袭，引起乳汁淤积，乳络闭阻，气血瘀滞，热盛肉腐而成脓。内吹乳痈多由妊娠期胎气上冲，结于阳明胃络而成，色红者多热，色白者气郁而兼胎旺。本病病位在乳房。足阳明胃经过乳房，足厥阴肝经至乳下，故本病主要与肝、胃两经关系密切。乳痈作为中医外科传统优势病种，治疗常以内服结合外治为主，但古籍中亦有针灸治疗此病的记载，如《备急千金要方》云："产后……乳急痛……急灸两手鱼际各二七壮。"《肘后备急方》多次提到灸治痈疽乳疾："葛氏，疗奶发，诸痈疽发背及乳方，比灸其上百壮。"《外科精要》则论述："本寒邪所伤，艾火攻散乃善""灼艾之功，胜于用药"。《针灸大成》中亦指出鱼际主治乳痈，其《任脉经穴主治考正穴法》一篇中记载："乳痈肿痛，小儿吹乳：中府、膻中、少泽、大敦。"以上古文献记载为现代针灸辨证治疗乳痈提供了理论基础。但有学者采用数据挖掘方法，通过对古代针灸文献的挖掘，认为古代针灸文献治疗乳痈主要以单穴为主，取穴以四肢部、胸腹部穴位及胃经穴位为主，也可选取腰背部穴位。目前，治疗乳痈常以针灸配合中药内服。

二、辨证施治

（一）气滞热蕴

1. 病因病机

乳汁为气血所生化，产后恣食肥甘厚味而致阳明积热，胃热壅盛，导致气血凝滞，乳络阻塞而发生痈肿。

2. 主要症状

乳房部肿胀疼痛，肿块或有或无，皮色不变或微红，乳汁排泄不畅；伴恶寒发热，头痛骨楚，口渴，便秘。舌质淡红或红，苔薄黄，脉弦数。

3. 证候分析

情志内伤，肝气郁结，郁久化热，加之产后恣食厚味，胃内积热，以致肝胃蕴热，气血凝滞，乳络阻塞，不通则痛，故乳房肿胀疼痛有块；毒热内蕴，故患侧乳房皮肤微红；邪热内盛，正邪相争，营卫失和，故恶寒发热，头痛骨楚；胃经热盛，故口渴、便秘、舌质红、苔薄黄；弦脉属肝，数脉主热。

4. 治则

疏肝清胃，通乳消肿。

5. 取穴

四关穴、肩井、梁丘、足三里、内庭。

6. 手法

虚补实泻法。

7. 穴解

四关穴为经外奇穴名，出自《针灸大成》，由大肠经合谷及肝经太冲组成。合谷位于手背，第 1、2 掌骨间，第 2 掌骨桡侧的中点处；太冲位于足背，第 1、2 跖骨结合部前方凹陷中。四关穴可平肝阳、调气血、通经络。肩井为足少阳胆经、足阳明胃经与阳维脉的交会穴，位于肩部，前直乳中，当大椎穴与肩峰端连线的中点上。取此一穴，可作用于多条经脉，既能疏泄肝气之郁结，又能泻胃经之积热，通经活络，散瘀破结。梁丘为足阳明胃经之郄穴，在股前区，髌底上 2 寸，髂前上棘与髌底外侧端的连线上，功善通经利节、和胃止痛。《针灸甲乙经》言："大惊乳痛，梁丘主之。"《针灸大成》言："主膝脚腰痛，冷痹不仁，跪难屈伸，足寒，大惊，乳肿痛。"足三里是足阳明胃经的主要穴位之一，位于小腿外侧，犊鼻下 3 寸，犊鼻与解溪连线上，常配梁丘、期门、内关、肩井治疗乳痛，共奏清泻血热、疏肝理气、宽胸利气之效。内庭为足阳明胃经之荥穴，位于足背第 2、3 趾间，趾蹼缘后方赤白肉际处，具有清降胃火、通涤腑气之效，主热证。

(二) 热毒炽盛

1. 病因病机

郁久化热，热胜肉腐则成脓。

2. 主要症状

肿块逐渐增大，皮肤掀红，灼热，疼痛如鸡啄，肿块中央渐软，有应指感；可伴壮热，口渴饮冷，面红目赤，烦躁不宁，大便秘结，小便短赤。舌质红，苔黄干，脉滑数。

3. 证候分析

肝胃蕴热，热毒炽盛，乳络阻塞，气血凝滞，故乳房肿块逐渐增大，局部掀热、疼痛、灼热；热盛则肉腐成脓，故肿块中央变软，按之有应指感；

火热炎上，故面红目赤；热扰心神，则烦躁不宁；火热伤阴，津液被耗，故小便短赤；津伤则引水自救，故渴喜饮冷；肠热津亏，故大便干燥；舌质红、苔黄、脉滑数均为热象。

4. 治则

清热解毒，托毒透脓。

5. 取穴

肩井、足三里、膻中、列缺、膈俞，阿是穴。

6. 手法

泻法。

7. 穴解

肩井为足少阳胆经、足阳明胃经与阳维脉的交会穴，能疏泄肝气之郁结，清泻胃经之积热，通经活络，散瘀破结，常配伍足三里治疗乳痈，共奏清泻血热、疏肝理气、宽胸利气之效。膻中位于胸部，其内为心肺，是宗气积聚之处，具有调气降逆、止咳平喘、宽胸利气的作用。膻中位于任脉，是任脉与足太阴脾经、足少阴肾经、手太阳小肠经、手少阳三焦经诸经的交会穴，有理气止痛、生津增液之功；同时，膻中因靠近乳房，对局部有行气、活血、通络的作用，故可治疗乳汁不足、乳痈等乳房疾病。《针灸大成·任脉经穴主治》言："膻中……主上气短气，咳逆，噎气，鬲气，喉鸣喘嗽，不下食，胸中如塞，心胸痛，风痛，咳嗽。肺痈，唾脓，呕吐涎沫。妇人乳汁少。"《针灸大成·八脉图并治症穴》言膻中善治"妇人血沥，乳汁不通"。《针灸大成·治症总要》则记载："乳痈：针乳疼处、膻中、大陵、委中、少泽、俞府。"列缺为手太阴肺经之络穴，亦是八脉交会穴，通于任脉。《针灸甲乙经》记载："热病先手臂瘈疭，唇口聚，鼻张目上，汗出如转珠，两乳下二寸坚，胁满，悸，列缺主之。"列缺配伍血会膈俞，有理气宽胸、活血通脉之意。

附：手法推拿排乳

病人取半卧位，医者清洁消毒后，从双乳中间开始，顺着乳房轮廓，逐渐向外滑行直至腋下，五指呈扇形分开，与乳房紧贴在一起，沿着乳腺管的方向，逐渐向乳头轻推，反复轻推 2~3 次。随后进行单侧乳房推拿，从乳根部位开始，沿着乳腺管向乳头的方向环绕一周，双手呈交替状态轻推，反复轻推 6~8 次，相同手法推拿另一侧乳房，推拿时间为 10 分钟左右。

三、典型病例

赵某，女，28 岁。初诊日期：2016 年 3 月 10 日。

主诉：双侧乳房疼痛伴发热 3 天。

现病史：现为产后 28 天，4 天前与丈夫争吵后自觉双侧乳房胀痛，次日哺乳后出现乳房疼痛、恶寒发热、头身疼痛，最高体温 38.9℃。刻下症见：神倦乏力，头身疼痛，小便色黄，大便难，多矢气；舌尖红，苔薄黄，脉弦数。专科查体：双侧乳房红肿胀痛、乳房外下象限触及硬结，推之可移，乳汁排出不畅。

中医诊断：乳痈（气滞热蕴）。

西医诊断：急性乳腺炎。

治则：清热解毒，消肿通乳。

取穴：百会、印堂、肩井、膻中、期门、内庭、足临泣、足三里、合谷、太冲、阿是穴。

手法：捻转泻法。肩井不宜深刺。

中药处方：

金银花 25 g	连 翘 15 g	白 芷 20 g	皂角刺 15 g
防 风 10 g	浙贝母 10 g	当 归 15 g	赤 芍 10 g
王不留行 15 g	乳 香 6 g	没 药 6 g	石 膏 30 g
知 母 10 g	栀 子 10 g	冬瓜仁 20 g	甘 草 6 g

3 剂，水煎温服，每日 2 次，每次 200 ml。

诊疗经过：停止哺乳，卧床休息，必要时物理降温。嘱病人保持心情舒畅，忌食辛辣炙煿之品。必要时可用吸乳器将乳汁排空，注意清洁乳房，若有乳头擦伤等应及时就医。3 天后复诊诉"乳房疼痛完全消失，乳汁排出畅达"，触诊乳房外下象限硬结消失，压之不痛。嘱病人培养良好的哺乳习惯，注意乳头和乳儿口腔的清洁，每次哺乳后排空乳汁，防止淤积。

按语：乳痈是发生在乳房部最常见的急性化脓性疾病，最常见于哺乳期妇女，尤其是初产妇。发生于哺乳期的称"外吹乳痈"；发生于妊娠期的称"内吹乳痈"；不论男女老幼，在非哺乳期和非妊娠期发生的称为"不乳儿乳痈"，临床少见。哺乳期急性乳腺炎常表现为乳房局部皮肤红肿热痛，出现明显的硬结，触痛明显加重，同时出现寒战、高热等全身症状。倘若病情发展迅速或者治疗不当，炎性反应发展成脓肿（此时需要对产妇进行断奶、脓肿清创、长期换药等治疗），甚至可导致败血症等严重并发症。乳痈相当于西医急性化脓性乳腺炎。西医学认为，本病多因产后乳汁淤积，或乳头破损，细菌沿淋巴管、乳管侵入乳房，继发感染而成。其致病菌多为金黄色葡萄球菌。

研究表明哺乳期前6个月是乳腺炎的高发期，哺乳时间、睡眠姿势、婴儿吸乳方式、清洗乳头、乳房外伤因素均与哺乳期急性乳腺炎相关，而平卧、乳房外伤为哺乳期急性乳腺炎的危险因素。研究发现，哺乳期乳腺炎最重要的保护措施是减少婴儿吸吮，该方法能导致泌乳素水平降低和产奶量减少，这样可以通过降低母乳喂养的频率，达到降低乳房发炎的可能性。也有学者认为，产妇母乳过量更容易发展成为乳腺炎，这是因为婴儿未及时吸吮或者吸吮后遗留奶较多等，导致产妇乳房充血和乳汁淤积，为细菌生长提供了良好的条件，引起乳腺炎。较长时间的吸吮也与乳腺炎的发生有一定相关性。婴儿吸吮时间过长，乳头长期处于受压和细菌残留的状态，娇嫩的乳头表皮浸软后易发生开裂，影响充分哺乳，乳汁不易排空，形成了乳腺炎的两大病因，且每次哺乳时间过长，给产妇一个"奶量不足"的错误信息，为了刺激泌乳，产妇通常会增加哺乳的次数和每次哺乳的时间，而实际上是由于乳腺导管内形成了厚细菌生物膜，使得泌乳过程不顺畅，这种情形也会导致乳腺炎的发生。

乳痈治疗的关键在于早期、准确治疗。青霉素为治疗哺乳期急性乳腺炎最常用、最有效的抗菌药物，可直接对抗乳腺炎感染病因，但由于杀死细菌后容易导致乳腺部位形成"僵块"，故不利于疾病的治疗而影响哺乳。中医药对于急性乳腺炎初期的治疗方法多样，可因地因人制宜，且不影响哺乳，保护了母婴的健康。中医药疗法大体可分为内治法和外治法。在辨证论治的基础上，达到快速缓解症状、改善预后的目的，且无明显不良反应。中医治疗急性乳腺炎初期以"通"为法，内服常用瓜蒌牛蒡汤、五味消毒饮、透脓散等理气通络、清热通乳，外治常用芙蓉膏、如意金黄散等外敷清热解毒，可配合推拿疗法、针刺疗法、艾灸疗法、鼻塞疗法、刮痧疗法等。

哺乳期急性乳腺炎对于产后女性的生活和心理方面造成了显著的消极影响。有危险因素的产妇应在哺育方式上做些相应的调整：尽量排空乳汁避免乳汁淤积、缩短每次哺乳时间和减少哺乳次数，学习哺乳知识、每天清洗乳头以及控制一天的母乳分泌量。做到以上方面可降低哺乳期乳腺炎形成的风险。

第二十四节　牙　　痛

一、概说

牙痛是口腔疾患中最常见的一个症状，常常伴发于各种牙病，如龋齿、牙周炎、牙髓炎、牙本质过敏等。中医学中的"龋齿""牙宣""骨槽风"等皆可见牙痛，临床上分为虚实两端。实证牙痛多因胃火、风火、牙蛀引起，虚证牙痛多因肾阴不足、虚火上炎所致。

二、辨证施治

（一）实火上攻

1. 病因病机

多因嗜食辛辣，肠胃热盛，或风热外袭，导致火热之邪上窜牙体或牙龈，损及脉络而发病。

2. 主要症状

牙痛剧烈，牙龈红肿，多兼有口臭，口渴喜冷饮，大便秘结。舌质红，苔黄，脉洪大或浮数。

3. 证候分析

肠胃积热，阳明胃火循经上攻，或感受风热，风火相煽，故见牙痛剧烈，牙龈红肿疼痛；胃火亢盛，灼伤津液，可见口臭、口渴喜饮、便秘等症。舌质红、苔黄、脉洪大或浮数为实火表现。

4. 治则

疏风清热，清泻阳明。

5. 取穴

颊车、下关、偏历、合谷、内庭、外关。

6. 手法

均施泻法，内庭可点刺出血。

7. 穴解

颊车、下关为足阳明胃经的邻近穴位，具有疏泄阳明经气之功；偏历为手阳明大肠经络穴，针之可使邪气从络穴而出；合谷为大肠经原穴，可清泻大肠邪热，有散风活血止痛之功；内庭为足阳明胃经荥穴，可清泻胃火、引热下行、凉血止痛；外关为手少阳三焦经络穴，有疏风清热之效。

（二）虚火上炎

1. 病因病机

多为素体虚弱、先天不足，或年老体弱，导致肾精亏虚，肾阴不足，虚火上炎，灼烁牙龈，骨髓空虚，牙本失荣，而导致牙体松动而隐痛。

2. 主要症状

牙齿隐隐作痛，时作时息，或牙体枯槁、牙齿松动，口不臭，可伴耳鸣如蝉，咽干口燥。舌质红，少苔，脉细数。

3. 证候分析

先天不足，素体阴虚，或年老体弱，或房事不节，致肾阴亏虚，肾水不能上济心火，虚火上炎，灼伤牙龈脉络，又因肾主骨，齿为骨之余，肾虚不能主骨而养齿，故牙体松动而隐隐作痛；虚火上扰耳窍、咽喉，可见耳鸣如蝉、咽干口燥。舌质红、少苔、脉细数为阴虚火旺之象。

4. 治则

滋阴降火。

5. 取穴

颊车、下关、太溪、水泉、行间。

6. 手法

平补平泻法。

7. 穴解

太溪为肾经之原穴，具有滋肾水、养肾阴、清虚热以定痛之效，水泉为足少阴肾经之郄穴，与太溪同用以滋肾水，共奏滋阴降火之功；行间为足厥阴肝经之荥穴，肝肾同源，有助于滋水涵木，清泻上炎之虚火，从而达到止痛之效；其余诸穴不再赘述。

三、典型病例

魏某，男，31 岁。初诊日期：2019 年 7 月 10 日。

主诉：牙龈肿痛 2 日。

现病史：病人 3 天前外出聚餐，多食炙烤、肥甘厚腻之味，并饮少量白酒，次日晨起出现左侧槽牙牙龈肿痛，口腔科门诊就诊，诊为"牙龈炎"，服消炎药后疼痛未见明显缓解，需服止痛药，遂来门诊尝试针灸治疗。刻下症见：左侧槽牙牙龈红肿，少量出血，疼痛剧烈，自诉以冰袋敷于脸颊处疼痛可稍减轻，口臭，喜冷饮，大便干，三日未行。舌质红，苔黄厚，脉滑数。

中医诊断：牙痛（实火上攻）。

西医诊断：牙龈炎。

治则：清胃泻火。

取穴：颊车、下关、偏历、合谷、内庭。

手法：内庭点刺出血，余穴施毫针泻法，留针 30 分钟。

中药处方：

| 黄　连 12 g | 生地黄 10 g | 当　归 10 g | 牡丹皮 10 g |
| 升　麻 3 g | 大　黄 6 g | 枳　实 10 g | 生石膏 20 g |

3 剂，水煎温服，每日 2 次，每次 200 ml。

本方由清胃散加减而成。

诊疗经过： 当日针灸 1 次后，牙痛缓解大半，当晚可入眠，未服用止痛药物，次日服中药后大便通畅，牙痛几乎消失，但咀嚼时仍觉疼痛不适，又针 1 次，巩固疗效，牙龈已无红肿，可正常咀嚼，嘱其一周内忌食辛辣、油炸之品，饭后漱口，保持口腔清洁。

按语： 病人为年轻男性，平素体健，身体壮实，因嗜食肥甘厚味及饮酒，致胃肠积热，胃火亢盛，循经上攻，故见牙痛剧烈，牙龈红肿。火热迫血妄行，则见牙龈出血。针对实火牙痛，以清胃泻火为法，取穴以手足阳明经穴位为主。颊车、下关为足阳明胃经的邻近穴位，可疏泄阳明经气。偏历为大肠经之络穴，《灵枢·经脉》云其"实则龋聋，虚则齿寒痹隔"，故针之可使邪热从络穴而出。合谷为手阳明大肠经之原穴，内庭为足阳明胃经之荥穴，阳明经为多气多血之经，本经所主病为"气有余则当脉所过者热肿"，且手阳明经脉"入下齿中"，足阳明经脉"入上齿中"，故两穴同用，清泻胃肠邪热，可通治上下牙痛。